LE CHIEN

HYGIÈNE – MALADIES

LE CHIEN

HYGIÈNE

MALADIES

PAR

Joanny PERTUS

MÉDECIN-VÉTÉRINAIRE A PARIS

Avec 80 figures intercalées dans le texte

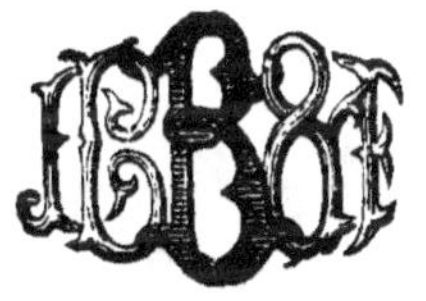

PARIS

LIBRAIRIE J.-B. BAILLIÈRE ET FILS

19, RUE HAUTEFEUILLE, PRÈS DU BOULEVARD SAINT-GERMAIN

1905

PRÉFACE

Dans cette nouvelle édition de notre ouvrage sur le chien, la pathologie a été l'objet d'une attention toute spéciale et a reçu un développement beaucoup plus considérable que dans les éditions précédentes. Nous l'avons enrichie de toutes les découvertes effectuées jusqu'à ce jour.

Certaines affections, rares, sont devenues plus fréquentes ; leur origine soupçonnée, microbienne ou parasitaire, a été nettement caractérisée par l'expérimentation et les recherches micrographiques.

Des méthodes nouvelles, comme la dosimétrie, la sérothérapie, se sont imposées par la force des résultats obtenus ; ces découvertes et ces méthodes ont reçu le développement qu'elles méritent ; de sorte que, tout en conservant à notre œuvre la clarté et la simplicité de style qui la mettent à la portée de tous, nous l'avons transformée en un véritable *vade-mecum* que nos confrères pourront consulter avec avantage.

Des amateurs, entre autres M. Paul Mégnin, fort bien documentés sur les races et le dressage des chiens, ont écrit sur ce sujet des ouvrages spéciaux dont nous apprécions si hautement la valeur technique, que nous n'hésitons pas à les recommander. Nous nous sommes inspiré et avons largement puisé dans les ouvrages et travaux de MM. Colin, Cadéac, Cadiot, Cagny, Mollereau, Nocard, Leclainche, etc.

Un *traitement dosimétrique* a été préconisé, dans tous les cas où son action peut être rationnellement mise à profit, concurremment avec le traitement allopathique, de façon à permettre au lecteur une comparaison expérimentale propre à fixer sa faveur sur l'une ou l'autre méthode.

Des chapitres spéciaux ont été consacrés à la sérothérapie, à la thérapeutique alcaloïdique, à l'analyse urologique, à des associations et formules médicales, etc., etc., facilitant au plus haut degré l'utilisation de notre ouvrage.

Le lecteur : vétérinaire, chasseur ou amateur de chien, nous saura gré, nous l'espérons, de l'effort accompli pour atteindre notre but : son entière satisfaction.

Août 1904.

J. PERTUS.

TABLE ALPHABÉTIQUE

LE CHIEN

HYGIÈNE, MALADIES.

CHAPITRE PREMIER

Age du chien.

L'âge du chien, servant de base aux spéculations qui s'exercent sur l'espèce canine, mérite une description dont la complexité peut seule en faciliter la connaissance.

I. — Formes des dents.

La détermination de l'âge, est basée sur la forme spéciale qu'affecte la dent arrivée à son premier et entier développement et sur les altérations ou changements de forme produits par l'usure.

Le chien est porteur de quarante-deux dents réparties comme suit :

12 incisives : 6 supérieures, 6 inférieures ;
 4 canines : 2 — 2 --
26 molaires : 12 — 14 —

Les incisives, plus développées à la mâchoire supérieure, se distinguent, comme chez les solipèdes, en

pinces,
mitoyennes,
coins ;

ces derniers, plus forts que les mitoyennes, lesquelles sont plus fortes que les pinces. On compte six incisives à chaque mâchoire. La partie libre des *incisives* présente, dans la dent vierge, trois tubercules : l'un médian plus fort et deux latéraux dont l'ensemble imite assez bien un trèfle ou la partie supérieure d'une fleur de lys.

La racine, très développée, aplatie d'un côté à l'autre et séparée de la partie libre par un collet, s'enchâsse solidement dans les alvéoles profonds des mâchoires.

Les *canines* ou *crochets* sont au nombre de deux à chaque mâchoire. Elles sont allongées, de forme conique, recourbées en arrière et en dehors et placées immédiatement après les incisives.

Les *molaires* sont réparties aux deux mâchoires, au nombre de douze à la supérieure et quatorze à l'inférieure. Elles se terminent presque toutes par des lobes assez aigus, propres à déchirer la chair.

La brièveté de la face dans certaines races de chiens, tels que dogues, carlins, les King-Charles, etc., peut entraîner une réduction de plus d'un tiers dans le nombre des molaires.

Les chiens à peau nue, chiens chinois, japonais ou autres, se font remarquer par une dégradation extrême de leur appareil dentaire, parfois réduit à quelques dents. Darwin, frappé de ce fait, admet une certaine corrélation entre le développement des poils et celui des dents : le cas des chiens nus en témoigne.

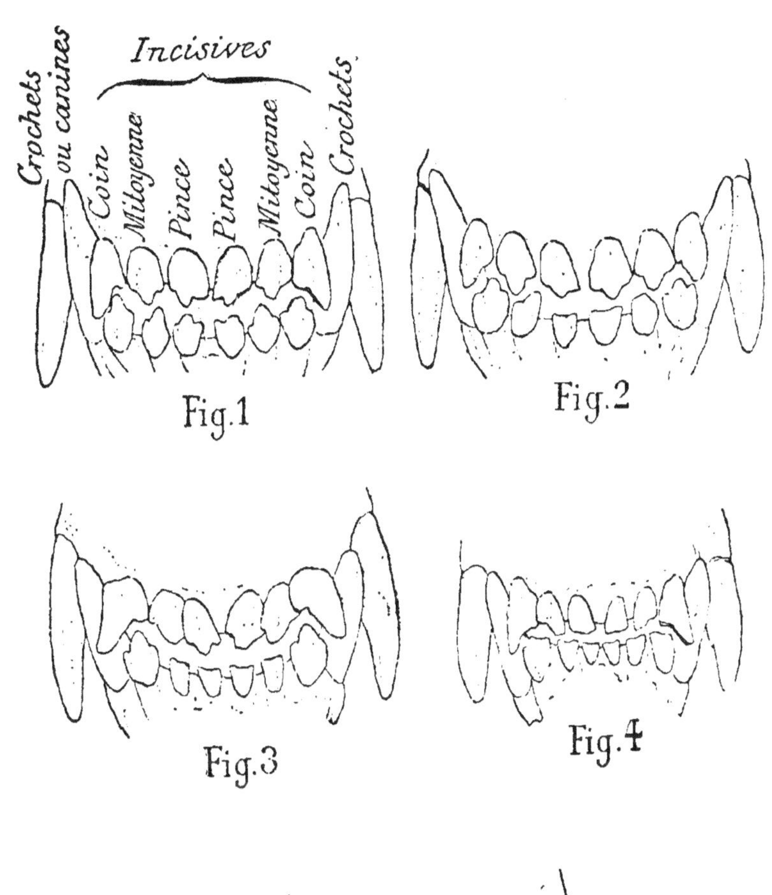

Fig. 1. — Age du chien.

1, incisives à 1 an; 2, à 2 ans; 3, à 3 ans; 4, à 4 ans; 5, à 5 ans.

(Figure empruntée au livre de M. Marcelin Dupont,
L'âge du cheval et des principaux animaux domestiques. Paris, 1893.)

II. — **Signes fournis par les dents pour la connaissance de l'âge.**

Le chien qui n'a pas ses incisives et ses crochets en naissant, en est généralement pourvu vers le douzième ou quinzième jour.

Vers deux mois, commence le remplacement des dents caduques, d'abord par les pinces, puis les mitoyennes et enfin les coins qui sont remplacés vers cinq mois.

L'éruption complète existe à huit mois, mais cette époque est susceptible de variation.

Un an. — Les dents sont parfaitement blanches et n'ont subi aucune usure. A partir de cet âge, elles s'usent en commençant par les pinces (fig. 1, 1).

Deux ans. — Le trèfle des pinces a disparu (fig. 1, 2).

Trois ans. — Le trèfle des mitoyennes a disparu (fig. 1, 3).

Quatre ans. — Les dents commencent à jaunir, les pinces de la mâchoire supérieure sont rasées (fig. 1, 4).

Cinq ans. — Rasement des mitoyennes de la mâchoire supérieure (fig. 1, 5).

A dater de cette époque, il n'est possible de déterminer l'âge du chien que fort approximativement, en se basant sur le plus ou moins d'usure des crochets et l'écartement des incisives.

III. — **Rage dentaire.**

Nous décrivons sous ce titre une des nombreuses affections innominées, qui ne laissent pas que d'inquiéter le possesseur de chien à une époque déterminée de la jeunesse de l'animal.

Le travail d'évolution des dents ne s'effectue pas toujours d'une façon régulière par la chute et le remplacement ; souvent, au contraire, ceci concerne surtout les molaires, la poussée a lieu dans une mauvaise direction ; la dent de nouvelle formation va à la rencontre d'une de ses voisines qui déterminera bientôt un obstacle à son évolution. De là une souffrance, une douleur excessive, compliquée souvent de légère congestion cérébrale et de phénomènes réflexes, caractérisés par une surexcitation, qui pousse le chien à mordre, déchirer, broyer tout ce qui se trouve à sa portée, cherchant ainsi à calmer la rage dentaire dont il souffre. En même temps, la salive sécrétée en plus grande quantité et rendue mousseuse par le mouvement réitéré des mâchoires, s'écoule abondamment, de sorte que tous ces symptômes réunis peuvent faire croire à l'affection rabique.

Il sera facile cependant de ne pas confondre ces deux maladies en lisant attentivement les symptômes qui se rapportent à chacune d'elles. L'âge du sujet est d'ailleurs un bon point à l'avoir de la rage dentaire.

On peut essayer de calmer la douleur par des gargarismes émollients et anodins, ou faire sauter la dent qui forme obstacle à la poussée nouvelle, surtout lorsque celle-ci est une dent de lait dont la chute nécessaire a été retardée par une cause quelconque.

CHAPITRE II

Extérieur du chien.

La conformation générale du chien dépend surtout du squelette, qui détermine les proportions, les formes et les aptitudes.

Comme dans l'extérieur du cheval, la division en tronc et membres peut être maintenue, mais les détails d'aplombs ou de tares ont beaucoup moins de complexité et d'importance. En revanche, les proportions du cou, de la tête ; l'attache des oreilles, la conformation du nez et des membres ; la longueur, la grosseur et le port de la queue, entreront pour une part importante dans l'ensemble de l'extérieur, qui, pour chaque race, constitue le type de perfection.

La *tête* est, sans contredit, la partie du corps qui influe le plus sur l'aspect général et c'est surtout par la forme du museau qu'est constitué le trait le plus marqué de la physionomie du chien, dans les nombreuses variétés qu'il comporte.

Plus le museau est allongé, plus il se conforme à l'état primitif de l'espèce ; plus il est raccourci, plus il s'éloigne du type originaire.

Un museau allongé exprime la douceur et la docilité, tandis que s'il est raccourci, il accuse la férocité et la fureur ; chacune de ces conformations est cependant caractéristique, et son accentuation, recherchée par les amateurs.

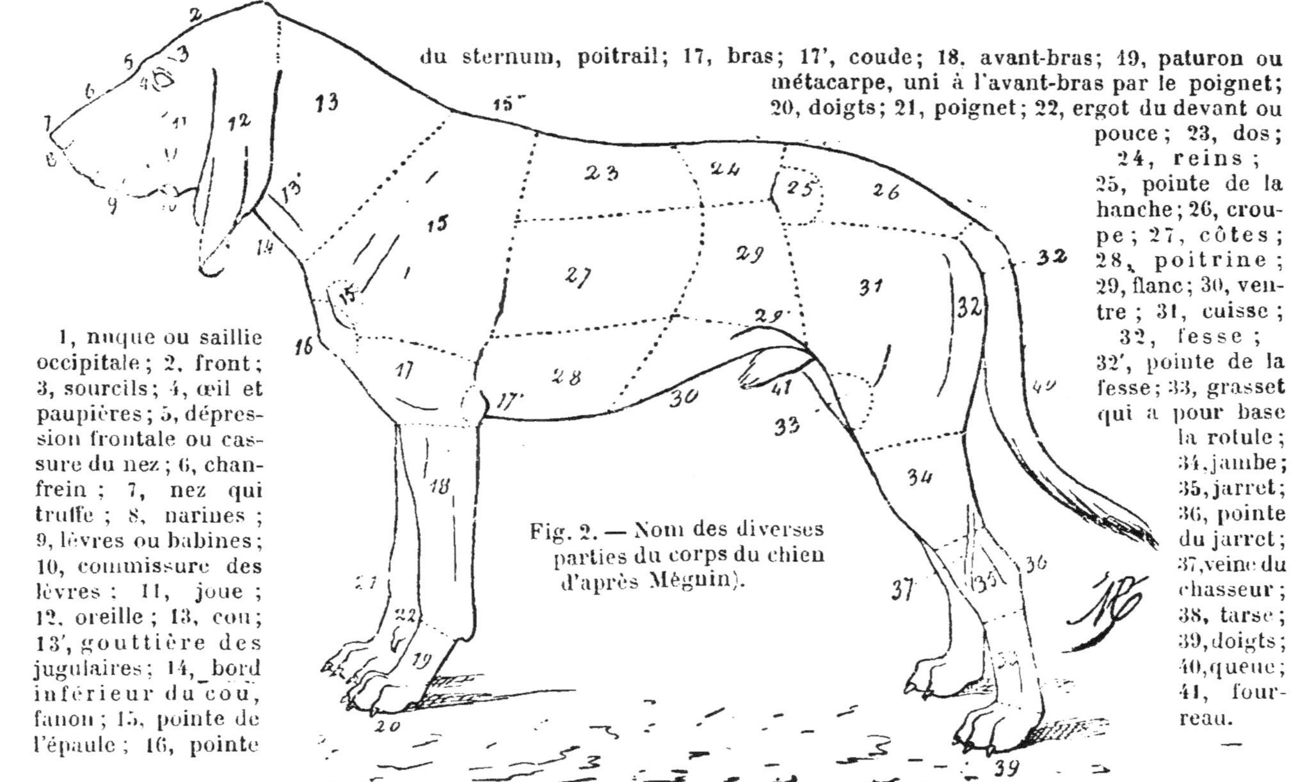

Fig. 2. — Nom des diverses parties du corps du chien d'après Mégnin).

Le mâtin, le lévrier, le danois doivent à leurs lèvres minces une physionomie empreinte de douceur. Le museau long et arqué du lévrier dénote la timidité ; le museau long et gros des courants et des braques exprime moins de finesse que celui des épagneuls, qui est plus court et moins gros.

Le *développement du crâne*, qui entraîne des proportions cérébrales plus accentuées, semblerait devoir s'accompagner de plus d'instinct, de plus d'aptitudes ; il n'en est rien cependant. Le chien de berger est certes loin d'avoir un cerveau aussi développé que le terre-neuve et cependant, que de faits viennent journellement augmenter la série des preuves instinctives, auxquelles il doit sa réputation.

Les *oreilles* atteignent des proportions variables suivant la race : leur port diffère aussi, de même que leur forme, mais toutes peuvent être plus ou moins bien attachées et plus ou moins bien portées. Chez les animaux à oreilles tombantes, la conque doit être souple et fine, d'une chute gracieuse, et bien dégagée au point d'insertion. Chez les chiens à oreilles droites, les mêmes caractères de souplesse et de finesse sont exigibles et doivent s'accompagner d'une grande mobilité.

Pour en terminer avec la tête, nous ajouterons que l'œil doit être clair, brillant et bien ouvert ; car le regard vif accuse l'énergie et un instinct développé.

Les *membres* déterminent, par leurs proportions et leurs formes, la beauté des sujets, en même temps qu'ils caractérisent la race et les aptitudes, la force, ou la rapidité des allures. Comme proportions, citons en comparaison le lévrier et le bull-dog : le premier, perché sur de hautes jambes, ne fournit que de l'agilité et pas de force, ce qui est le contraire chez le second, court sur patte, trapu et fortement musclé. Des proportions équivalentes existent entre le cou de l'un et l'autre de ces deux sujets et se rapportent aux mêmes causes ; aussi le raccourcissement de cette région est-il un défaut chez le premier, comme l'excès de longueur en est un autre chez le second.

En tenant compte de la race, et toutes proportions étant égales d'ailleurs, le *développement du système musculaire* doit toujours être recherché. L'*ampleur de la poitrine* a toujours une importance capitale, soit qu'elle s'effectue en longueur ou en hauteur, car c'est à une ample respiration que sont dus la force et le fond.

Le choix ne doit pas se limiter à une faculté unique, qui n'est qu'un détail de l'ensemble, car rapporter tout à elle, serait détruire l'équilibre nécessaire et restreindre la nature.

Le mode d'élevage est d'un grand poids dans le développement du sujet ; une nourriture abondante et substantielle et un exercice hygiénique, sont autant de moyens propres à assurer une conformation spéciale et la précocité.

Le tissu musculaire du chien se développe, comme chez tous les animaux, par l'exercice, la gymnastique fonctionnelle. Il présente cela de particulier, que, s'il se détériore facilement, il se renouvelle avec autant de facilité. C'est ainsi que le chien de meute, blessé au cours d'une chasse au loup ou au sanglier, voit ses plaies rapidement cicatrisées, sans que son ardeur soit diminuée, sans qu'il soit, par la suite, plus craintif ou moins ardent à l'attaque.

L'extrémité de la patte, le pied, laisse pendant la marche, sur un terrain souple, des empreintes que certains grands veneurs se sont plu à étudier, non seulement chez les diverses races de chasse, mais encore comparativement avec celles du gibier que ces chiens sont appelés à chasser. Ainsi, le loup, qui va d'assurance, a les doigts serrés devant ; ses pieds de derrière sont plus longs et plus gros que ceux de la louve, le talon est plus large. A l'allure du pas, son pied de derrière se trouve ordinairement dans la voie ou piste de celui de devant, tandis qu'au trot il en est éloigné de trois doigts environ.

Le jeune loup se reconnaît à ce qu'il a le pied plus ouvert, les ongles plus petits et plus pointus. L'empreinte laissée par cet animal forme trois creux, placés de façon à ressembler à une fleur de lis ; son allure est à peu près régulière ; ses ongles sont gros.

Le chien est fort irrégulier dans sa marche ; il se préjuge presque toujours. Son pied, contrairement à celui du loup, est ouvert, écarté et aussi long que rond ; ses ongles sont menus.

Chaque impression du pied varie, d'ailleurs, avec la race du chien qui la produit ; ainsi celle du bull-dog diffère notablement de celle du lévrier ou du terreneuve, etc., etc.

Le *dos* et les *reins* suivent ordinairement l'horizontale ; cependant certains types les ont légèrement bombés, et d'autres présentent une conformation contraire. Cette dernière se montre plus spécialement chez des femelles ayant eu de très fortes et très fréquentes portées, ou ayant été saillies trop jeunes ; la première est héréditaire ou congénitale.

En ce qui concerne la *queue*, certaines dispositions sont recherchées ; d'une façon générale, elles consistent dans le plus ou moins de poil, de longueur, de finesse ou d'ondulation de celui-ci, dans la longueur de l'organe et dans ses proportions, soit à la base, soit à l'extrémité. Ainsi les courants de grandes meutes ont généralement un fouet gros à sa base et légèrement recourbé à son extrémité, tandis que le braque, le pointer, l'ont de moyenne grosseur, effilée et parfaitement droite, La minceur du fouet et la direction rectiligne sont recherchées par un grand nombre d'amateurs dans certaines races ; d'ailleurs, chez n'importe quel chien de chasse, une queue trop recourbée annonce toujours l'abâtardissement ; aussi l'amputation de l'organe n'a-t-elle pas toujours pour but d'éviter les blessures de la queue, mais souvent d'en faire disparaître la mauvaise conformation, la courbure défectueuse. Disons aussi que cette pratique, exercée longuement sur les produits divers de la consanguinité, a eu pour résultat la production des chiens sans queue.

Le *poil* souple et luisant donne toujours à l'aspect extérieur une sensation plus agréable, en même temps qu'il est le signe d'un état de santé satisfaisant.

Si nous nous arrêtons un instant à la *taille*, c'est pour spécifier qu'en dehors des limites maximum et parfaitement déterminées pour chaque race, il est possible d'en augmenter la moyenne par la précocité. La taille est prise du pied au garrot comme chez le cheval.

Le *signalement* spécifie toujours l'ensemble de la robe et détaille si possible, par comparaison avec des choses connues. la couleur et la forme des taches, ainsi que leur emplacement sur telle ou telle partie du corps. Lorsqu'une robe possède du blanc, si peu qu'il en existe, on le rencontre toujours au poitrail et à l'extrémité de la queue.

CHAPITRE III

Fonctions organiques et sens.

I. — Appareil digestif.

L'appareil digestif, étudié dans son ensemble et dans les diverses fonctions qu'il remplit, ne diffère pas beaucoup, chez les chiens, de celui des espèces omnivores comme l'homme ou le porc ; cependant certains caractères spéciaux existent du côté de la bouche. Ainsi, les lèvres sont très étendues, très mobiles et souvent pendantes. La langue, également très mobile, large et mince à son extrémité libre, par une contraction spéciale, se creuse et forme une sorte de godet pour laper les liquides.

Le chien prend des aliments solides à l'aide de ses mâchoires et de ses dents. Souvent il fixe contre le sol, avec ses pattes de devant, les os qu'il ronge. Les incisives agissent alors, les supérieures relativement aux inférieures, comme de véritables pinces coupantes, et les canines, longues et recourbées, déchirent ou dilacèrent la proie.

Le chien qui boit darde sa langue hors de la bouche, la plonge dans le liquide par sa pointe renversée en arrière comme ses bords ; il la retire ensuite brusquement quelque peu, en la projetant du côté des dents ; de cette manière le liquide est lancé, par petites portions, à l'entrée de la bouche, ainsi qu'il pourrait l'être par une main dont les doigts seraient fléchis vers la paume.

Les dents que nous décrivons au chapitre qui a rapport à l'âge, divisées en incisives, canines et molaires, sont d'une blancheur et d'une solidité exceptionnelles. Les proportions des canines en font de véritables éléments de défense et le développement des masséters existe à un point si élevé, que leur contraction détermine avec une certaine facilité, le broiement des os.

La puissance digestive du chien, comme celle de tous les carnassiers en général, est excessivement prononcée ; elle s'exerce même sur des morceaux d'os très durs qui n'ont pu être broyés ou réduits à de faibles proportions par les mâchoires. On sait aussi que les aliments les plus dégoûtants, les chairs corrompues, malgré leur odeur infecte et leurs propriétés putrides, semblent revêtir une qualité alimentaire avec la faculté de nourrir le chien au lieu de le tuer.

L'estomac du chien présente des dispositions qu'on ne trouve pas chez les solipèdes. Elles ont été décrites par Colin (1).

La capacité de l'estomac va, chez le chien de moyenne taille, à deux ou trois litres ; chez ceux de grande taille, jusqu'à huit ou dix litres.

L'organe est admirablement disposé pour le vomissement.

Girard a cité l'exemple d'une chienne qui, séparée de ses petits, allait leur dégorger une partie de son repas dès qu'elle l'avait achevé.

Les aliments peuvent être ingérés par le chien avec avidité et sans danger de surcharge et les indigestions ne surviennent jamais, étant prévenues par la régurgi-

(1) Colin, *Physiologie comparée des animaux domestiques.*

tation. L'intestin subit des alternatives de diarrhée et de constipation, qu'aucun état maladif ne détermine, dans la plupart des cas, et sa résistance ainsi que ses facultés digestives sont plus facilement en défaut.

Chez le chien, le pouvoir triturant du viscère est si faible qu'on doit le considérer comme à peu près nul; aussi toutes les fois que le professeur Colin, d'Alfort, a fait avaler à des chiens des racines cuites d'un grand volume, carottes, panais, quartiers de betteraves, les a-t-il retrouvées après plusieurs heures, même à la fin de la digestion, presque entières. Pourtant alors une légère pression des doigts aurait suffi à les écraser.

Colin a fait manger des quantités égales de viande crue et de viande cuite, au même moment, à un animal qu'on tuait plus tard. En ne tenant compte que des apparences, l'avantage est le plus souvent à celle qui l'est parfaitement, mais il faut tenir grand compte des faits d'observation. Or les chiens nourris de chair crue la digèrent mieux, plus régulièrement, souvent sans boisson et sans contracter cette diarrhée noire, fétide, qui naît de l'usage de la viande cuite, beaucoup plus échauffante. Les chiens s'entretiennent parfaitement avec des quantités modérées de cette viande crue, conservent la peau souple, le poil luisant, l'intestin libre, tandis que les autres sont bientôt si excités, qu'ils contractent en peu de temps de vives irritations cutanées.

Chez les jeunes chiens auxquels on donne de la viande à discrétion, la digestion gastrique demeure toujours imparfaite ; le pylore finit par être forcé et par contracter l'habitude de laisser passer de la viande non réduite en bouillie, viande simplement atténuée, reconnaissable même à sa couleur rouge, dans le gros intestin et dans les matières excrémentitielles. Dans ce cas, les animaux se fatiguent beaucoup à digérer et ils profitent moins d'une grande quantité de viande que d'une ration moyenne qu'ils digèrent complètement sans peine. Il importe de s'en souvenir dans l'élevage des jeunes animaux.

Trois heures après un repas composé de pain, de haricots et de viande cuite, Colin a trouvé, chez des chiens, des bactéries et des monades et des quantités prodigieuses, en été, sur des chiens qui avaient mangé de la viande faisandée ; les bactéries étaient longues et analogues à celles du sang charbonneux (1).

II. — **Appareil respiratoire**.

Le nez ou naseau, le larynx, la trachée et les bronches constituent avec le poumon, l'ensemble de l'appareil respiratoire au sein duquel s'effectue l'oxydation du sang et une sorte de combustion organique. L'intégrité de ses fonctions assure la vigueur et la santé. Chez le chien, la transpiration cutanée n'existe pas ; elle est compensée par la respiration : voilà pourquoi, pendant les courses longues, par une température élevée, on voit les chiens tirer la langue et haleter.

A l'exception du lévrier, dont la conformation se rapproche du cheval de course et qui, comme ce dernier, a la poitrine plus haute et plus profonde que large, ce qui compense le défaut de largeur, les chiens ont généralement la poitrine très développée, dimension qu'on apprécie aisément en regardant l'animal par devant. Le degré de résistance à la fatigue et le maximum d'appropriation, résident dans l'entraînement de l'organe, aussi est-il important d'en surveiller l'hygiène spéciale

(1) Colin, *Traité de physiologie comparée des animaux*, 3e édit., t. 1, p. 796.

et d'éviter l'état général avec lequel cet entraînement est incompatible, c'est-à-dire l'engraissement.

III. — Sens.

Les cinq sens, bien qu'exerçant très distinctement des fonctions spéciales, ne sont pas absolument isolés; ils se rapprochent, au contraire, par des rapports mutuels qui leur permettent de se rectifier, de se suppléer ou de se remplacer en partie. Les facultés sensorielles qui sont le plus développées chez le chien sont aussi celles qui peuvent rendre le plus de services à son maître. Nous voulons parler de l'ouïe, de l'odorat et de la vue.

Si le chien avait eu le *goût* aussi délicat que l'oreille attentive, il eût été, au début de la domestication, plutôt un embarras qu'un auxiliaire pour l'homme.

Mais s'il manque de goût, on ne saurait l'accuser de manquer d'*odorat* et, bien que le premier ne semble être qu'une variété du second, il n'est pas moins vrai que s'il était aussi développé que lui, le chien ne mangerait pas les mille choses dont il nous débarrasse journellement. L'odorat est avec raison considéré comme le plus actif, le plus développé et le plus précieux de tous les sens. Buffon le compare à un œil qui voit les objets là où ils sont et même là où ils ont été; c'e-t comme un organe de goût, par lequel l'animal savoure ce qu'il ne peut toucher et saisir et aussi ce qui est éloigné, comme ce qu'il est capable d'atteindre.

Le développement des naseaux, des cornets, dont l'allongement du museau donne l'étendue proportionnelle chez les diverses races, est un des premiers caractères par lesquels les chiens se distinguent quant à l'odorat. Plus le museau est long et développé et les

narines ouvertes, plus l'odorat est prononcé et délicat ;
les races à museau court et obtus comme le carlin ou le
dogue ont beaucoup moins de nez que ceux qui se
trouvent dans les dispositions précédentes. Cependant
le lévrier semble faire exception à la règle, car il n'a
pas une grande finesse d'odorat : cela tient à ce que
son museau est plutôt effilé qu'allongé.

Bien qu'il ne soit possible d'analyser la sensation
produite chez les animaux par les ondes sonores, on
peut, jusqu'à un certain point, lui reconnaître la plupart des caractères qu'elle présente dans notre espèce.
Le chien distingue la direction du bruit, comme le
prouvent le mouvement de ses oreilles et le sens de sa
fuite ; il apprécie peut-être la distance des lieux d'où
les sons proviennent ; il discerne les sons graves des
sons aigus, puisque quelquefois il est impressionné
par les premiers et indifférent aux seconds ; on le voit
distinguer sûrement la voix de l'homme de tout autre
bruit et la voix des animaux de son espèce de celles des
espèces différentes. Le chien est affecté par les diverses
inflexions de la parole humaine ; il ne confond pas la
voix qui le flatte avec celle qui le menace. On sait quel
ardeur le bruit du cor donne au chien de chasse.

La notion de la distance ne manque, chez le chien,
ni d'étendue, ni de précision. Le chien auquel on lance
une pierre s'enfuit, mais il s'arrête quand il se croit à
une distance telle qu'il n'a plus à craindre une insulte :
il ne reprend sa course que quand il se sent à portée
d'être atteint. Tous les animaux qu'on menace, tous
ceux qui cherchent à franchir un obstacle, à traverser
un fossé, etc., paraissent avoir une idée précise des
distances.

La *vue*, qui est, plus que les autres sens, un instrument au service de l'intelligence, est employée propor-

tionnellement à l'étendue et aux besoins de celle-ci. Bien qu'elle fournisse sur les corps et sur l'ensemble du monde extérieur un grand nombre de notions, les images sont comme des objets inconnus pour l'esprit. Le chien ne fait souvent usage de la vue, comme des autres sens, que dans la mesure de sa conservation ; sans doute la vision lui donne, comme à nous, l'idée de la forme, de la couleur des objets, de leurs dimensions, de leur distance, de leur état d'immobilité ou de mouvement, et, à ce compte, il pourrait s'en servir davantage, si son intelligence était plus capable d'apprécier les divers éléments de la sensation. La vue du chien, comme de beaucoup d'autres animaux, est surtout au service des instincts ; elle lui donne des notions brutes, qui sont la source de beaucoup d'illusions ; rarement elles sont contrôlées et, si cela arrive, c'est surtout par l'odorat qui est le premier de ses sens (G. COLIN, *Physiologie*).

Si l'odorat fait connaître à certains carnassiers leurs victimes et leur proie, il semble donner à d'autres la notion de l'ennemi : Gratiolet a vu un petit chien qu'un vieux morceau de peau de loup usé jusqu'au cuir mettait, par son odeur affaiblie, dans des convulsions d'épouvante ; ce petit chien n'avait jamais vu de loup ; il ne pouvait en voir un dans ce débris informe et immobile, mais cette odeur déterminait en lui la terreur, comme d'autres éveillent des convulsions (1).

IV. — **Intelligence.**

Le chien a-t-il de l'intelligence et, s'il en a, quels sont ses caractères, son étendue, ses limites?

(1) Gratiolet, *Anatomie comparée du système nerveux*, t. II, p. 427.

Si sentir, se souvenir, avoir des idées, saisir leurs rapports résument l'activité de l'entendement, il faut convenir qu'entre tous les animaux, le chien partage avec nous cette activité dans une certaine mesure.

A la vue d'un objet quelconque, il a en même temps l'idée de sa forme, celle de sa grandeur, de sa couleur, de son immobilité ou de son mouvement, de sa distance, etc.

Le chien qui entend le signal du départ pour la chasse a probablement l'idée du plaisir qu'il ressent à relancer le gibier avec celle de prendre part à la curée. Ce même chien, s'il reçoit un coup de bâton, a l'idée du coup avec celle de l'instrument qui le donne et quelquefois aussi l'idée de la main qui a dirigé le bâton. Seulement lorsqu'il veut combiner ces idées diverses et les enchaîner suivant leurs rapports naturels, il lui arrive de se tromper, en reportant, par exemple, à l'instrument inerte la cause de la douleur qu'il a ressentie, et alors, au lieu de chercher à mordre la main qui est la cause première, il se jette sur le bâton, mais c'est là une erreur de raisonnement qu'il ne commet pas toujours; il sait très bien dans des circonstances aussi simples remonter de l'effet à la cause réelle, en négligeant l'intermédiaire; car, s'il s'attaque au bâton, tant que l'homme le tient entre les mains, il se jette sur l'homme lui-même, une fois que ce dernier n'en est plus armé.

Tout le monde sait combien la mémoire du chien est fidèle, comment il reconnaît son maître après une longue absence, comment il retrouve les chemins où il a passé, comment il conserve le souvenir des bienfaits qu'il a reçus, et des mauvais traitements qu'il a subis.

Le chien possède, mais dans des limites assez restreintes, la faculté de réfléchir, de comparer et de juger.

Le chien qu'on appelle, après l'avoir battu, ne cherche-t-il pas à deviner si on veut le faire venir pour le caresser ou pour lui donner de nouveaux coups? Lorsqu'il exécute un ordre donné par son maître, il saisit le rapport qui existe entre l'ordre donné et les moyens de l'exécuter. Est-il logique d'admettre que cet animal, qui indécis sur le choix d'un chemin à l'endroit où une route se divise, ne cherche pas à se rappeler la voie qu'il a autrefois suivie?

Tout le monde sait que le chien pousse l'attachement pour son maître jusqu'au dévoûment le plus complet, jusqu'à l'abnégation la plus absolue. Ce sentiment n'a rien d'intéressé.

M. D..., allant à cheval faire un voyage aux environs de Paris, était accompagné de son chien. Pendant le trajet, sa monture, effrayée sans doute, s'arrêta court, de sorte que le cavalier, lancé en avant, vida les arçons et alla tomber la tête la première sur le chemin où il resta étendu sans connaissance. Dès qu'il fut débarrassé de son cavalier, le cheval ombrageux regagna au galop son écurie, mais le chien resta auprès de son maître. Cependant la nuit était venue et le cavalier évanoui risquait fort de la passer sur la route lorsque arriva un cabriolet. En voyant la voiture approcher, le chien courut au-devant et se contenta d'abord d'aboyer pour attirer l'attention de celui qui la conduisait, puis voyant que cela ne suffisait pas, il sauta au nez du cheval et fit tant qu'il le força de s'arrêter. Le conducteur du cabriolet, intrigué par les aboiements extraordinaires du chien, mit pied à terre et finit par comprendre sa bruyante pantomime, en découvrant, à quelques pas de là, le pauvre cavalier auquel il s'empressa de prodiguer ses soins.

Le chien aime également le malheureux qui lui fait partager son morceau de pain noir ou ses privations et le riche qui l'entretient dans l'abondance; il aime encore celui qui le maltraite et vient quelquefois lécher la main de l'expérimentateur qui le torture. Son attachement constant ne se dément jamais et peut survivre à une longue séparation.

Le chien est, entre tous les animaux, celui qui s'est métamorphosé le plus complètement. Sous la main du berger, il s'est constitué le chef du troupeau qu'il a appris à diriger; sous celle du chasseur, il s'est plié à poursuivre le gibier, à l'arrêter ou à le prendre; sous celle du religieux, il s'est habitué à chercher et à découvrir les malheureux ensevelis dans la neige; entre les mains du jongleur, il s'est façonné à la pantomime; entre celles de l'aveugle, il est devenu un guide intelligent. A la porte de la basse-cour, il s'est fait gardien vigilant et fidèle. Pour le voyageur, il est devenu un défenseur plein de dévoûment et de courage.

Partout où l'on avait besoin de lui, il s'est approprié au service.

Voici un exemple de raisonnement que j'emprunte à M. E. Alix.

M. Élisée Maire, garde particulier d'une propriété de Seine-et-Oise, possédait un chien dont l'intelligence pouvait vraiment être qualifiée d'exceptionnelle. C'est surtout pendant que son maître furetait des lapins qu'il était intéressant à observer. Si après avoir tendu les bourses et mis le furet au terrier, un lapin se prenait dans une bourse, le chien ne faisait qu'un bond pour l'attraper et le maintenir enfermé jusqu'à l'arrivée de M. Maire, et cela sans lui faire aucun mal. Il agissait ainsi parce que, les premières fois que M. Maire l'avait emmené avec lui à la chasse au furet, il s'était aperçu que des lapins se déboursaient et se sauvaient fréquemment quand M. Maire n'arrivait pas à temps pour les prendre (1).

M. E. Alix a possédé un chien aimant, fidèle et doux qui fuyait toute caresse, refusait toute nourriture, se montrait même hargneux et méchant, chaque fois qu'il le voyait flatter une autre bête. Sa jalousie s'exerçait aussi bien contre un animal avec lequel il avait l'habitude de vivre en bonne intimité depuis plusieurs années que contre un étranger.

Un chien portant le panier, la canne ou la cravache de son maître, manifeste un haut degré d'orgueil et de contentement de lui-même.

Un gros chien n'a que du mépris pour le grognement du roquet; cela, d'après Darwin, peut s'appeler de la magnanimité.

Il prend un air étonné, soit qu'on le mette pour la première fois en présence d'un miroir, soit que l'on prenne devant lui une intonation de voix qu'il ne vous connaît pas.

<h3 style="text-align:center">V. — Tact.</h3>

L'origine du tact est la peau; le siège du toucher est aux lèvres et aux extrémités digitales. Plus la peau est mince, fine, dépourvue de poil, plus le tact est développé. La sensibilité tient aussi à l'état nerveux, particulier à chaque sujet, qui le rend plus ou moins impressionnable.

1. E. Alix, *L'esprit de nos bêtes*. p. 102.

VI. — Durée de la vie. — Signes de la vieillesse.

Les chiens ne vivent généralement pas plus de quatorze à quinze ans, cependant certains d'entre eux ont atteint une longévité exceptionnelle et vécu jusqu'à vingt et vingt-cinq ans. La vieillesse se connaît chez cet animal, à peu près aux mêmes signes que ceux de l'espèce humaine, dont il semble ne pouvoir être séparé dans aucune phase de l'existence.

Lorsque le chien commence à se faire vieux, ses poils blanchissent d'abord sur le museau, puis sur le front et au pourtour des yeux. Il y a aussi excavation des flancs et abaissement du ventre ; chez le mâle, chute, relâchement des organes de la génération, roideur des membres, difficulté et même impossibilité de lever la jambe pour pisser. L'animal a perdu sa gaieté ; il aime les coins obscurs et tranquilles, où il se couche pendant la plus grande partie de la journée. Ses yeux sont larmoyants et souvent troubles, lorsque l'un ou l'autre, quelquefois les deux, ne sont pas le siège d'une cataracte plus ou moins prononcée ; en tous cas, la vision est considérablement affaiblie. L'ouïe est, sinon détruite, du moins fort imparfaite. Les incisives sont usées d'une façon presque complète et les dents écartées, noires, branlantes, laissent entre les deux mâchoires un espace vide, qui ne peut être comblé par un rapprochement, que défend une usure moins complète des molaires. La préhension des aliments s'en trouve donc influencée et la mastication imparfaite rend la digestion d'autant plus difficile, que l'estomac est depuis longtemps ruiné par un fonctionnement prolongé. Il n'est pas rare aussi que l'haleine soit fétide et que la peau, dépilée par

places, exhale une odeur repoussante. La chute des
dents tient d'ailleurs beaucoup au genre d'alimentation ;
ainsi, le chien nourri de viande, pâtées ou autres
substances molles, les use beaucoup moins vite que
celui qui mange fréquemment des os. Les chiens de
chasse ou de berger, qui sont soumis journellement à
un rude labeur, arrivent nécessairement plus tôt, à la
vieillesse, à l'usure, à la caducité, que ceux qui toute
leur vie sont choyés et dorlotés. Il convient donc de
ménager les forces du chien soumis à un travail journalier et de réparer, par le repos et la bonne nourriture,
les déperditions auxquelles il a donné lieu, en assurant
ainsi au compagnon de son existence, une longévité
qu'il mérite sous tant de rapports.

CHAPITRE IV

Le chien au point de vue de la boucherie.

La viande des animaux de l'espèce canine qui, depuis longtemps déjà, entre dans l'alimentation des Chinois et des Sénégalais, semblait ne jamais devoir obtenir la faveur d'une consommation plus ou moins abondante, en dehors du Sénégal et de la Chine. Il n'en est rien cependant, et si l'on juge d'après les tendances actuelles, il est rationnel d'admettre que dans un temps rapproché, le savoureux pré-salé devra lutter d'importance avec un Saint-Bernard quelconque, qu'un engraissement méthodique aura détourné de sa fin habituelle, au grand désespoir de l'équarisseur !

Nous ne doutons pas que la viande de chien soit excellente, car en Belgique une commission l'a adoptée comme mets et les habitants de Munich en font un tel régal, que la municipalité a dû en réglementer la consommation ; mais nous avouons en toute franchise que, si l'ombre d'un doute ne saurait persister après expérience, notre opinion sur ce point restera fort longtemps inédite.

Quoi qu'il en soit, et pour sauvegarder à la fois les intérêts et les goûts de tout le monde, il est nécessaire de déterminer les bases permettant la différenciation du chien avec le mouton, dont il se rapproche le plus comme ensemble, comme nature de graisse et répartition de celle-ci.

Notre collègue, M. Greffier, s'est occupé tout spécialement de cette étude comparative, dont nous reproduirons textuellement ici la communication (1).

« Certains chiens, préparés et habillés comme des animaux de boucherie, peuvent être, au premier abord, confondus avec le mouton ; mais si on fait attention et surtout si on tient compte de quelques caractères anatomiques d'observation facile, l'erreur n'est plus permise.

« Jusqu'à ces derniers temps, beaucoup de mes collègues s'appuyaient, pour poser leur diagnostic, sur l'aspect de la chair, sur la forme des côtes et sur les caractères de la graisse ; mais ce ne sont là que des caractères de plus ou moins; aussi me demandais-je s'il ne serait pas possible d'en trouver ayant une valeur absolue. C'est alors qu'étudiant, dans le *traité* de MM. Chauveau et Arloing (2), les différences du chien et du mouton, j'ai compris qu'il n'y avait qu'à chercher les points où ces différences sont sensibles sur l'animal dépouillé pour éviter de faire une confusion regrettable, pouvant porter atteinte à la considération de l'inspecteur.

« Ces points sont peu nombreux, mais ils sont suffisants .

« 1° Présence ou absence du cartilage de prolongement du scapulum :

« 2° Présence ou absence du péroné.

« 3° Aspect des surfaces articulaires.

« 4° Différences dans le développement du ligament cervical.

(1) Greffier, *Recueil de médecine vétérinaire*, mai 1889.
(2) Chauveau, Arloing et Lesbre, *Traité d'anatomie comparée des animaux domestiques*, 5e édition. Paris, 1904.

« 5° Différences dans la conformation de l'appendice caudal.

« 1° On imprime un mouvement de rotation au membre antérieur de façon à écarter du tronc, soit l'angle postéro-supérieur du scapulum, et par le toucher on constate la présence d'un cartilage de prolongement chez le mouton et l'absence de cette même partie chez le chien. »

« 2° On appuie le pouce au-dessous de l'attache inférieure du ligament fémoro-tibial externe. Si l'on a affaire au chien, on constate l'existence d'un péroné, tandis que, si l'on est en présence d'un mouton on éprouve la sensation que donnent les muscles, le péroné faisant défaut.

« Que l'on me permette cette digression ; si l'on veut distinguer un membre postérieur du chat de celui du lapin, ce n'est plus à la région supérieure du péroné que l'on doit porter l'examen, mais à l'extrémité inférieure, immédiatement au-dessus du jarret. Chez le chat, on pince le péroné entre le pouce et l'index ; il n'en est plus de même chez le lapin : le péroné se soudant au tibia vers le tiers de la longueur de l'os chez ce dernier animal.

« 3° Règle générale, le boucher désarticule, aux articulations carpo-métacarpiennes et tarso-métatarsiennes, les membres du mouton (du bœuf et du veau). Or, chez ces animaux, les surfaces articulaires inférieures de la deuxième rangée des os du carpe et de la troisième rangée des os du tarse, c'est-à-dire, celles visibles après l'habillage des animaux, sont planes ou légèrement ondulées dans leurs parties soumises au frottement ; il n'en est plus de même sur le chien, où l'on voit les fossettes destinées à recevoir les têtes des métacarpiens et métatarsiens, suivant les membres que l'on considère.

« 4° Je ne m'étendrai pas sur cette particularité ; je ne ferai que la signaler. Il suffit de jeter un coup d'œil sur la question du cou, pour voir chez le mouton, un beau ligament cervical qui, chez le chien, est invisible, au point de vue où nous nous plaçons, le ligament cervical de ce dernier animal ne formant qu'un simple cordon qui se termine en arrière de l'apophyse épineuse de l'axis.

« 5° Chez le chien, la queue est cylindrique, chez le mouton elle est elliptique, aplatie dans le sens horizontal. Enfin, pour terminer, je dirai un mot des caractères fournis par la graisse et les côtes (caractères excellents, mais qui peuvent nous échapper).

« La graisse est ordinairement blanche et toujours ferme chez le mouton sain, tandis qu'elle est plus ou moins diffluente et généralement blanc jaunâtre chez le chien.

« La graisse du chien est riche en oléine ; celle du mouton l'est en stéarine.

« Ce serait une erreur de croire que la panne existe chez tous les chiens, même chez la majorité.

« Les caractères différentiels des côtes sont surtout accusés dans la moitié inférieure de ces os. Chez le chien, les côtes sont plus incurvées, plus épaisses (l'épaisseur égale ou dépasse la largeur), que dans le mouton. Chez celui-ci, dans la région que nous avons en vue les côtes sont toujours aplaties.

« Telles sont les principales données anatomiques qui m'ont paru devoir faire l'objet de l'attention des inspecteurs de la boucherie, afin qu'ils puissent distinguer sûrement les individus de l'espèce ovine (et même de l'espèce caprine), de ceux de l'espèce canine. »

Comme on le voit par cette claire description, les

différences entre le chien et le mouton sont assez nettement tranchées ; leur connaissance préviendra la fraude qui, en France, ne serait pas du tout acceptée par le public et constituerait d'ailleurs une infraction passible de poursuites correctionnelles.

CHAPITRE V

Hygiène.

On désigne sous le nom d'*hygiène* l'ensemble des mesures propres à assurer l'état de santé et combattre l'influence néfaste des milieux et des agents extérieurs.

I. — État de santé.

Le chien en bon état de santé se reconnaît à un regard vif, brillant, un port de tête bien déterminé, une voix claire, un poil luisant et doux, une peau souple, un bon appétit, des déjections ni trop dures ni trop liquides, les premières étant un signe de constipation, les secondes caractérisant la diarrhée.

Le nez doit être froid, humide ; la bouche rose, largement humectée de salive ; la respiration régulière, 15 à 22 et effectuée la bouche fermée. Enfin la température doit être normale, 38°,5 à 39 ; le pouls à 110 ou 120 chez les jeunes, 90 à 100 chez les adultes, 70 à 80 chez les vieux.

Pour maintenir l'équilibre fonctionnel, l'hygiène impose une règle spéciale à l'alimentation, à l'habitation, etc., etc., et assure, par des prescriptions raisonnées, l'intégrité de certaines fonctions très importantes.

II. — **Alimentation.**

L'alimentation du chien, étant donné l'ordre auquel cet animal appartient, devrait se composer à peu près exclusivement de viande ; nous disons à peu près exclusivement, car l'animal à l'état sauvage, devant pourvoir seul à ses besoins, n'a pas toujours le bénéfice d'une chasse fructueuse et doit se contenter parfois d'écorces, d'herbes ou de racines. Mais la domestication a si profondément modifié, dans l'espèce canine, une alimentation que l'on aurait pu considérer comme indispensable et même obligatoire, qu'il serait difficile de déterminer la façon dont elle est constituée, autrement que par cette expression caractéristique : le chien mange de tout.

Pour établir l'alimentation sur des bases raisonnées, nous devons tenir compte de la *qualité* et de la *quantité* des substances, ainsi que d'une foule d'autres conditions qui seront déterminées dans le cours de cette étude.

§ 1ᵉʳ. — **Alimentation des jeunes sujets.**

A peine le chien vient-il de naître, qu'il cherche déjà la mamelle. Les premières succions qu'il effectue lui procurent un lait chargé en *colostrum*, lequel, par ses propriétés laxatives, débarrasse l'intestin du *méconium* qu'il renferme et prépare le tube digestif à l'absorption de l'aliment le plus complet et le plus nutritif.

La lactation constitue donc la nourriture exclusive des premiers mois et son influence est énorme sur le développement des jeunes sujets, dont la vigueur future et le tempérament semblent vouloir se caractériser déjà, par une absorption plus ou moins importante.

A l'époque du sevrage, le jeune chien commence déjà à se nourrir d'une foule de choses devant constituer plus tard son régime ordinaire ; la mère ne lui accorde son lait qu'à des intervalles de plus en plus éloignés et finalement refuse complètement de se laisser téter.

A dater de ce moment, le chiot est réduit au régime et à l'alimentation commune, dont nous allons établir les bases.

En disant que le chiot est désormais réduit au régime et à l'alimentation commune, nous faisons intentionnellement une distinction qu'il est nécessaire de motiver. Bien que le régime ne soit par le fait qu'une alimentation, il s'en distingue cependant, en ce qu'il prescrit des substances méthodiquement déterminées, **non** seulement comme nature, mais encore comme qualité, quantité et mode d'administration.

A l'époque du sevrage, le développement des jeunes chiens diffère de beaucoup chez les uns et chez les autres, suivant la quantité de lait qu'ils ont absorbée : certains sont peu développés et presque maigres, alors que d'autres sont très gras et de bien plus forte taille. Le fait s'accentue, et la différenciation devient facile, sur les petits de deux chiennes dont l'une n'aurait allaité que deux chiots et l'autre dix.

§ 2. — Alimentation en général.

Le bœuf, le veau, le mouton, le porc, en un mot tous les animaux destinés à l'alimentation, reçoivent, outre leur ration d'entretien, une ration supplémentaire dite de production (1). Il n'en est pas de même du chien qui,

(1) Voy. Paul Diffloth, *Zootechnie* : Bovidés, 1904 ; Mouton, Porc, 1905.

sauf dans quelques rares localités, n'est point encore exploité comme élément de boucherie. Il ne recevra donc une nourriture plus abondante que pendant la période de croissance, et arrivé à son complet développement, il sera absolument nécessaire de le rationner.

§ 3. — Nature des aliments.

Personne n'ignore que le chien se satisfait de tout ce que mange son maître ; mais il reçoit une nourriture bien différente, sous tous les rapports, suivant que c'est un chien de luxe, d'appartements, de garde ou de travail. C'est ainsi que les petits lévriers, les King-Charles et la série interminable des roquets de toutes provenances, constituant la société des personnes seules et âgées, ne reçoivent et ne veulent accepter ensuite, que des pâtées faites de débris de la table, des pâtisseries, du sucre et quantité de choses équivalentes.

Cette alimentation, qui peut être nutritive, a le grand inconvénient de devenir très échauffante ; aussi voit-on souvent les animaux nourris de cette façon prendre un embonpoint très accentué qui les dépare, avoir de l'inappétence ou une faim capricieuse, de mauvaises digestions et enfin des démangeaisons fréquemment suivies d'éruptions cutanées. Le même fait se présente sur les chiens de chasse élevés dans les appartements, sur ceux des hôteliers ou restaurateurs.

Les chiens de garde, de forte taille, qui reçoivent par esprit d'économie des résidus de boyauderie ou de triperie, sont toujours peu vigoureux et finissent par tomber dans un état cachectique plus ou moins prononcé.

La chair de tous les animaux de boucherie peut servir à l'alimentation du chien, mais c'est généralement aux abats des ruminants ou à la viande de cheval que l'on a recours, dans les villes, en raison de la modicité de leur prix. Les qualités nutritives de la viande de cheval sont bien inférieures à celles de la viande de bœuf; néanmoins et quoique antipathique à l'usage continu de cette alimentation, nous la jugeons utile, chaque fois qu'il s'agit de combattre l'anémie qui résulte de maladies graves et prolongées, comme la maladie du jeune âge.

La ration alimentaire, qui peut compenser exactement les pertes éprouvées par l'organisme, est proportionnée à la taille du chien et à l'activité de ses fonctions.

Il faudrait, dit-on, 40 grammes de viande par kilogramme du poids vif de l'animal, soit 4 pour 100. L'amaigrissement se produirait si la ration était réduite d'un dixième seulement (1).

Peut-être serons-nous taxé d'absolutisme dans notre façon de prescrire l'alimentation en général, mais nous n'affirmerons pas moins que c'est à la soupe que l'on doit accorder toute la préférence, comme étant une nourriture à la fois saine, fortifiante et économique, et plus que jamais nous proscrivons la viande comme alimentation continuelle.

Cette soupe, donnée en quantité proportionnelle à la taille de l'animal, sera celle du ménage, à moins que le propriétaire du chien veuille ou soit obligé de la préparer spécialement; en ce cas, il pourra mettre à profit des débris et des os pour la constituer. La soupe d'herbes, d'oseille par exemple, qui est très rafraîchis-

(1) G. Colin, *Traité de physiologie comparée des animaux*, t. I, p. 595.

sante, sera d'une grande efficacité sur le tube digestif, à de certains moments.

Quant à celles de poireau, de rave, elles agissent agréablement sur l'appareil urinaire, par les principes diurétiques renfermés, en petites quantités, dans ces plantes potagères.

§ 4. — Qualité des aliments.

La qualité des aliments, spéciale pour chacun d'eux, doit toujours être rigoureusement bonne, en principe, bien que l'animal livré à lui-même, trouve souvent dans des substances non alimentaires ou avariées, une satisfaction à son appétit, sans qu'il en résulte pour lui de conséquence fâcheuse. La population canine étant considérable, la majeure partie des sujets, élevés en quelque sorte dans un état demi-sauvage, ne sont soumis à aucun principe d'hygiène alimentaire : certaines opinions veulent qu'ils ne s'en trouvent pas plus mal pour cela, mais c'est évidemment là un jugement par trop superficiel et qui ne peut en aucun cas contre-balancer l'excès contraire.

§ 5. — Quantité des aliments.

Dans certaines contrées, le cultivateur, le berger sont d'une indifférence regrettable pour leurs chiens. C'est à peine si, de temps à autre, ils s'oublient à leur lancer quelques morceaux du pain qu'ils consomment, sans jamais songer, que ces quelques croûtes arrosées d'un peu de bouillon, constitueraient pour ces animaux une nourriture beaucoup plus saine et beaucoup plus profitable.

Avec le peu qu'ils braconnent, ces pauvres bêtes s'en

contentent pourtant et n'en sont pas moins alertes et actives. Comment expliquer avec une telle alimentation la production d'un travail assidu et une existence relativement longue, si ce n'est, et sur ce point nous attirons l'attention du lecteur, que dès leur jeunesse ayant subi cette sorte d'entraînement à la sobriété, ils s'accommodent ensuite d'un régime, dont l'application spontanée, à des sujets habitués à une nourriture bonne et abondante, serait d'un effet désastreux.

Nous n'irons pas jusqu'à soutenir cette manière de faire, mais dans un ordre d'idées moins élevé, nous sommes d'avis de n'accorder au chien que la quantité d'aliments strictement nécessaire à ses attributions et son genre d'existence.

Dans certaines circonstances cependant, on ne saurait atteindre le but que l'on se propose sans l'excès de nourriture que nous combattons. Le cas se présente, lorsque, ayant affaire à des sujets de forte taille comme le Saint-Bernard, le Terre-Neuve, le dogue d'Hulm, le grand danois, etc., on se propose d'utiliser leur aptitude au développement pour les améliorer et les pousser à la précocité.

En dehors de ce but, la quantité ne doit varier qu'autant que l'on réclame de l'animal plus de dépense de force, plus de travail. La distribution des aliments, ou repas, ayant lieu deux fois par jour, matin et soir, voici la quantité de pain nécessaire à chaque repas suivant la taille de l'animal.

Chien de petite taille................ 125 grammes.
  —   de taille moyenne............. 250   —
  —   de forte taille 500   —

La quantité de bouillon ne saurait être tarifiée ; elle est proportionnée à la quantité de pain. Il n'est pas nécessaire qu'il y en ait en excès, mais le pain, une fois bien imbibé, doit reposer sur une certaine quantité de bouillon.

§ 6. — Alimentation de la femelle après la mise bas.

Lorsque l'allaitement a lieu avec huit, dix ou douze petits, il nécessite une production lactée très abondante, qui n'est pas sans avoir un retentissement sur l'économie de la mère. Il appartient donc de donner à a femelle nourrice une alimentation abondante et substantielle destinée à compenser l'excès de déperdition. On a recours dans ce but à la viande crue, à la pâtée faite des divers résidus de la table ou aux consommés.

§ 7. — Alimentation du chien pendant la maladie du jeune âge.

La maladie du jeune âge est certainement l'affection la plus grave de l'espèce canine, chez laquelle elle acquiert une importance considérable.

C'est, en quelque sorte, le canevas de toutes les phlegmasies organiques avec prédominance du caractère anémique, de faiblesse, d'épuisement. Partant, il est de toute nécessité, non seulement pendant le cours de la maladie, mais longtemps après, pendant la convalescence, de fortifier, de relever l'organisme, par tous les moyens pouvant enrayer le développement du processus morbide.

La viande crue, de cheval ou de bœuf, constituera la base de l'alimentation. Parfois cependant le tube digestif ne s'accommode pas de cette nourriture, comme dans le cas de gastrite ou gastro-entérite par exemple, et

les vomissements caractérisent l'intolérance stomacale ;
on ne peut donner alors que des toniques amers ou
des consommés, bien que ceux-ci soient de digestion
difficile, lorsqu'ils sont chargés de graisse. On peut
parer à cet inconvénient, en dégraissant les bouillons.
Il existe aussi, dans la maladie du jeune âge, des
alternatives de diarrhée et de constipation ; ces deux
manifestations de l'état intestinal, qu'elles se présentent comme symptôme de cette maladie ou en dehors
de toute affection, entraînent forcément la proscrip-
tion de tous aliments irritants ou laxatifs, dans le
premier cas, et de tous aliments astringents dans le
second.

Pour prévenir le rachitisme que traduisent certaines
faiblesses ou boiteries, les gonflements articulaires, les
déviations osseuses, etc., et fortifier l'organisme, il
faudra mélanger aux aliments ou administrer séparément les agents recommandés dans le traitement de
cette maladie (Voy. *Rachitisme*).

§ 8. — Distribution des aliments. Repas.

Pour constituer une hygiène alimentaire complète,
il ne suffit pas de déterminer, d'une façon méthodique,
la quantité, la qualité et la nature des aliments, il faut
encore en régler la distribution, l'effectuer à heures
fixes. Le chien qui reçoit sa nourriture régulièrement
deux fois par jour s'habitue à cette manière de faire,
au point de ne jamais rien réclamer en dehors de ses
heures, mais par contre, de manifester nettement à ces
mêmes heures, contre l'oubli de sa pitance. Cette régularité des repas présente, chez le chien, tout autant
d'intérêt que chez l'homme et ne manque pas d'être
appréciée et mise en action dans les chenils impor-

tants. La soupe doit être distribuée chaude, en hiver, sans cependant que sa température soit au-dessus de la moyenne, tandis qu'en été on peut sans inconvénient la donner froide.

§ 9. — Boisson.

La boisson entre pour une faible part dans l'hygiène alimentaire de l'espèce canine. C'est l'eau qui constitue spécialement la boisson du chien, comme celle de tous les animaux en général.

§ 10. — Diète.

La diète consiste dans la privation de toute nourriture. Elle est obligatoire dans les affections graves à l'état aigu et contre-indiquée dans l'état chronique.

La plupart du temps, l'animal s'y soumet instinctivement, d'une façon plus ou moins complète, suivant l'acuité des phénomènes pathologiques. La prescription du vétérinaire atteint donc toute son importance dans les cas nécessitant une demi-diète ou régime.

La diète est l'élément principal du traitement débilitant.

§ 11. — Demi-diète ou régime.

Nous décrivons le régime comme équivalent de la demi-diète et voici pourquoi. La demi-diète permet l'usage des aliments, à la condition qu'ils seront de telle ou telle nature, dans des conditions spéciales de préparation et distribués à des heures fixes, dans des proportions et des poids déterminés. C'est bien réellement un régime qu'impose le vétérinaire lorsqu'il prescrit la demi-diète.

Le mot *régime* est d'ailleurs fréquemment employé,

pour désigner une alimentation limitée à une ou plusieurs substances : on dit, par exemple, que l'animal est au régime lacté, parce qu'il ne prend absolument que du lait, au régime tonique ou débilitant pour le même motif.

§ 12. — Régime lacté.

Le régime lacté est celui des animaux à la mamelle, mais il est prescrit dans une foule de circonstances où il est nécessaire de soutenir l'organisme alors que toute autre espèce de nourriture ne peut être tolérée par l'estomac. C'est, en propre, le caractère des maladies gastro-intestinales de réclamer le régime lacté, auquel doit être attribué le plus grand nombre de leurs guérisons. L'usage exclusif du lait n'a pas seulement comme résultat l'amélioration d'un état inflammatoire, il agit aussi comme tonique et reconstituant. A tous ces points de vue, c'est donc un élément précieux, que l'on ne saurait trop souvent mettre à profit.

§ 13. — Régime tonique.

Il nous arrive fréquemment, dans le courant de cet ouvrage, de prescrire le régime reconstituant ou tonique. Ce régime comprend les aliments riches en principes nutritifs, ainsi que les médicaments pouvant faciliter la reconstitution du sang.

Le type des premiers est la viande et le lait pour certains cas particuliers; les seconds sont : l'huile de foie de morue, le quina, la gentiane, l'écorce de saule, le colombo, sous forme de poudres, de vins, de teintures ou de sirop; enfin les ferrugineux à l'état de citrate, carbonate ou perchlorure et la quassine (2 à 4 grammes par jour). Ce dernier médicament a, en

outre, la propriété de stimuler les fonctions stomacales
à la façon de la strychnine.

§ 14. — Régime débilitant.

Le régime débilitant peut devenir nécessaire dans
certaines maladies, ou chez certains sujets dont le
manque d'exercice et une nourriture trop abondante
ont déterminé l'excès d'embonpoint. Les chiens de
chasse ou autres, élevés dans les appartements, nous
en fournissent de nombreux exemples ; il en est qui
sont gras au point de pouvoir à peine se mouvoir et qui
deviennent tout à fait impropres à leur destination.
Comme nous l'avons dit plus haut, la diète est un
moyen radical de débilitation, mais il est prudent de
ne point faire acte de radicalisme et d'arriver au but
par un exercice prolongé et une diminution progressive de la ration journalière. Cette diminution, effectuée
graduellement, sera peu sensible au sujet, que l'on
ramènera de cette façon à un embonpoint convenable.
Les purgatifs souvent répétés et l'usage des médicaments altérants, comme l'iodure de potassium par
exemple (2), ajouteront une action efficace à ce
procédé.

III. — **Habitations.**

Les chiens d'appartements n'ont pas d'habitation
spéciale ; ils couchent le plus souvent sur des tapis,
des couvertures ou le lit de leur maître. La vie active
et en plein air, que remplace ce séjour dans les appartements, serait cependant nécessaire à tous les animaux de l'espèce canine, sans exception ; aussi sont-ils

victimes de cette séquestration, dont le résultat se traduit par l'embonpoint, l'inappétence, l'échauffement et des démangeaisons très prononcées.

Les chiens de chasse, de garde ou de bergers ont une habitation variable suivant qu'ils sont en ville ou à la campagne.

En ville, le chien de chasse est couché comme celui des appartements, ou relégué, avec le chien de garde, dans un coin de magasin, d'atelier ou d'écurie.

A la campagne, le premier, comme le second, possède une niche, composée d'un gros tonneau, ou de planches assemblées avec plus ou moins de goût et d'harmonie.

Quant au chien de berger, il loge en plein air pendant l'été, et dans l'étable pendant l'hiver; sa rusticité le préserve des complications fréquentes auxquelles les variations atmosphériques exposeraient tout autre chien moins robuste.

§ 1er. — Chenils.

Les chenils font l'objet d'une construction assez importante, lorsqu'ils sont destinés à des meutes comprenant jusqu'à trente et quarante chiens. Avec des proportions plus réduites, ils se rencontrent dans les habitations particulières de la campagne (1).

Quel que soit le cas, l'installation du chenil doit toujours s'effectuer sur un terrain élevé et sec. Chaque animal doit avoir son compartiment et deux ou trois de ceux-ci, les plus larges et les mieux conditionnés, doivent être réservés aux femelles pleines. Ces com-

____

(1) Danguy, *Constructions rurales* (*Encyclopédie agricole*). Paris, J.-B. Baillière.

partiments sont fermés par une porte à claire-voie et leur revêtement intérieur doit être constitué par des substances lisses, polies, facilitant les lavages et désinfections. Nous conseillons, pour cet usage, les briques émaillées ou l'ardoise.

La partie qui sert de couche doit être à claire-voie, élevée de $0^m,30$ à $0^m,40$ de terre ; elle doit pouvoir s'enlever et se replacer à volonté, sans difficulté. La litière, composée de paille, sera renouvelée fréquemment, tous les huit jours environ, et suivant le besoin ; la paille sera toujours sèche et en bon état de conservation, sans moisissure. A défaut de paille, on utilisera les copeaux de sapin, les varechs, les herbes sèches, la feuille sèche de maïs ou encore de vieux chiffons ou débris de couvertures.

Un préau sera établi devant le chenil et ses dimensions devront être proportionnées au nombre d'animaux. Il sera clôturé par des murs surmontés de grilles ou de grillages en fils de fer. Le sol uni sera recouvert de sable fin, ou mieux de bitume, avec légère inclinaison vers une rigole, conduisant les eaux de lavage à un siphon d'égout. Dans l'un des coins du préau sera disposé un bassin suffisamment profond, pour permettre aux chiens de se baigner.

Le niveau d'eau de ce bassin sera maintenu par un écoulement continu. Dans le cas où cette dernière disposition ne saurait être appliquée, le renouvellement du liquide s'effectuera autant de fois qu'il sera nécessaire. Des lavages journaliers feront disparaître les ordures de la cour et de l'intérieur des niches ; ils s'effectueront, surtout en été, au moyen d'eau commune, additionnée d'acide phénique, de crésyl ou de créoline.

Les mangeoires seront en fer ou fonte émaillée, en

raison de la facilité avec laquelle cette préparation se nettoie. On les disposera de façon à pouvoir être facilement enlevées et à une certaine hauteur du sol ($0^m,20$ environ).

La soupe delaissée depuis la veille doit être enlevée le lendemain, en raison de la facilité avec laquelle elle s'aigrit, surtout par les grandes chaleurs, et la mangeoire rincée soigneusement avant de procéder à une nouvelle distribution.

Le toit du chenil sera constitué par du chaume, de préférence à la brique ou à la tuile, en raison de ce que la paille absorde moins la chaleur en été et la conserve mieux en hiver.

IV. — **Soins hygiéniques.**

§ 1er. — **Hygiène de la peau.**

La peau, bien que le chien ne transpire pas, nécessite de grands lavages, qui doivent être effectués au moyen d'une brosse en chiendent souple, avec de l'eau et du savon noir. La brosse, non seulement donne un nettoyage plus complet, mais, mieux que la main, active la circulation cutanée.

Les bains d'eau courante, pendant la saison chaude, suivis de lotion sur les yeux, les oreilles et les ouvertures naturelles, doivent être mis à profit le plus souvent possible.

§ 2. — **Promenade.**

La promenade s'impose, non seulement aux chiens d'appartement et de garde, qui restent inactifs pendant la plus grande partie de la journée, mais encore aux chiens de chasse, pendant la période de clôture.

§ 3. — Hygiène des malades.

Pendant le cours des maladies graves, le malade doit être entouré d'une foule de soins, particuliers à chaque affection, et d'autres soins généraux qui consistent à le maintenir dans une température moyenne en été et chaude en hiver, etc.

Les yeux, souvent chassieux, surtout dans la maladie du jeune âge, doivent être fréquemment lavés, pour enlever la chassie, dont le séjour prolongé détermine l'inflammation de l'appareil visuel.

Lorsque les naseaux sont obstrués par le jetage concrété sur leurs bords, celui-ci ne s'écoule qu'avec difficulté et la respiration devient laborieuse. Il faut, avec de l'eau tiède et par des lotions réitérées, les débarrasser de ces croûtes aussi complètement que possible.

Les matières fécales, liquides ou solides et souvent infectes, doivent être enlevées de suite, afin d'éviter les émanations et de laisser à l'air respirable toute sa pureté.

§ 4. — Hygiène de la femelle en état de gestation.

Pendant toute la durée de la gestation, la chienne ne doit se livrer qu'à un exercice modéré. Il faut éviter qu'elle entre dans l'eau, surtout lorsque celle-ci est à une basse température, et prévenir les sauts, chocs ou autres causes pouvant provoquer l'avortement.

Sa nourriture doit être augmentée et composée de viande pendant toute la durée de la gestation et de la

lactation, surtout si elle élève un certain nombre de
petits. La promenade lui est nécessaire et même indispensable, jusqu'à l'époque de l'accouchement, qu'elle
facilite d'ailleurs. Éviter de faire boire trop froid.

§ 5. — Hygiène du tube digestif.

Il n'est pas sans importance d'entretenir la liberté
du ventre par quelques purgatifs administrés de temps
à autre, au printemps par exemple et d'une façon
générale, à des époques à peu près régulières. Cette
précaution intéresse tout spécialement les chiens inactifs,
soumis à un régime échauffant, comme la plupart de
ceux qui sont élevés dans les grandes villes.

V. — Désinfection et désinfectants.

La *désinfection* a pour objet de purifier les solides,
les liquides et l'atmosphère infesté, en détruisant les
contages déposés sur les corps solides, mélangés à
l'eau ou en suspension dans l'air et de prévenir ainsi
la propagation des maladies contagieuses.

Elle porte sur tous les objets de pansage, tels que :
brosses, éponges, linges, etc., sur les couvertures, les
colliers, les muselières, les mangeoires, et enfin sur le
chenil lui-même.

§ 1er. — Désinfectants.

En dehors du feu, qui constitue la purification la
plus radicale, mais qui ne peut s'approprier à tous les
objets, les désinfectants sont physiques ou chimiques.
Parmi les *agents physiques*, l'*aération* et la *ventilation*
sont ceux dont l'emploi est le plus fréquent ; ils purifient

l'atmosphère en activant la dessiccation des matières virulentes. Mais c'est à l'eau bouillante et à la vapeur d'eau qu'il faut accorder toute la préférence, non seulement parce qu'elles sont peu coûteuses et commodes à employer, mais encore en raison de leur grande activité.

Les *agents chimiques* sont le *chlore*, le *soufre*, l'*acide sulfurique*, *nitrique*, *chlorhydrique*, *acétique*, *salicylique*, le *tannin*, l'*ammoniaque*, le *carbonate de chaux*, le *sulfate de chaux*, les *sels de cuivre* et *de fer*, etc.

Citons les fumigations aux baies de genièvre, pouvant accompagner toute désinfection de locaux, étant donné qu'elles n'ont d'autre effet que de désinfecter dans le sens vulgaire du mot, c'est-à-dire, de substituer une odeur aromatique agréable, à l'odeur infecte qui existait préalablement (Voy. le chapitre spécial *Désinfectants*).

§ 2. — **Désinfection du chenil**.

Elle s'effectuera tout d'abord par la production de chlore, que l'on obtient en traitant par l'acide sulfurique un mélange de sel marin et de bioxyde de manganèse et d'acide chlorhydrique, ou encore en traitant le chlorure de chaux par un acide fort. Pendant cette sorte de fumigation sèche, le compartiment doit être hermétiquement clos.

Mais l'action du chlore n'est pas suffisante ; elle doit s'accompagner de lavages à l'eau bouillante phéniquée et contenant une certaine quantité de chlorure de chaux. Le sol et les parois de chacune des niches que comporte le chenil doivent subir une désinfection complète. Il en est de même du préau, qui s'y prête d'autant mieux, que l'on aura suivi notre conseil, en le recouvrant sur toute son étendue, d'une bonne couche de bitume. S'il s'agit d'une niche en bois de quelque valeur, il suffit de l'ébouillanter et de la recouvrir d'une ou deux couches de peinture, sinon on la fait brûler.

§ 3. — Désinfection des objets divers.

Les couvertures, si elles en valent la peine, seront soumises à une désinfection à l'eau bouillante phéniquée.

Quant aux objets de pansage, brosses, éponges, etc., au collier et à la muselière, ils ont généralement une si minime importance qu'il est préférable de les détruire.

La chaine d'attache pourra être flambée, ainsi que les matériaux de fer qui composent la porte clôturant chaque niche.

Tout ce qui est bois sera ébouillanté et repeint.

CHAPITRE VI

Reproduction.

I. — Accouplement.

Les grandes villes, plus encore que la campagne, sont peuplées d'une quantité considérable de chiens possédant des caractères si variés et si différents, qu'il est à peu près impossible de déterminer les races auxquelles ils appartiennent.

Le fait doit être attribué à la liberté presque complète dont jouissent ces animaux, qui favorise des accouplements étranges autant que variés dont le résultat défavorable est une production nouvelle de bâtards, qu'il est impossible de rattacher à un type quelconque.

L'accouplement qui a pour but la propagation de l'espèce, doit être effectué selon une méthode, et soumis à des règles spéciales, lorsqu'il s'agit d'obtenir des produits ayant les caractères et les aptitudes des reproducteurs, ou d'améliorer la race par un croisement rationnel basé sur les procédés zootechniques. D'autre part, il ne peut s'effectuer que sous certaines conditions énumérées ci-après.

La fécondation qui en est le résultat nécessite à la fois la puberté des deux sexes et, chez la femelle, l'état physiologique de maturité des ovaires que caractérise la période dite des chaleurs.

Entraves a l'accouplement. — Les disproportions

dans la taille des sujets à accoupler est une entrave
sérieuse ; cependant la copulation et même la fécondation s'opèrent quelquefois chez des animaux fort différents de taille. La petitesse du mâle n'a en tous cas
aucune conséquence fâcheuse, mais si, au contraire,
celui-ci est beaucoup plus gros que la femelle, les petits
peuvent avoir un développement tel, que leur passage
n'est plus possible lors de l'accouchement, lequel devient
laborieux, sinon impossible, ou nécessite, en tous cas,
une intervention des plus graves pour la santé de la mère.

Coït. — Le coït du chien est adhérent, en raison d'une
disposition particulière du corps caverneux, lequel
présente à sa partie postérieure un bourrelet, qui se
gonfle de sang pendant l'érection et la copulation et, de
ce fait, acquiert des proportions doubles ou triples
de celles de l'état normal, d'où résulte la difficulté du
retrait, l'adhérence coïtale, qui ne cesse qu'avec la
turgescence de l'organe.

Beaucoup de personnes ont la cruauté de séparer par
des tractions brusques deux chiens ainsi réunis (pour
un temps qui varie de 20 à 30 minutes) par l'adhérence
coïtale ; cet agissement est antihumanitaire et répré-
hensible, malgré ce que la vue de cette adhérence puisse
avoir d'immoral pour les enfants, étant donné surtout
que des aspersions d'eau fraîche seraient d'un résultat
beaucoup plus effectif en même temps qu'inoffensives.

Vaginisme. — En dehors des disproportions de taille
que nous avons citées comme faisant obstacle à l'accouplement, le coït peut être empêché par certains cas, rares
à la vérité, de vaginisme, constitué par un état spécial
d'hyperesthésie des organes génitaux, dont le professeur
Parascandolo cite un exemple dans le *The Veterinary
Journal*.

Il s'agit d'une chienne chez laquelle l'hyperesthésie

des organes génitaux externes, occasionnant une contraction spasmodique des muscles de la région pel-
vienne, avait mis obstacle à l'introduction du pénis,
introduction qui devenait douloureuse.

Cette contraction spasmodique (durant vingt minutes
environ) était si forte, qu'elle ne permettait pas l'introduction du doigt. L'examen des organes génitaux ne
révélait rien d'anormal.

Le professeur Parascandolo sectionna et extirpa
2 centimètres de chaque nerf honteux et quatre mois
après, la chienne fut guérie et put être fécondée.

A notre avis, et malgré le résultat obtenu, il eût été
possible de remédier à cet état pathologique sans intervention chirurgicale, et en pareille occurrence nous
conseillons d'avoir recours au traitement suivant :

1° Administrer de quart d'heure en quart d'heure,
puis toutes les demi-heures quand une détente nerveuse
est obtenue :

Un granule de chacun des alcaloïdes suivants :

> Chlorhydrate de morphine ;
> Camphre monobromé ;
> Hyosciamine.

2° Badigeonnages des lèvres de la vulve et des parties
accessibles du vagin avec :

Huile de jusquiame..................	20 grammes.
Sulfate neutre d'atropine............	10 centigr.
Chlorhydrate de cocaïne............	5 —

Lavements froids éthérés.
Douches lombo-sacrées.
Au besoin, saignée locale.

Puberté. — Chaleurs.

Dans l'espèce canine, la puberté arrive dans les deux
sexes vers l'âge de dix à douze mois. Elle se traduit chez

la chienne par une excitation passagère, un état nerveux, accompagné de gonflement et rougeur de la vulve, d'écoulement entre les lèvres de celle-ci, d'un liquide blanchâtre, filant, et même de sang, répandant une odeur âcre et rappelant les menstrues de la femme.

La femelle perd son appétit, recherche les caresses du mâle, sans cependant se prêter dès les premiers jours à la copulation.

Les chaleurs une fois établies se renouvellent généralement chaque année, en hiver ou au printemps ; mais leur nombre, aussi bien que la date de leur apparition, varie avec les sujets. Quoi qu'il en soit, c'est au moment des chaleurs seulement que la femelle peut être fécondée ; cette période dure de huit à quinze jours, quelquefois plus et cette durée varie avec la fécondation plus ou moins hâtive, qui met un terme presque immédiat à ses manifestations.

L'apparition des chaleurs, quelques jours avant l'ouverture de la chasse, ne laisse pas que d'inquiéter le chasseur, en raison de l'inaptitude de l'animal à cet exercice et des nombreux inconvénients qu'entraîne cet état.

Nous avons été personnellement consulté à diverses reprises, dans le but de combattre cette manifestation physiologique et, bien que tout d'abord peu confiant au moyen que nous nous trouvions dans l'obligation de conseiller, nous sommes arrivé à réduire les chaleurs à un maximum de manifestation de 4 à 5 jours par l'emploi du *bromure de potassium* à la dose de 4 grammes par jour.

Comme essai dosimétrique nous conseillerions 6 granules par jour de chacun des alcaloïdes suivants :

    Camphre monobromé ;
    Valérianate de quinine ;
    Chlorhydrate de cocaïne.

Un granule de chaque toutes les deux heures.

Mais nous nous empressons de déclarer que les phénomènes normaux de maturité ovulaire manifestés par les chaleurs ne sauraient être entravés ni provoqués thérapeutiquement, par aucun agent médicamenteux.

CHALEURS ARTIFICIELLES. — Contrairement au désir ci-dessus exprimé, des chaleurs artificielles sont fréquemment recherchées, à l'instigation des empiriques ignorants, qui au moyen des utérins : *rue, sabine, safran, ergot de seigle, cantharides*, etc., d'une administration délicate et dangereuse, n'obtiennent qu'une excitation passagère, en rien semblable aux chaleurs naturelles, concordant avec la maturité des ovules sans laquelle aucune fécondation n'est possible.

Tout au plus pourrait-on mettre à profit la strychnine pour raviver l'énergie d'un mâle trop vieux dont les qualités et la conformation hors ligne seraient désirées chez les produits.

FÉCONDATION. — La fécondation s'effectue à la suite de la rencontre des ovules et du sperme. Chez la chienne, il est rare qu'elle ne soit pas le résultat de l'accouplement. Les chaleurs cessent peu de temps après, et la femelle se défend, même des attouchements, du mâle.

La maturité d'un grand nombre d'ovules explique la multiparité de la gestation.

SUPERFÉTATION OU SUPERFÉCONDATION. — Il est parfaitement admissible que la multiparité de la gestation dans l'espèce canine, c'est-à-dire que les nombreux ovules qui peuvent être fécondés, le soient par les divers mâles qui ont pu concourir à la fécondation, par deux d'entre eux tout au moins ; c'est ce que l'on caractérise du nom de superfétation ou superfécondation.

M. Piot-Bey, vétérinaire en chef de l'État égyptien,

en relate d'assez nombreux cas observés sur nos grands animaux domestiques, de même que le docteur Landouzy en médecine humaine.

M. E. Thierry croit qu'il s'agit bien souvent de superfétation, lorsque des chiennes primipares qui n'ont pas été surveillées pendant la période des chaleurs et ont été saillies le même jour ou à quelques jours d'intervalles, par des chiens de races différentes, donnent naissance à des petits fort disparates.

M. Lions (1) se rattache à cette idée en signalant le fait suivant :

Diane, magnifique chienne terre-neuve pie-noir, fut couverte le 28 décembre 1902 par Porthos, beau chien de Terre-Neuve pie-marron clair et de forte taille. Le 29 du même mois, dans la matinée, elle parvint à s'échapper de la villa de ses maîtres à Cannes. On la trouva bientôt accouplée avec un chien métis, trapu, plus petit qu'elle et complètement noir.

Dans la nuit du 3 au 4 mars 1903, Diane avait mis bas trois magnifiques chiots blanc et marron, à poil bouclé, absolument semblables à Porthos; mais la chienne était inquiète et semblait rentrer encore en travail de parturition.

En effet, elle donna bientôt naissance à huit chiens, tous noirs et plus petits que les trois premiers, leur poil était plus court et non bouclé.

Fait à noter. Les trois premiers présentaient des signes évidents de la pureté de leur race, les huit derniers, au contraire, étaient manifestement croisés.

M. Lions ne dit pas si la chienne était primipare ! Dans la négative nous continuerons à considérer le fait comme résultant de l'atavisme.

(1) Lions, *Bulletin vétérinaire*, février 1904.

II. — Choix des reproducteurs.

Il résulte de ce que nous venons d'exposer que lorsque l'on tient à la pureté de la race, il faut de toute nécessité surveiller ou enfermer la femelle en chaleur et lui réserver un mâle de choix qui, en dehors des qualités de race que l'on recherche, fera preuve d'un *âge* et *d'une individualité* déterminés.

§ 1er. — Age.

Lorsqu'il s'agit de reproduction, il n'est pas toujours facile d'avoir à sa disposition des sujets jeunes et vigoureux, mais il serait évidemment regrettable de s'y livrer avec des animaux trop âgés. Certains chiens ou chiennes de très grande valeur sont quelquefois utilisés spécialement en vue de la reproduction, après avoir fourni une carrière plus ou moins longue dans l'exercice de la chasse, par exemple.

Tel mâle bien marqué a donné tant d'excellents produits qu'il est encore favori à un âge avancé et opère la saillie de femelles tout à fait jeunes. Nous ne saurions nous élever d'une façon absolue contre cette manière de faire, mais néanmoins nous conseillons de n'y avoir recours que dans les cas où les jeunes sujets dont on pourrait disposer, s'éloigneraient trop de la perfection observée sur le sujet déjà vieux.

§ 2. — Individualité.

Nous disions plus haut que l'individualité devait tenir une place importante dans le choix des reproducteurs ; en effet, parmi la quantité de chiens représentant une race absolument pure, il en est toujours qui possèdent un degré de perfectionnement plus accentué. L'un d'eux aura une musculature plus développée, une taille un peu plus élevée, une tête plus élégante, une attache d'oreille, une finesse de fouet plus gracieuses, etc. Chacune de ces qualités, ou mieux celles-ci réunies, constituent l'individualité à rechercher.

Nous conseillons de ne pas livrer à la reproduction des animaux venant d'atteindre la puberté. Les premières chaleurs de la chienne se présentent souvent après une longue convalescence de la maladie du jeune âge ; or, il peut arriver, bien que sa santé soit complètement rétablie, qu'elle se ressente d'une gestation parfois laborieuse.

Certaines femelles d'ailleurs, sont en quelque sorte déformées par cette première portée. En ce qui concerne le mâle, la recommandation a moins d'importance, néanmoins il sera fait preuve de sagesse en s'y conformant.

<h3 style="text-align:center">§ 3. — Hérédité.</h3>

L'hérédité est une faculté par laquelle les parents transmettent à leurs descendants leurs qualités comme leurs défauts, voire même une prédisposition spéciale à certaines affections dont ils sont atteints. Tout animal présentant l'une des affections comme : le goitre, la chorée, l'épilepsie, l'herpès, etc., etc., doit être strictement rejeté comme reproducteur.

<h3 style="text-align:center">§ 4. — Atavisme. — Infection du premier générateur.</h3>

L'atavisme est une puissance héréditaire, dont l'espèce humaine présente des exemples assez fréquents et qui, dans l'espèce canine, n'est pas rare non plus.

Il consiste dans la ressemblance entre le petit-fils et le grand-père, ou un ascendant quelconque plus ou moins direct.

Pour donner un exemple dans l'espèce canine, nous disons qu'une chienne entièrement blanche couverte par un chien absolument noir, peut donner naissance non seulement à des petits noir et blanc ou possédant l'une de ces deux couleurs, mais encore à d'autres de couleur marron, par exemple.

Cette particularité est attribuée à ce que la femelle dont il s'agit avait été préalablement couverte par un mâle de cette dernière couleur.

Il y a aussi ce que l'on appelle l'*infection du premier générateur*, c'est-à-dire que : lorsque la chienne est fécondée pour la première fois par un sujet quelconque, celui-ci imprime en quelque sorte dans l'économie de la femelle, un caractère qui lui est propre et qui peut se retrouver plus tard chez ses descendants, même indirects.

Il résulte de cette connaissance, que pour obtenir d'une chienne de pure race des petits aussi purs qu'elle, il est important de lui donner, dès ses premières chaleurs, un mâle de pur sang, dont les formes, les qualités, pourront échoir à des produits d'origine plus commune à la deuxième, troisième ou quatrième génération suivant les caprices de la nature.

III. — Gestation.

Durée et caractères de la grossesse.

La cessation des chaleurs coïncide avec la fécondation, chez les femelles livrées à l'accouplement ; à ce moment commence la gestation qui dure de soixante à soixante-trois jours, et la chienne peut mettre bas jusqu'à quatorze ou quinze petits, qui naissent les yeux fermés et ne les ouvrent que vers le dixième ou quinzième jour.

Le ventre de la mère acquiert progressivement un développement dont l'importance varie avec le nombre des ovules fécondés.

Quelques jours avant l'accouchement il est possible de déterminer d'une façon approximative la quantité de chiots à naître en se basant sur les mamelles. Celles-ci semblent en effet se développer en raison des convives qu'elles auront à nourrir ; aussi voit-on leur développement s'accentuer davantage, sur un nombre de mamelles égal à celui de ces produits. Le fait **ne** s'observe pas toujours avec précision, mais néanmoins il est exact dans bien des cas.

Nous renvoyons le lecteur au chapitre spécial, pour ce qui concerne l'hygiène de la femelle en état de gestation.

IV. — **Parturition**.

La parturition est le phénomène physiologique qui a pour effet l'expulsion au dehors des produits de la fécondation, renfermés dans la matrice et parvenus au terme de leur entier développement. On la désigne sous le nom de *part, accouchement, mise bas.*

L'accouchement peut être *normal* ou naturel, c'est-à-dire effectué à terme, sans aucun obstacle provenant de la mère ou du fœtus.

Il est *anormal*, contre nature, vicieux, chaque fois qu'il ne s'effectue pas à terme et qu'une intervention obstétricale ou chirurgicale devient nécessaire.

On entend par accouchement *laborieux*, celui qui, occupant en quelque sorte le milieu entre le part nor-

mal et le part anormal, est rendu difficile par une série
de causes provenant soit du côté de la mère, soit du
côté du fœtus.

*Obstacles à l'accou-
chement du côté de la
mère.* — Ils sont cons-
titués par un état spécial
d'étroitesse, de malfor-
mation des voies géni-
tales par des tumeurs
ou rétrécissements de
diverses natures, à
causes variables, déter-
minant un obstacle à la
sortie des produits.

Du côté du fœtus, par
une mauvaise position
ou présentation, un

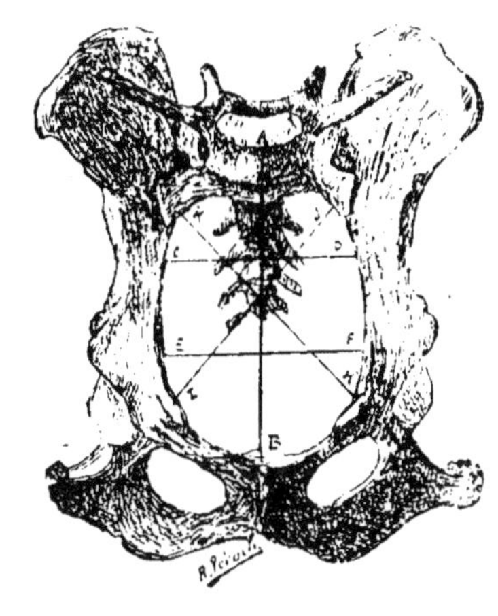

Fig. 3. — Détroit antérieur du
bassin de la chienne avec ses
diamètres.

excès de volume ou une monstruosité du sujet.

Voyons d'abord quelles sont les proportions du bassin chez une chienne de forte taille et chez une autre de
taille moyenne, puis nous décrirons, pour le fœtus, ses
diverses périodes d'accroissement, avec les proportions
correspondant à chacune d'elles.

Des mensurations effectuées sur une chienne de forte
taille, ont donné :

Diamètre supéro-inférieur du détroit antérieur..	6	centimètres.
— vertical et transversal...............	5	—
Détroit postérieur.........................	6	—
— transversal......................	5	—
Symphyse.................................	5	—

Chez une chienne de petite taille :

Diamètre supéro-inférieur du détroit antérieur.	5	centimètres.
— vertical	3	—

Détroit postérieur.............................. 5 centimètres.
  — transversal............................ 4   —
Symphyse...................................... 3   —

Voici maintenant de quelle façon évolue le fœtus.

A 18 jours l'embryon a............. 4 millimètres.
Vers la 4e semaine................. 24 à 27   —
    — 5e — 70   —
    — 6e — .... 9 à 10 centimètres.
De la 7e à la 8e .... 13 cent. 1/2

Mais la dystocie n'est pas due seulement aux causes que nous venons de signaler.

L'utérus, le col de l'utérus, le vagin, la vulve, qui constituent les organes génitaux de la femelle, ont acquis progressivement le développement, la dilatation nécessaire à la parturition, en même temps que les glandes mammaires, pendant la durée de la gestation.

Or la dilatation incomplète du col, l'atonie de la matrice, un développement incomplet de la vulve ou l'hyperesthésie vulvaire, que nous avons déjà signalée, peuvent se présenter ; de là de nouvelles causes de dystocie nettement indépendantes.

La mise bas nécessite une force expulsive dont l'insuffisance est caractérisée sous le nom d'atonie. Cette force expulsive réside dans les contractions de la matrice, des muscles abdominaux et du diaphragme. Ces contractions ont pour but l'expulsion du fœtus et pour effet préalable de déterminer la dilatation du col, en provoquant ce qu'on appelle les *douleurs*.

Chez les femelles multipares, chaque portion de l'utérus qui correspond avec un fœtus, se contracte séparément en commençant par celle qui est la plus rapprochée du col.

Les contractions ne sont pas toujours proportionnées à la force du sujet ; c'est ainsi que leur intensité est

quelquefois beaucoup plus grande chez le sujet chétif
que chez celui qui est bien portant.

Il est à remarquer que l'expulsion du fœtus est facilitée par le fœtus lui-même et devient beaucoup plus
difficile lorsque celui-ci est mort, que lorsqu'il est
vivant.

Si l'on considère les dimensions du bassin, on conçoit que l'expulsion du fœtus nécessite un léger agran-
dissement de celui-ci, en même temps qu'une réduction
du fœtus lui-même.

Cette réduction s'effectue d'autant plus facilement,
que ce dernier se trouve dans une situation normale.

En dehors de toutes les causes de dystocie que nous
venons de citer, le part est normal.

§ 1ᵉʳ. — Signes du part.

Lorsque la chienne est prête à mettre bas, ses mamelles, sensibles et gonflées depuis quelques jours,
deviennent fermes et saillantes ; les mamelons, chez la
primipare, se détachent nettement et ne font que s'accentuer davantage chez les femelles ayant déjà porté. Les
lèvres de la vulve, tuméfiées et relâchées, donnent issue
à un écoulement muqueux, glaireux, filant, provenant
d'une hypersécrétion des glandes vaginales, destinée
à produire un commencement de lubrification du vagin.

Le ventre très développé s'accuse, surtout à la partie
déclive ; les flancs se creusent ainsi que la colonne
vertébrale ; les hanches semblent plus écartées.

§ 2. — Soins à la femelle avant, pendant et après l'accouchement.

1° *Avant.* — Quelques semaines avant l'accouchement, la promenade que nous recommandons au cha-

pitre spécial de l'*Hygiène* et la nourriture substantielle, distribuée plus abondamment, surtout aux femelles maigres, doivent être complétées par certaines précautions effectuées en vue de l'acte auquel la chienne se prépare. Celle-ci cherche, en effet, un emplacement, propice à la mise bas, où elle trouvera, avec la tranquillité, une couche molle et chaude. C'est justement cette couche et cet emplacement qu'il est nécessaire d'établir sans lui en laisser le soin. Pour cela on place dans un coin du plancher, ou sur des planches légèrement élevées du sol, dans un endroit retiré, quelques morceaux de vieux tapis ou de couvertures de laine constituant une sorte de matelas, à la fois doux et chaud. Une planche est clouée sur le devant de façon à former un rebord suffisamment haut, pour éviter que les petits fassent des chutes.

Lorsque la femelle occupe une niche en bois, on peut à la rigueur l'y laisser, mais nous préférons encore le mode précédent.

2° *Pendant.* — Dès les premières douleurs, la chienne semble vouloir fuir le bruit, le mouvement et la présence de l'homme ; elle est énervée, agitée, va et vient de côté et d'autre, se couche, se relève, fait entendre quelques cris plaintifs et, bien que sa couche soit préparée, y porte encore quelques débris de paille ou des chiffons. Puis elle se couche et tout dans sa pose, son regard, ses changements de situation, accuse la période réelle du part, caractérisée par les contractions expulsives. C'est alors surtout qu'il importe de ne pas la troubler et de respecter son isolement, car la présence, même de son maître, peut quelquefois déterminer chez elle une telle crainte de danger pour ses petits, qu'elle peut être poussée à les détruire elle-même.

3° *Après.* — Il faut encourager la chienne, dès le premier jour, à quitter deux ou trois fois ses petits, dans les vingt-quatre heures, de façon à satisfaire les besoins que son affection maternelle serait sujette à négliger. Il est même nécessaire, quand la lactation est établie, de lui faire prendre quelque peu d'exercice. Nous avons indiqué, page 37, la quantité et la qualité des aliments à lui donner, mais nous ne saurions oublier de prescrire, immédiatement après l'accouchement, l'administration d'un peu de vin chaud sucré dans lequel aura infusé un peu de cannelle.

§ 3. — Part normal.

Les fœtus en bonne position et présentation apparaissent successivement à l'ouverture du col, les deux pattes antérieures réunies et la tête allongée sur celles-ci.

Les portées, toujours moins importantes chez les femelles primipares que lorsqu'elles sont à leur deuxième ou troisième gestation, varient beaucoup quant au nombre de naissances. Les petites races ont un ou deux chiots et rarement plus de quatre ou cinq, tandis que les grandes et fortes races peuvent en avoir jusqu'à seize.

Les petits ne demandent pas de soins particuliers; à mesure qu'ils naissent, la mère coupe avec les dents le cordon ombilical, mange l'arrière-faix et les débarrasse des matières gluantes dont ils sont recouverts par un léchage continu, sorte de toilette indispensable. Elle va, dans son excès d'affection maternelle, jusqu'à avaler leur urine et leurs excréments pour que leur couche soit propre et que rien ne les incommode

Les chiots, au moment de leur naissance, ont les yeux fermés; leurs paupières sont maintenues en contact, par une sorte de membrane, qui se déchire lorsque les muscles orbiculaires ont acquis une force suffisante pour rompre cet obstacle ; le fait se produit vers le dixième ou douzième jour. Les yeux ne s'ouvrent pas tout d'un coup : en général le premier jour, il ne se fait qu'une petite fente ; le second, le décollement est à demi effectué, et le troisième, il l'est entièrement.

Du reste, dans la même portée, il est des petits qui sont de deux ou trois jours en retard sur les autres. A ce moment, ils commencent à se traîner lourdement et leur tête énorme prend un aspect moins désagréable.

Lorsque la chienne a quinze ou seize petits et que l'on ne veut en garder aucun, il serait dangereux de les détruire tous à la fois ; il est préférable de ne lui en enlever d'abord que la moitié, puis progressivement, un à un, les quelques autres, en en conservant au moins un pendant la période d'engorgement laiteux.

Outre le fâcheux effet que détermine une suppression totale des produits sur les mamelles et l'état général de la mère, celle-ci est parfois si affectée de cette séparation brusque et complète, qu'elle cesse de manger, se montre inquiète et finalement se laisse mourir d'inanition et de douleur.

Si la mort accidentelle de tous les petits survient au cours de l'accouchement, la femelle doit être mise à la diète d'aliments solides, pendant trois ou quatre jours, puis purgée pour amener l'arrêt de la sécrétion lactée.

Le plus souvent on garde une partie de la portée que l'on désire élever. Il faut alors effectuer un choix parmi les sujets et limiter autant que possible leur nombre à trois ou quatre, à moins que l'on adjoigne à la mère une autre nourrice.

Beaucoup d'éleveurs ne partagent pas cette manière de faire ; il est évident qu'une chienne de chasse, bien nourrie, peut élever facilement sept à huit petits, sans que sa santé en paraisse beaucoup affectée, mais il n'est pas moins vrai que si douze ou quinze chiens tettent la même mère, ils l'épuisent quand même. Ajoutons que parmi ces quinze petits, beaucoup sont moins vigoureux que les autres et ne profitent que rarement de la mamelle ; aussi leur développement est-il entravé et finalement le résultat de l'élevage se réduit-il à celui que l'on aurait obtenu avec un nombre plus limité de chiots, qui tous seraient parvenus à un même et excellent degré de développement.

§ 4. — Part anormal.

Dans l'espèce canine, l'accouchement s'effectue en général dans d'excellentes conditions et les seuls cas où le vétérinaire doit intervenir, se limitent à peu près à *un manque de dilatation du col de la matrice, ou de la vulve*, à une *atonie de la matrice*, à une *disproportion*, une *mauvaise position* ou *présentation du fœtus*.

Il est donc de toute nécessité de s'assurer immédiatement des causes qui mettent

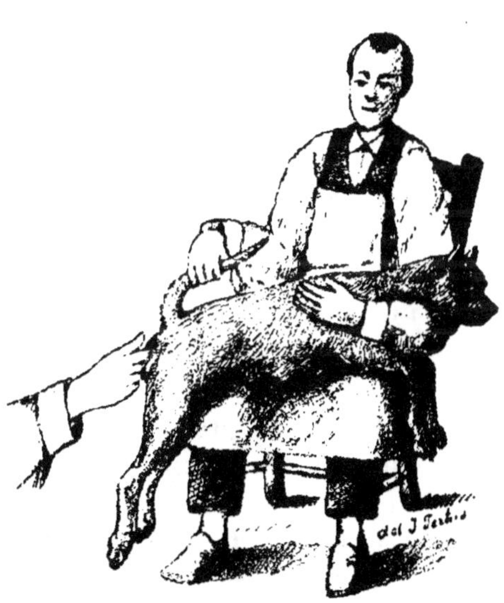

Fig. 4. — Manière de placer la chienne pour faciliter l'exploration utérine.

obstacle à l'accouchement. Dans ce but il faut procéder à l'exploration de l'utérus (fig. 4).

4.

La dilatation incomplète et plus encore le *spasme du col utérin* entraînent des efforts expulsifs fréquents et épuisants autant que douloureux.

Contre cet état, l'*irrigation continue* a eu des résultats dans un assez grand nombre de cas; nous préférons avoir recours à des badigeonnages du col avec la teinture de belladone et à l'administration de quelques granules dosimétriques de *sulfate d'atropine*.

Lorsqu'il y a *atonie de la matrice*, c'est-à-dire que les contractions de cet organe sont lentes et molles, il faut avoir recours aux boissons stimulantes telles que :

Infusion { d'absinthe, d'armoise, de menthe.

et administrer à intervalles rapprochés (un quart d'heure) ensemble un granule d'*ergotine* et un granule d'*arséniate de strychnine*. L'atonie de la matrice est relativement rare et ne s'observe que chez les femelles débilitées par une mauvaise nourriture

Nous avons vu que la position normale pour l'accouchement, présente le petit, la tête étendue sur les pattes de devant allongées, le corps reposant sur le sternum. Dans la position renversée, le fœtus peut encore passer, quoique plus difficilement; il en est de même lorsqu'il y a présentation postérieure, c'est-à-dire quand les deux membres postérieurs sont engagés et que le fœtus est situé dans la même position que la mère. Si les efforts sont insuffisants, l'expulsion est facilitée par des tractions effectuées sur le sujet, soit au moyen d'un forceps spécial (fig. 5) que l'on applique sur la tête du fœtus, soit au moyen de pinces à pansement ou de pinces tire-balle, faisant office de forceps, et ayant la forme représentée par les figures ci-contre (fig. 6).

Ces mêmes instruments servent à refouler ou effectuer
les diverses versions que nécessitent une présentation

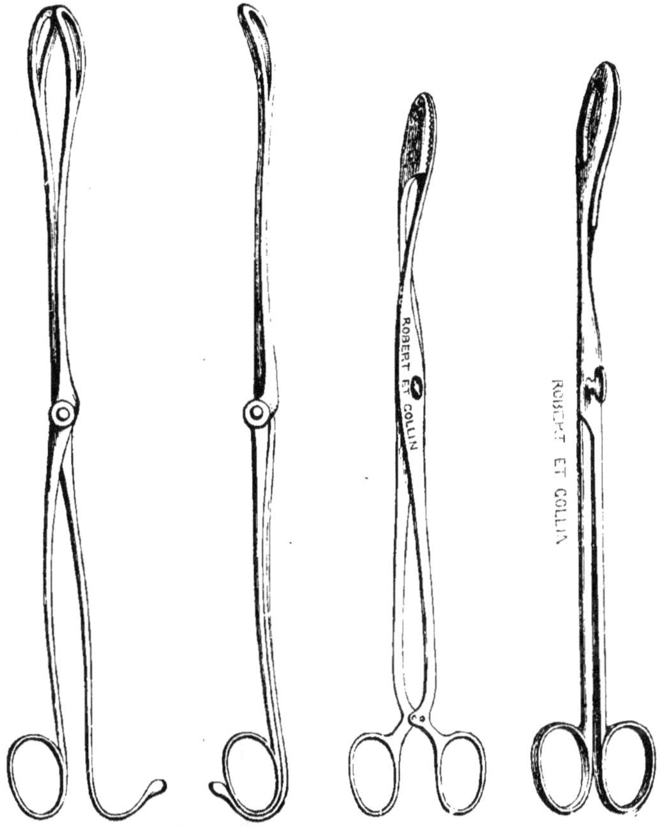

Fig. 5. — Forceps à crochet.   Fig. 6. — Pinces tire-balle.

des quatre membres ou abdominale, ou une présentation dorsale, etc.

Dans le premier cas, il faut saisir la tête, ou, à défaut,
les membres antérieurs, avec une pince maintenue de
la main gauche et qui, pour tous les cas d'ailleurs où
il est fait usage d'instruments, doit être dirigée vers la

la partie à saisir, au moyen de l'index gauche préalablement huilé. De la main droite on peut, avec une autre pince fermée, repousser le train postérieur en même temps que l'on bascule le sujet, par un mouvement vif de gauche à droite, opéré du côté opposé. La présentation et la position étant ramenées à la normale, les efforts de la mère suffisent à l'expulsion, que l'on peut d'ailleurs favoriser par une traction modérée. Il est important de surveiller, de s'assurer des parties prises par le forceps, c'est-à-dire de ne pas pincer la matrice, le col ou le vagin, dont on pourrait déterminer une déchirure ou provoquer l'inflammation consécutive.

S'il arrive que le fœtus soit *hydrocéphale*, le forceps en écrasant la tête détruira l'obstacle à l'accouchement et enfin, si les proportions de celui-ci sont *exagérées*, c'est par arrachement des membres antérieurs que l'on rendra son passage compatible avec les voies génitales.

Lorsque l'accouchement sera de longue durée et que les passages seront insuffisamment lubréfiés, quelques injections d'huile d'olive faciliteront le glissement du fœtus, feront l'office des eaux amniotiques et rendront le part plus commode et moins douloureux.

C'est surtout après un part laborieux, qu'il convient de fouetter l'organisme maternel par l'administration d'un cordial, tel que le vin chaud à la cannelle, que nous avons prescrit pour l'accouchement normal. Quelques injections tièdes, émollientes calmeront l'irritation des voies génitales et un peu de vin tonique aidera au relèvement des forces.

S'il survenait une complication quelconque, de métrite, métro-péritonite ou autre, il faudrait lui opposer le traitement que nous prescrivons au chapitre suivant, d'une façon spéciale pour chaque cas.

V. — Suites de l'accouchement.

§ 1er. — Renversement du vagin.

Nous décrivons le renversement du vagin, bien qu'il soit rare dans l'espèce canine et ne s'effectue que d'une façon incomplète. On l'observe, après l'accouchement, lorsque des tractions réitérées ont été opérées sur des petits représentant un volume disproportionné et quelquefois, aussi, lorsque l'on sépare brusquement un chien et une chienne unis par le coït adhérent.

Il consiste dans l'apparition, au dehors, de la muqueuse vaginale, formant un repli plus ou moins accentué, une sorte de hernie entre les lèvres de la vulve.

Lorsque le renversement est simple, c'est-à-dire sans complication d'écorchure, de rupture ou de déchirure, la réduction, opérée au moyen du doigt et suivie de lotions externes et d'injections astringentes, amène une guérison relativement prompte. Les pessaires, employés chez les grands animaux n'ont pas lieu de recevoir une appropriation à des cas aussi simples. On procédera, lors de déchirure, comme nous allons l'indiquer pour celle de la matrice. La persistance du renversement nécessite la suture métallique de la vulve.

§ 2. — Déchirure de la matrice et du vagin.

Les cas de dystocie, observés chez la chienne, par disproportion des petits, se présentent assez fréquemment. L'étroitesse des organes, qui ne permet d'agir qu'avec un ou deux doigts, oblige d'employer soit une pince à dent de souris, soit une pince à pansement. Or, bien que l'indicateur de la main gauche serve à diriger l'instrument vers la partie du jeune sujet engagé dans les passages, il peut arriver que, par maladresse ou manque de précaution, la pince serre le vagin ou la matrice et que la traction opérée sur cet instrument, amène une écorchure ou une déchirure de l'un de ces organes. De là une hémorragie, quelquefois abondante, qui peut s'effectuer, suivant la position de l'ouverture, dans l'abdomen lui-même, en s'accompagnant d'une chute de débris d'enveloppes ou de fœtus, dont la présence, dans cette cavité, détermine bientôt une péritonite. Le traumatisme local est d'ailleurs facilement suivi de métrite ou inflammation de la matrice, de sorte que les deux maladies réunies, formant métro-péritonite, se compliquent réciproquement, en rendant le pronostic mortel, dans la plupart des cas.

La déchirure réelle de la matrice ou du vagin ne s'effectue que très rarement et les lésions, peu fréquentes, auxquelles donnent lieu ces forceps appropriés, se limitent à des blessures superficielles. Quelques injections, composées d'alcool, de teinture de cachou et 5 à 6 gouttes d'acide phénique, alternativement employées avec des injections émollientes quelconques, calmeront l'inflammation en hâtant la cicatrisation des plaies, qui s'effectue d'ailleurs avec rapidité.

Nous conseillons, dans le cas où il y aurait réellement déchirure, de laisser la cicatrisation aux soins de la nature, car il n'est pas possible, chez la chienne, de suturer, comme chez les grands animaux. Quelques bains généraux simplement tièdes ou mieux froids, quand la saison le permet; des frictions calmantes ou dérivatives et une légère purgation seront autant de moyens à employer pour prévenir les inflammations consécutives, la métrite tout particulièrement.

§ 3. — Métrite. — Métro-péritonite.

Les nombreuses manipulations que nécessite un accouchement laborieux, les blessures de l'utérus, les chocs sur la région abdominale, le séjour des enveloppes fœtales ou la mort d'un ou plusieurs fœtus sont autant de causes pouvant déterminer la métrite. Cette affection rare, s'accompagnant, dans la majorité des cas, d'une péritonite plus ou moins grave, les deux maladies sont généralement décrites ensemble sous le nom de métro-péritonite.

Symptômes. — Lorsque la métrite se déclare, l'animal paraît nerveux, inquiet, irrité; il laisse échapper des plaintes ou de petits cris, va et vient dans sa niche, se couche pour se relever ensuite sans paraître trouver une position convenable. Le ventre est tendu, douloureux surtout sur les côtés; il y a de petites coliques qui deviennent de plus en plus accentuées. La fièvre se déclare; la soif est vive, la bouche sèche, les muqueuses injectées; la marche devient douloureuse, difficile; le train postérieur semble ne plus pouvoir supporter le poids du corps. Il s'écoule en même temps par l'orifice de la vulve un liquide muco-purulent, plus ou moins strié de sang dans beaucoup de cas, et d'une odeur forte et repoussante.

L'épanchement péritonéal s'effectue et avec lui, les phénomènes généraux s'accentuant, la mort survient à bref délai de ce fait ou par résorption purulente.

État chronique. — La maladie peut passer à l'état chronique; les symptômes sont ceux de l'état aigu, mais atténués. De la vulve, il s'écoule par intermittences, un liquide purulent abondant, l'animal maigrit. Parfois, au cours de la maladie le col se ferme, le pus s'accumule dans la matrice, formant ainsi une poche purulente qui se vide par intervalles. Le pus peut être résorbé en partie, il y a ce que l'on appelle *pyométrie* et infection purulente, comme dans le cas d'épanchement péritonéal, dont nous venons de parler. Ce cas est grave et généralement mortel.

Traitement. — La métro-péritonite réclame, à la fois, le traitement de la péritonite, que nous prescrivons à cette maladie (Voy. *Péritonite*), et celui de la métrite proprement dite qui consiste dans des injections mucilagineuses ou aromatiques, aseptisées au moyen d'acide phénique, d'acide borique ou de permanganate de potasse, etc. Ces injections s'effectuent chez la chienne au moyen d'une sonde, introduite dans la matrice, à laquelle on adapte une seringue. Puis on fait des onctions sur le ventre avec la pommade mercurielle belladonée, ou des fomentations émollientes et narcotiques. A l'intérieur, on administre le sulfate de quinine et la belladone, dans une potion tonique et fébrifuge.

Sulfate de quinine	50 centigr.
Salicylate de soude	50 —
Teinture de belladone	V gouttes.
Vin de gentiane	250 grammes.
Sirop d'écorce d'orange amère	30 —

Une cuillerée à bouche toutes les deux heures.

Les lavements froids nous ont réussi dans une circonstances ; mais il est préférable de les donner tièdes et émollients et de les charger d'un sel purgatif minoratif, comme le sulfate de soude par exemple.

Ceux que nous préférons sont ainsi composés :

Pour un lavement.	Miel	50 grammes.
	Eau de son	250 —
	Sulfate de soude	20 —

Leur administration est soumise aux règles ordinaires sur lesquelles nous ne nous étendrons pas.

Traitement dosimétrique.
Contre la fièvre, triade dosimétrique :

> Aconitine ;
> Digitaline ;
> Arséniate de strychnine.

Un granule toutes les heures.
Pour combattre la douleur :

> Hyosciamine ;
> Vératrine ;
> Chlorhydrate de morphine.

Un granule toutes les heures.
Contre les complications purulentes :

> Quassine ;
> Arséniate de fer ;
> Sulphydral ;
> Salicylate de quinine.

Un granule toutes les heures.

§ 4. — Renversement du rectum.

Il s'effectue à la suite de violents efforts de défécation, auxquels se livre l'animal atteint de constipation opiniâtre, ou de ceux que provoque un accouchement laborieux.

Symptômes. — L'anus fait saillie au dehors sur une étendue qui ne dépasse généralement pas 2 ou 3 centimètres. La muqueuse rectale apparaît rouge enflammée et le contact de l'air ou des poussières détermine, à sa surface, une démangeaison, qui pousse le chien à se gratter en traînant le derrière par terre. Ce grattage augmente encore l'irritation locale et ne fait qu'aider à un renversement plus complet. Les cas déterminés par l'accouchement sont très rares.

Traitement. — Tant que les efforts expulsifs persistent, on a très peu de chance de voir s'opérer la réduction ; aussi faut-il, avant tout, combattre la cause occasionnelle, c'est-à-dire la constipation, puis entretenir une purgation pendant quatre ou cinq jours, de façon que, la défécation ne demandant presque aucun effort, le renversement une fois réduit, comme pour la vulve, ne se renouvelle plus.

La partie renversée sera, avant la réduction, lotionnée avec une décoction de feuilles de noyer et enduite d'huile d'olive, additionnée de teinture de jusquiame ou d'opium.

§ 5. — Hémorragie. — Métrorragie.

Il est rare d'observer, dans l'espèce canine, une hémorragie ou métrorragie consécutive à l'accouchement. La première de ces complications résulte le plus souvent des blessures qu'entraînent les manœuvres obstétricales mal dirigées et, de ce fait, n'a jamais une importance considérable.

La seconde peut néanmoins s'observer lorsque la femelle a été frappée avec violence sur l'abdomen, ou soumise à un choc ; une chute, à proximité du terme, entraîne plutôt un avortement qu'un accouchement réel.

Traitement. — Lorsque l'hémorragie ne sera due qu'à de simples blessures, des injections vaginales de *teinture d'aloès* ou de *perchlorure de fer* suffiront généralement.

S'il y a *métrorragie* la gravité est plus grande et le traitement comporte les médications suivantes :

Compresses glacées sur le ventre, tamponnement du
vagin avec des étoupes ou de la charpie imbibée de
perchlorure de fer. Marx recommande la solution suivante qui agit aussi comme antiseptique :

        Chlorhydrate de quinine.............   1 partie.
        Alcool..............................   3 parties.
        Eau distillée....................... 300   —

Nous administrons en même temps, jusqu'à effet,
tous les quarts d'heure :

        Ergotine :
        Digitaline ;
        Strychnine.

Un granule de chaque.

§ 6. — Éclampsie.

L'éclampsie se rapproche, par ses manifestations, de
l'épilepsie et des convulsions vermineuses.

C'est une affection, à pronostic grave, qui survient
quelque temps après la mise bas, surtout lorsque l'accouchement a été laborieux et que les femelles sont
d'un tempérament nerveux.

Symptômes. — Lorsqu'elle doit se produire, la
femelle paraît abattue et ne s'occupe que faiblement de
sa progéniture ; elle reste couchée dans un état de faiblesse manifeste. Un ou deux jours après, plus ou
moins, ce calme fait place à une agitation soudaine.
L'animal s'agite, des convulsions cloniques s'emparent
de tout le corps.

Il y a dilatation des pupilles, agitation des mâchoires
et abolition de la sensibilité. La tête est renversée et la
salive, sécrétée en abondance, est rendue mousseuse par
les mouvements réitérés des mâchoires.

Abandonnée à elle-même, la maladie se termine le plus souvent par la mort.

Traitement. — La saignée donne de très bons résultats. Nous avons eu l'occasion de traiter trois cas avec succès, par le sirop de *chloroforme* ou *de chloral*, 10 à 20 grammes avec deux heures d'intervalle.

Comme traitement dosimétrique, administrer jusqu'à diminution totale de la crise :

> Bromure de camphre ;
> Bromhydrate de cicutine ;
> Valérianate de quinine.

Un granule tous les quarts d'heure ensemble.
Injections de sérum artificiel.

VI. — Élevage et sevrage.

§ 1. — Élevage.

L'allaitement artificiel peut s'effectuer avec un biberon comme pour les enfants et s'exercer alternativement sur chaque moitié de la portée, mais il est fort ennuyeux ; aussi n'est-il mis à profit qu'à défaut d'une seconde nourrice, ou lorsque, étant donnée la valeur des produits, on ne saurait les abandonner, dans le cas où la mère aurait succombé à l'accouchement. Le lait dont on se sert est celui de la vache; on a le soin de le faire tiédir et de le sucrer légèrement pour en faciliter la préhension, au début.

La lice destinée à suppléer la mère doit être de même race, si possible; en tous cas, on la préférera à poil ras plutôt qu'à poil long, car cette dernière conformation favorise la malpropreté et la présence des puces. La chienne boule-terrier, qui possède un lait abondant et de bonne qualité, pourra servir pour les animaux de grande taille ; pour les petits, une chienne quelconque d'appartement remplira très bien cette fonction. Pour effectuer la substitution des nourrissons, on prend une certaine quantité de la litière de la femelle nourrice, que l'on place avec ses propres petits dans un panier chaud. On la contraint à effectuer une petite promenade et ayant placé les chiots que l'on veut faire adopter avec les siens, on les laisse en contact, pendant une demi-heure ou trois quarts d'heure, puis on les lui présente tous ensemble. Il est rare qu'elle ne les accepte pas d'emblée et ne les laisse téter. Si cependant elle les refusait, il serait bon de la museler entre ses repas, jusqu'à ce qu'elle lèche indifféremment tous ses chiens. Au bout de quelques jours d'adoption complète, on enlève un à un les petits qui lui sont propres, pour ne lui laisser que ceux qu'elle doit définitivement élever.

Certains amateurs prétendent que les élèves qui tettent une mère étrangère sont moins bons que les autres ; c'est là une observation que nous ne saurions contredire, mais dont on ne pourrait cependant baser l'affirmation.

En ce qui concerne le choix des petits, quelques éleveurs veulent les plus lourds, les derniers nés ou les plus longs de la portée ; d'autres attachent une importance à la robe, au plus ou moins de couleur ou au plus ou moins de blanc. D'une façon générale, un bon état d'embonpoint, la vigueur, l'appétit, le développement de la poitrine et des hanches, sont autant de qualités motivant le choix. Nous ne faisons que citer l'idée de frictionner la peau avec l'alcool et d'administrer celui-ci à l'intérieur pour arrêter la croissance des jeunes sujets, moyen fort problématique, à notre avis.

L'accroissement des jeunes chiens, pendant qu'ils

vivent du lait de la mère, se fait avec une très grande rapidité, car de jeunes chiens peuvent doubler leur poids initial en six jours seulement. En trente jours, dix chiens d'une même portée, réduits à neuf, le vingt-cinquième, et ne prenant que le lait de la mère si ce n'est pendant les dix derniers jours, augmentèrent du poids total de 16^{kg},186. Ils pesaient ensemble, à la naissance, 5,029 grammes; et à la fin du premier mois, 21215 grammes. Le poids initial a été par conséquent plus que triplé. La rapidité de cet accroissement est à son maximum, lorsque les femelles ont un grand appétit, qu'elles reçoivent une abondante nourriture et donnent beaucoup de lait, circonstances qui ne se lient pas toujours.

§ 2. — Sevrage.

A mesure que les jeunes animaux grandissent, leurs organes digestifs se préparent à élaborer une nourriture autre que le lait maternel dont la proportion n'est bientôt plus en harmonie avec les besoins de la nutrition; ils cherchent à manger, tout en continuant à téter; et, pour obéir à cette modification des instincts de conservation, ils commencent à s'éloigner de la mère à des intervalles de plus en plus prolongés. Celle-ci semble leur prodiguer moins de soins : sa sollicitude pour eux s'affaiblit; parfois elle cherche à s'éloigner quand ses petits viennent s'attacher à ses mamelles; plus tard elle fuit à leur approche, murmure dès qu'ils saisissent les mamelons. La chienne semble alors les menacer de quelques coups de dent. Enfin arrive le moment où la sécrétion mammaire tarit et où les mamelons deviennent sensibles à la pression des mâchoires qui s'arment de dents aiguës.

Le sevrage est donc progressif, aussi faut-il suppléer à la privation du lait de la mère par une nourriture qui s'en rapproche, comme de la soupe au lait, par exemple, qu'un peu de sucre rend de plus facile préhension. Le pain qui la compose, nous voulons dire la mie de pain, fraîche et réduite en débris très fins, est bue, plutôt que mâchée, en même temps que le lait lui-même et finalement mastiquée.

Cette soupe doit être plus épaisse, les morceaux plus gros, à mesure que l'animal se développe et cesse complètement de téter. Plus tard elle est remplacée par une pâtée épaisse, faite avec la tête de mouton, bouillie jusqu'à ce qu'elle tombe en pièces, dont on enlève tous les os et que l'on pile avec un peu de farine de froment. Un bol de ménage pour un chien de quatre mois suffit pour la journée ; à partir de six mois, jusqu'après la maladie du jeune âge, la ration sera augmentée, par 100 à 150 grammes de viande au plus. L'animal adulte sera soumis ensuite au régime que nous déterminons au chapitre *Alimentation*.

C'est avant le sevrage que l'on pratique souvent l'amputation de la queue et des oreilles, la mère aidant par sa langue à la cicatrisation des plaies. Comme nous le prescrirons, en parlant de ces amputations, il est préférable, pour les oreilles, d'attendre un peu plus tard.

Le développement du jeune sujet nécessite du mouvement ; aussi faudra-t-il lui laisser toute liberté dans le préau du chenil, dont les proportions permettent les faciles ébats de toute une portée.

CHAPITRE VII

Dressage.

Le dresseur d'un chien doit posséder à un haut degré
l'amour des bêtes, être doué d'une grande patience,
d'un merveilleux coup d'œil pour tirer parti de tous les
chiens, suivant leur caractère ; il faut demander peu à
la fois, ne passer à la leçon suivante que quand la première a été bien comprise, ne jamais exiger un travail
au-dessus des forces du chien, ou, en d'autres termes,
ne lui demander que ce qu'il peut faire.

Le dressage du chien de chasse ne nécessite pas une
longue expérience, mais une appréciation exacte du
tempérament de celui dont on entreprend le dressage.

Les moyens à employer doivent varier suivant la
nature de l'animal. Les uns, apathiques, volontaires,
ont besoin de stimulants et d'être plus que d'autres
soumis à une vigoureuse discipline avant d'être menés
aux champs. Ceux qui sont nerveux, naturellement
craintifs, doivent être, au contraire, encouragés.

Le chasseur s'attachera à avoir un chien de bonne
race. Sans doute, quand il s'agit de chiens de races
abâtardies qui n'ont ni fond, ni vigueur, ni souffle, ni
jarret, un exercice journalier donnera à un animal
naturellement mou un peu de pied et de nerf et lui
rendra la fatigue moins pesante. Il n'est pas rare de
voir le chasseur sortant un jeune chien en plaine le

laisser courir à perdre haleine, sans direction, sans mesure.

Nous préférons, avec M. E. Bellecroix, une éducation plus rationnelle. Elle doit commencer au jour du sevrage. A trois ou quatre mois un jeune chien doit commencer à rapporter. Le jour où on enlève le chiot à sa mère, on peut lui apprendre son nom, l'habituer à obéir à un léger sifflement. La distribution de la pâtée doit servir à apprendre quelque chose au chien. L'obéissance au rappel sera le commencement de la docilité. Un jeune chien court-il après les volailles, il faut le corriger ferme et infliger la correction sur le lieu même (1).

Châtier un chien qui ne le mérite pas ou le brutaliser sans raison est une grosse faute. Il faut parler au chien gaîment et le mettre toujours en confiance. Que de fois des gardes ou des chasseurs ont fait porter à leur chien la peine de la faute qu'ils avaient commise et lui ont appliqué les coups de fouet qu'ils eussent mérités eux-mêmes ! (Paul CAILLARD.)

Si vos occupations vous le permettent, soyez donc vous-même le dresseur de votre chien et ne doutez pas que celui dont vous ferez l'éducation sera certainement meilleur, vous fera tirer plus de coups de fusil que celui que vous aurez confié à des mains étrangères. Plus un chien sera votre compagnon, meilleur il sera.

On rencontre souvent des roquets de races inconnues, mélange inqualifiable des espèces les plus diverses employées par les braconniers, vivant de leur vie, partageant leur repas et leur lit. Quelle merveilleuse intelligence, dit-on, et que ces hommes sont habiles !

(1) E. Bellecroix, *Le dressage du chien d'arrêt*, 6ᵉ édition, 1890. Firmin Didot.

Leur secret est tout simple cependant. Ils vivent avec leurs chiens.

Si le bâtard, si l'affreux roquet, si le chien, uniquement parce qu'il est chien, est capable par l'éducation et la cohabitation d'arriver à un certain degré de perfection, quel autre résultat, quelle autre perfection il est facile d'obtenir en employant les mêmes moyens avec des chiens de races pures.

On accoutumera le jeune chien à venir se placer derrière son maître. Plus tard, quand il a quatre ou cinq mois, si la gourmandise lui fait transgresser vos ordres, donnez-lui une ou deux claques; il ne faudra pas bien des leçons pour qu'il ne pèche plus.

Je ne nie pas que le collier de force ne donne de bons résultats. Il n'est pas indispensable. Tous les jeunes chiens ont une disposition naturelle au rapport. Aux premières leçons données dans une chambre succéderont les leçons données dans une cour, dans un jardin, au dehors.

On conduit ensuite le jeune chien dans les champs. Son œil intelligent se fixe sur celui de son maître; ses mouvements souples, soumis sans avoir l'effarement de la crainte, sont la preuve que les commencements de son dressage ont été bien dirigés. Le chien ne doit avoir qu'un maître, il ne doit avoir qu'un dresseur. Si les méthodes sont les mêmes, le ton de la voix, les manières, les gestes seront différents et embarrasseront le jeune chien (BELLECROIX).

Dès qu'un jeune chien rapporte d'une façon à peu près satisfaisante, on le dressera à rapporter le perdreau ou le pigeon. S'il s'obstine à ne pas rapporter le gibier, on emploiera le collier de force.

Lorsqu'un jeune chien aura sept ou huit mois, il sera bon de le conduire pendant la belle saison dans les endroits où il peut barboter sans danger ; on répétera ces promenades et il ira bientôt à l'eau sans crainte et même avec plaisir (BELLECROIX).

L'accouplement du vieux chien et du jeune chien produit de très bons effets, et il est certain que la vue de la parfaite obéissance, de la confiance absolue facilite au dresseur sa tâche d'une façon remarquable. Si vous avez un vieux chien parfaitement sage et doué de toutes les qualités de chasse, vous trouvez un grand avantage à le sortir souvent en compagnie de votre élève. Le chien timide perd sa timidité à côté d'un compagnon qui n'est pas soumis aux mêmes alarmes

Le jeune chien, s'il est imitateur, est aussi observateur et il remarque d'autant mieux la façon dont un vieux chien exécute son tour qu'il le voit récompensé pour l'avoir bien exécuté. Lorsqu'il sera bien conformé dans la discipline, prenez un morceau de pain et cachez-le. Puis appelez-le à vous et dites-lui : *Cherche!* en l'accompagnant et en ayant l'air de chercher minutieusement vous-même. Cet instinct d'imitation facilitera la tâche. De la main droite vous indiquerez l'endroit où il doit chercher, et quand il aura trouvé, vous lui abandonnez sa trouvaille comme récompense (Paul CAILLARD, p. 124).

On fait asseoir le chien devant soi, le collier de misère au col et on le contraint à prendre la pièce qu'on lui présente en donnant au collier force saccades. C'est à la maison qu'il faut donner ces premières leçons. En huit ou dix jours, un chasseur qui emploie bien le collier de force peut venir à bout du chien le plus rebelle. S'il est très jeune, on proportionne à sa faiblesse le poids du gibier à rapporter. A la perdrix succédera le lapin, puis à l'occasion la poule faisane, un coq, un lièvre.

Ce même chien qui est docile, qui arrête bien un gibier immobile, un gibier qui se tient invisible sous une touffe de bruyères, s'il est mené en plaine sur une compagnie de perdrix courant devant lui, s'anime malgré les cris et les menaces et finalement part à fond de train sur le gibier.

La quête est, après la finesse du nez et au même titre que l'arrêt, une qualité essentielle du chien. Il doit croiser devant son maître et non s'éloigner en quêtant tout droit, laissant de vastes espaces inexplorés.

Le chien à nez bas explorera le terrain pas à pas, pour ainsi dire. Celui qui quête le nez haut et dont le flair explore autour de lui un large rayon n'a pas besoin de battre de la même façon ; on l'habituera à quêter en largeur, de droite à gauche, et non pas tout droit devant lui.

On ne doit pas tirer un lièvre qu'un chien aura forcé ou sur lequel il sera parti avant le coup de fusil.

Le chien ne doit partir sur le lièvre qu'au commandement.

Bien dressé pour la plaine, le chien ne vaudra pas grand'chose pour le bois, la première fois qu'on l'y mènera. Des sujets de race anglaise pourront être dressés à deux fins, joignant aux qualités brillantes d'un chien de plaine la souplesse, la sagacité d'un chien de bois.

Nous nous occuperons, en particulier, du dressage du limier, du chien pour cerf, pour lièvre, pour blaireau, du chien de berger, du chien de vacher, du chien de garde (1).

(1) Emprunté au livre de M. A. Gobin, *Traité pratique du chien.* Paris, 1869, Vve Bouchard-Huzard.

§ 1. — **Dressage du limier**.

Lorsqu'on mène pour la première fois un limier et qu'il ne veut pas se rabattre (porter le nez à terre pour trouver sa voie et s'élancer au bout de son trait pour la suivre), il faut lui faire voir des animaux, aller dans la voie et, s'il s'en rabat, le laisser suivre et le bien caresser. Si après l'avoir mené plusieurs fois, il ne veut ni suivre, ni se rabattre, il faut le mener avec un limier dressé qui excitera son ardeur et lui donnera envie de suivre avec lui. Si cette épreuve ne réussissait pas, il faudrait lui avaler la botte (lui enlever la botte, sorte de collier de cuir auquel est attachée la plate-longe, laquelle se termine par le trait ou corde de crin) et l'engager à aller après des animaux qu'on lui fera voir.

Quand il commence à se rabattre, il faut l'arrêter de temps en temps dans la voie pour l'y affermir et lui apprendre à suivre juste ; quand il reste ferme dans la voie, on raccourcit le trait jusqu'à la plate-longe pour le bien caresser ; il faut ensuite détourner les animaux et les lancer pour lui donner du plaisir.

Si un limier qu'on dresse pour le cerf se rabat d'un animal d'espèce différente, il faut le retirer des voies, le gronder et lui donner un coup de trait. Lorsqu'un limier commence à suivre, on doit éviter, autant qu'on le peut, de lui laisser voir les animaux et d'aller au vent, parce qu'il s'accoutumerait à aller le nez haut et passerait par-dessus les voies sans s'en rabattre. On doit donner au limier le temps de mettre le nez à terre, de tâter aux chemins et aux coulées et, par conséquent, ne le point trop presser pour qu'il puisse se rabattre; mais il y a un défaut opposé contre lequel on doit se tenir en garde, c'est que souvent il s'amuse à flairer tout ce qu'il rencontre et alors, au lieu de travailler franchement, il ne fait que muloter et perdre du temps.

§ 2. — Dressage du chien courant lévrier ou chien pour le cerf.

Un bon chien courant, dit M. Lecouteulx, doit bien quêter, le nez près de terre, si ce n'est dans les endroits fourrés, où il y a des portées. Il doit être collé à la voie, c'est-à-dire la défiler bien droit et s'arrêter à l'instant même où il ne l'a plus entre les jambes, pour trouver à droite ou à gauche, ou reculer du côté où elle va. Il doit avoir le nez fin, c'est-à-dire ne pas passer les voies un peu froides, en remontrer, et mettre bien le nez à terre dans les chemins qui sont les endroits les plus ordinaires des défauts. Il doit n'être ni bavard, c'est-à-dire criant d'ardeur et le nez en l'air, où la voie n'est pas, ni chiche de voix, c'est-à-dire disposé à s'en aller sans crier où va la voie. Dans un défaut, il doit travailler et prendre ses retours de lui-même, c'est-à-dire tourner circulairement le plus près possible du point où est le défaut, afin de retrouver la voie (1).

Il ne doit pas rebattre les voies, c'est-à-dire crier sur la voie déjà défilée, à moins que l'animal ne la double et qu'il n'ait reculé sur ses pas. Il ne doit pas muser, c'est-à-dire rester au bout de la voie, le nez en l'air, à regarder les autres, mais, au contraire, il doit travailler de suite, le nez à terre, pour relever le défaut.

Il doit avoir du fond, c'est-à-dire chasser longtemps

(1) Lecouteulx, *La vénerie française.* Paris, 1865, Rothschild.

sans se lasser et sans quitter. Il doit avoir de la tenue, c'est-à-dire rester toujours sur la voie sans la quitter, et toujours la travailler quand il l'a perdue. Il doit bien ramenter, c'est-àdire qu'à l'instant même où le premier chien relève un défaut d'une manière positive et sûre il doit aller promptement à lui. Il doit être obéissant et bien créancé, c'est-à-dire revenir aisément à la voix du maître et au son de la trompe ; c'est la seule qualité qu'on puisse lui donner.

L'exemple, la pratique, l'exemple des bons chiens bien dressés, la pratique des habiles chasseurs sont très puissants. surtout chez le lévrier qui ne chasse qu'à vue. Le chien de cerf, qui n'est souvent qu'un grand chien de renard, un ancien chien français plus ou moins croisé avec les précédents ou avec le limier, ne doit avoir été mené que sur les voies du cerf et de la biche, et on a dû le dégoûter de celle du lièvre surtout qu'il goûterait avec plaisir ; on l'accoutume à son service, en le couplant pendant plusieurs chasses avec un vieux chien.

Avant de découpler le chien, on lui fera perdre la coutume de courir en plaine après les chevaux, les bêtes à cornes et les moutons (Gobin) (1).

§ 3. — Dressage du chien pour lièvre
(harrœr et beagle).

On les dresse spécialement à être muets sur la piste du lapin et à s'en montrer insoucieux. « Pour leur apprendre leur métier, dit Charles IX, s'il y a quelque gentilhomme qui ait une meute de chiens courants pour lièvres, on les lui doit bailler et laisser pour quatre

(1) Gobin, *Traité pratique du chien.* p. 229.

mois, car il n'y a rien qui leur fasse sitôt le nez bon que
chasser avec compagnie de bons chiens ; ils apprennent
à requêter, et d'autant que le sentiment du lièvre n'est
si grand que celui du cerf, et qu'il ruse plus souvent,
cela est cause de leur faire le sentiment meilleur,
plus dévoué et subtil ; aussi leur apprend-il à faire
leur raussin soudins, et prendre peine à trouver le bout
de la ruse de la bête qu'ils chassent. Il faut aussi que
le gentilhomme qui veut prendre la peine de mettre les
jeunes chiens à la voie, aille deux fois par semaine aux
champs pour les voir chasser, qu'il les tienne sujets
(soumis), et que, pour ce faire il ait quelque valet de
chiens à pied, qui, avec la gaule, les fasse tirer où il
entend le son de la trompe, pour leur y faire prendre
créance. Aussi ne faut-il qu'il sonne jamais à faute,
c'est-à-dire que la bête ne soit passée, ou que ce ne
soit pour leur faire avoir curée, car cela leur ferait
perdre toute créance » (CHARLES IX).

§ 4. — Dressage du chien pour blaireau.

On chasse le blaireau avec des terriers, des bassets
ou des bassets-griffons. « A force de persévérance, dit
M. Le Masson, j'ai dressé des chiens à ne se rabattre que
sur renard ou blaireau. Pour y parvenir, j'avais, pour
faire face à tous les besoins, une nombreuse collection
de renardeaux et de jeunes blaireaux ; je les faisais
attaquer dans des terriers factices. L'exemple d'un bon
vieux chien facilite beaucoup le dressage d'un élève.
Mais au début, on doit bien se garder de laisser pénétrer
celui-ci, quelque envie qu'il en ait, à la suite de son
mentor ; il lui faut un plus long stage. Deux chiens,
surtout s'ils sont de même sexe, ne se souffrent pas
facilement sous terre, la jalousie s'en mêle ; puis il est

à craindre, se gênant mutuellement, obstruant le passage, qu'ils ne puissent effectuer leur retraite, s'ils viennent à être chargés par l'ennemi.

« Un tout jeune chien, qui attraperait quelque sévère dentée, pourrait fort bien se dégoûter du métier où se rencontrent plus d'épines que de roses.

« Tenez votre élève au trait, approchez-le graduellement de la bouche où les aboiements se font entendre ; excitez-le, tout en le retenant, à couler. Mais du moment que la bête est prise, et que vous l'avez mise hors d'état de nuire, soit en la comprimant contre terre, au moyen d'une fourche qu'on lui passe sur le cou, soit en lui serrant la mâchoire inférieure dans les pinces, c'est alors qu'à grand renfort de caresses vous devez encourager le jeune chien à mordre, ce qu'il ne manquera pas de faire, s'il est ardent, à l'instar de son précepteur.

« Il est des chiens qui ont de la peine à se déclarer ; il en est d'autres qui ne se déclarent jamais, ou mettent bas à la moindre démonstration hostile. Un bon terrier est un trésor ! Ce qui paraîtra peut-être une anomalie, c'est que, plusieurs fois j'ai vu des chiens qui n'avaient pas voulu se déclarer ou qui s'étaient montrés quinteux dans leur adolescence, devenir tout à coup, par résipiscence sans doute, et dans un âge déjà avancé, d'excellents serviteurs. L'inexpérience d'un jeune chien peut lui devenir funeste » (1).

§ 3. — Dressage du chien de berger.

Un bon chien de berger, bien dressé, est précieux pour un troupeau important. Pour obtenir des chiens de

____

(1) Lemasson, *Traité de la chasse souterraine du blaireau*. 1865.

berger un service convenable, il faut leur apprendre à s'arrêter, à se coucher, à aboyer, à cesser d'aboyer, à se tenir à côté du troupeau, à en faire le tour, à aller et venir sur un même côté, et à saisir un mouton par le jarret, au commandement que lui fait le berger, de la voix et du geste. Pour apprendre à un chien à *s'arrêter*, il faut en prononçant le mot : *Arrête*, lui présenter un morceau de pain, l'arrêter de force et brusquement, au moyen d'une ficelle et d'un collier à pointes **en** prononçant toujours le mot : *Arrête!* En répétant cette manœuvre, on l'accoutume à s'arrêter à la voix du berger.

Pour lui apprendre à *se coucher*, on le caresse quand il s'est couché de lui-même, sur un geste ou un ton menaçant, ou après l'avoir fait coucher de force, en le prenant par les jambes : dans les deux cas, il faut prononcer le mot: *Couché !*

Pour faire *aboyer* un chien lorsqu'on le veut, on imite l'aboiement du chien en lui présentant un morceau de pain qu'on lui donne lorsqu'il a aboyé ; ensuite on prononce le mot : *Aboie!* On l'accoutume aussi à cesser d'aboyer lorsqu'on prononce le mot : *Paix-là !* On menace le chien et on le châtie quand il n'obéit pas ; on le caresse et on le récompense lorsqu'il a obéi.

Pour apprendre à un chien à faire le tour du troupeau, il faut jeter une pierre en avant pour le faire courir après, et la jeter encore successivement de place en place, jusqu'à ce qu'on ait fait avec le chien le tour du troupeau, toujours en prononçant le mot : *Tourne!* C'est aussi en jetant une pierre en avant et ensuite en arrière que l'on dresse le chien à côtoyer le troupeau, en prononçant le mot : *Côtoie!* On dit : *Va!* pour le faire aller en avant; *Reviens !* pour le faire revenir.

Pour apprendre à un chien à saisir un mouton par l'oreille pour le ramener lorsqu'il s'égare ou l'arrêter au milieu du troupeau en attendant le berger, on fait tourner un chien autour d'un mouton qui est seul dans un enclos, ensuite on met l'oreille du mouton dans la gueule du chien, pour l'accoutumer à le saisir par cette partie, ou on attache un morceau de pain à l'oreille du mouton qui est au milieu du troupeau; alors on anime le chien à courir à l'oreille de la bête; il s'accoutume ainsi à la saisir, à fixer le mouton que le berger lui désigne. Les chiens peuvent aussi arrêter les moutons en les saisissant avec la gueule par une jambe au-dessus du jarret.

Il faut moins de temps pour former un jeune chien lorsqu'il en voit un déjà instruit. Lorsqu'un chien est issu d'un père et d'une mère parfaitement dressés à la conduite des troupeaux, on le dit *chien de race*. On croit qu'il devient plus facilement que les autres bon chien de berger. Lorsqu'on est obligé d'employer un chien mal discipliné à la garde du troupeau, il faut lui scier ou lui casser les dents canines ou crochets; ce sont elles seules qui entrent profondément dans les chairs, lorsque le chien mord les moutons (1).

§ 6. — Dressage du chien de vacher.

Il faut que le chien de vacher soit un peu plus fort que celui du berger, vigilant, agile comme lui, obéissant surtout et toujours prêt à partir au premier commandement pour ramener l'animal qui s'écarte du champ ou du chemin. On le dresse à aboyer à la tête en esquivant les coups de corne, à mordre à l'oreille, aux jarrets et à la queue, par les mêmes moyens qu'on accoutume le chien de berger à exécuter les mêmes

(1) *Maison rustique du* XIXe *siècle*, t. II.

ordres, c'est-à-dire en l'exerçant et l'excitant sur de jeunes animaux captifs. Comme lui encore, s'il mordait trop fort, il faudrait lui casser ou lui scier les crochets. Enfin on le dresse surtout à courir après toute bête qui s'éloigne du troupeau, qui entre dans les récoltes, qui se jette sur les autres et à la ramener en la poursuivant de ses cris et de ses morsures.

§ 7. — Dressage du chien de garde.

Son éducation consiste à le rendre méchant pour les gens mal intentionnés, défiant, soupçonneux pour tous, hormis pour son maître et sa famille ; à apprendre à reconnaître à la vue, à l'odorat, à la démarche, les amis des ennemis, à bien accueillir les uns, à se précipiter sur les autres ou du moins à avertir, par ses aboiements, de leur présence. Le chien de garde se forme seul ; son instinct lui suffit ; s'il a de l'oreille, du nez, de la voix, de la vigueur, il est parfait dans son espèce. Un chien de basse-cour qui, le jour, est errant de tous côtés et se familiarise avec les hommes, est un mauvais gardien de nuit. Il perd la perfection de son odorat, accoutumé à flairer trop de personnes. Il vaut donc mieux le tenir enchaîné ou dans une loge grillée pendant le jour et ne lui donner sa liberté que le soir ; afin qu'il connaisse tous les gens de la maison, il faut le lâcher au moment où ils sont à table ; il les flaire, et s'ils sortent la nuit, il ne leur dit rien. Une attention utile est de placer la loge du chien de manière qu'il voie tout ce qui entre dans la maison. Il peut ainsi avertir de tout ce qui se passe.

Il y a des chiens de petite taille, plus actifs et plus vigilants que des chiens de haute taille parce qu'un rien les excite à aboyer. A vigilance égale, les grands et forts chiens doivent être plus recherchés ; quoique quelques-

uns ne soient pas courageux, la plupart sont en état de
se battre contre des voleurs qui ne seraient armés que de
bâtons. D'ailleurs les voleurs les craignent et cette
crainte est salutaire. Il est donc nécessaire de ne se
pourvoir que de chiens de bonne race : mâtins, dogues
et bouledogues ou croisés de ces trois espèces. Les
bouledogues sont excellents pour la défense personnelle,
principalement dans les courses ou rondes de nuit et
dans les visites sous bois. Il faut les habituer à l'attaque
en leur criant : *A moi !* les encourager en leur disant :
Tiens bon! et leur faire lâcher prise par les mots :
A bas!

Il est bon qu'une ou deux personnes au plus, toujours les mêmes, donnent à manger aux chiens de
garde, afin qu'ils prennent l'habitude de ne pas recevoir des autres ; car les chiens qui prennent nourriture
de toutes les mains en prennent aussi de celle des
voleurs qui les appaisent facilement, en leur donnant
quelque substance narcotique mêlée à des aliments (1).

(1) *Maison rustique du* XIXe *siècle* t. II.

CHAPITRE VIII

Maladies contagieuses et microbiennes.

Pasteurellose du chien.

Maladie du jeune âge.

L'accouplement, la fécondation et la gestation ont eu pour résultat l'accouchement, que nous venons de décrire avec ses suites, ainsi que les quelques affections qui en sont la conséquence ou en dérivent plus ou moins directement.

Par cet accouchement, de nouvelles individualités vont prendre place dans l'existence et lutter contre les éléments extérieurs, dont l'influence sur leur économie sera plus ou moins néfaste.

Laissant de côté les différentes causes que la fragilité de la vie des premiers jours rend si facilement mortelles, nous arrivons directement à celle, beaucoup plus importante, par laquelle est constitué le processus morbide spécial et compliqué qui détermine ce que l'on désigne sous le nom, assez vague, de *maladie du jeune âge.*

Parmi les nombreuses affections de l'espèce canine, la maladie du jeune âge est certainement celle à laquelle elle paie le plus large tribu de mortalité ; aussi que de flots d'encre ont coulé, que d'appréciations et opinions différentes ont été émises à son sujet, tant au point de vue de son origine, que de la diversité de ses manifestations !

A la vérité, la dénomination de *maladie du jeune âge* ne peut donner qu'une idée fort vague d'un ensemble de symptômes, ou de manifestations symptomatiques isolées, intéressant l'un ou l'autre des systèmes organiques et se traduisant, soit par une affection des voies respiratoires ou du système nerveux, soit par une phlegmasie gastro-intestinale ou une éruption cutanée.

Il résulte de cette diversité, que toute description de la maladie du jeune âge devient très difficile, étant donné, d'autre part, que chacune des manifestations pathologiques spéciales des divers systèmes lésés peut se traduire indifféremment, au début, au milieu ou à la fin de la phase d'évolution et compliquer ou réciproquement être compliquée par une autre.

D'ailleurs la maladie du jeune âge n'est pas fatalement obligatoire ; un grand nombre de chiens n'en sont pas atteints, ou le sont si peu que cette atteinte ne diminue que très faiblement l'impunité dont ils semblent profiter.

Mais cette affection est contagieuse et cette contagiosité explique sa fréquence dans les villes et les grands centres d'agglomération et sa rareté à la campagne où les animaux vivent au grand air, en pleine liberté et sont soumis à un régime plus sain et plus sévère.

A notre avis, la maladie du jeune âge n'est peut-être pas exclusivement contagieuse.

Elle semble dans quelques cas dépendre d'une certaine prédisposition héréditaire et établir une sorte de période transitoire entre la jeunesse et l'adolescence pendant laquelle l'économie du sujet présente une atténuation considérable dans l'ensemble des fonctionnements organiques, atténuation qui, se produisant au moment même où cette économie prépare la puberté, favorise l'envahissement des éléments pathogènes. Enfin certains sujets, certains tempéraments, certaines constitutions ou races résistent mieux que d'autres.

Le véritable amateur n'ignore pas qu'il est de la plus grande difficulté d'élever telle race de chiens, dont les produits périssent presque tous de la maladie, alors que dans telle autre les sujets atteints sont rares.

ÉTIOLOGIE. — La contagion que nous venons de signaler n'est pas la seule cause étiologique qui ait été affectée à la maladie du jeune âge. Ainsi que pour la majeure partie des maladies, l'âge, la race, les localités, les saisons, la nourriture, le logement, la mauvaise hygiène, etc., etc., ont été tour à tour invoqués comme causes déterminantes, sans qu'on ait jamais pu attacher une influence primordiale à l'une d'elles.

Le professeur Lignières, dont nous nous plaisons à reconnaître toute la valeur, a cherché le microbe (?) de la maladie et dit l'avoir trouvé; mais les vaccinations, l'expérimentation auxquelles il s'est livré ne lui ont donné jusqu'à ce jour que des résultats fort peu concluants. D'après lui, la maladie du jeune âge est une maladie microbienne due à un agent spécique du genre Pasteurella. M. le Dr Phisalix, lui aussi, revendique la découverte du vaccin de la maladie du jeune âge.

Tout récemment la Société de médecine vétérinaire pratique a voulu l'expérimenter, ce vaccin, mais les résultats obtenus ont été négatifs.

En résumé, la question relative à la spécificité de la maladie du jeune âge reste encore à trancher et nous croyons difficile de la résoudre.

Symptômes. — Il résulte des considérations étiologiques auxquelles nous venons de nous livrer, que l'exposition symptomatologique de cette affection doit jusqu'à nouvel ordre se restreindre à la description qui en est faite habituellement et que voici :

Variable dans ses symptômes comme dans son intensité, la maladie du jeune âge se limite tantôt à une légère chassie des paupières accompagnant un coryza, une angine ou une bronchite peu graves, avec un jetage modéré ; tantôt, au contraire, la bronchite est grave, devient capillaire, se complique de pneumonie ou de pleurésie, avec un jetage abondant et tous les symptômes fournis par chacune de ces maladies.

Du côté des voies digestives, le trouble se manifeste par de l'inappétence, de mauvaises digestions, fréquemment accompagnées de vomissements. Il peut y avoir gastrite ou gastro-entérite et avec ces affections une constipation opiniâtre, ou une diarrhée épuisante qui persistent plus ou moins longtemps, suivant l'intensité des phénomènes inflammatoires.

Avec les vomissements et la diarrhée prolongée commence la période d'amaigrissement et de faiblesse générale ayant comme résultat de favoriser l'accès des complications nerveuses.

Il est à remarquer que, lorsque le poumon et l'intestin sont malades ensemble, bien que l'affection puisse être prononcée chez l'un et l'autre, elle l'est toujours beaucoup plus chez l'un d'eux.

Le système nerveux, à son tour, participe à la phlegmasie générale et bien que les phénomènes auxquels il donne lieu puissent se présenter dès le début, le plus souvent leur apparition semble attendre le résultat dépressif des maladies respiratoires et intestinales, c'est-à-dire l'affaiblissement général, par lequel l'économie animale est mise dans l'impossibilité de résister à l'envahissement du processus morbide.

La chorée est, avec les paralysies, la complication

nerveuse la plus fréquente ; l'épilepsie l'est beaucoup moins et n'apparaît guère que quelques mois après la maladie.

La peau est le siège d'une éruption, formée par de petites papules ou vésico-papules, très visibles sur les surfaces dépourvues de poil, comme le ventre, la face interne des cuisses et les parties génitales.

Ce sont d'abord de petites taches rougeâtres, assez analogues, pour les dimensions, à une piqûre de puce, tantôt disséminées, tantôt dispersées, éparses ou confluentes et qui apparaissent ensemble ou séparément.

Elles se remplissent d'une exsudation séreuse qui soulève peu à peu l'épiderme. L'accumulation de cette sérosité arrive à constituer une petite vésicule, entourée d'une zone rougeâtre qui s'ouvre, laisse écouler le liquide qu'elle contient, puis revêt les apparences d'une petite tache cicatricielle. Cette éruption dure de quinze à vingt jours et cesse d'elle-même sans traitement.

Il est à remarquer que les diverses manifestations pathologiques que nous venons d'énumérer et qui, ensemble ou séparément, constituent la maladie du jeune âge, ont toujours une évolution et une durée différentes de celles qui s'observent chez l'animal adulte.

C'est ainsi que les affections respiratoires, d'une gravité relative, chez ce dernier deviennent, lorsqu'elles sont dues à la *maladie*, fréquentes en complications et empruntent un caractère catarrhal particulier au processus morbide, qui semble rattacher par de nombreux liens de communauté toutes les maladies contagieuses non microbiennes. Dans la pneumonie par exemple, le jetage est plus gras, plus épais et plus abondant ; la complication de gangrène n'est pas rare. L'abondance de sécrétion purulente hâte l'auto-intoxication et la terminaison fatale, à laquelle concourt d'ailleurs l'insuffisance de l'hématose.

Certains sujets issus de père ou de mère ayant présenté ou présentant encore une affection cutanée, telle que l'eczéma, l'herpès, montrent une tendance manifeste à l'éruption que nous venons de signaler.

L'hérédité semble leur avoir donné une prédisposition à l'âcreté, à l'impureté du sang qui fait que cette manifestation de la maladie du jeune âge acquiert chez eux plus d'intensité, arrive plus difficilement à une résolution, lorsqu'elle ne prépare pas, pour plus tard, des poussées périodiques à la peau, poussées que viendront faciliter encore l'excès de nourriture échauffante et le manque d'exercice.

Traitement préventif et hygiénique de la maladie du jeune âge. — Sous cette désignation nous établissons plutôt un ensemble de prescriptions, une méthode du plus haut intérêt, à bases générales, mais d'une application variable avec chaque cas. Ainsi dans les premiers temps du sevrage, le régime lacté doit encore dominer, c'est-à-dire que la soupe au lait doit être la première nourriture. Plus tard, la soupe variable avec l'ordinaire du ménage, devra la remplacer, pour être remplacée à son tour par de la viande crue, dès que l'inappétence, la chassie des yeux et un commencement de maigreur sembleront indiquer que l'animal va prendre la maladie du jeune âge. Les sujets fortement nourris et en très bon état ne sont pas toujours les plus résistants et, malgré ce que notre appréciation peut avoir d'irrationnel, nous redoutons davantage les conséquences de la maladie chez les sujets pléthoriques que chez ceux qui no'nt qu'un embonpoint ordinaire.

Dans les premiers mois de l'existence, en dehors même

de tout état maladif, il est nécessaire d'entretenir la liberté du ventre par l'administration à intervalles raisonnés de purgatifs légers tels que :

> Sedlitz, huile de ricin, etc., sulfate de magnésie, de soude : 5 grammes à 10 grammes.

La plupart du temps, l'effet à obtenir n'est qu'une purgation passagère qu'il n'est pas nécessaire d'entretenir.

L'administration régulière de l'huile de foie de morue est une pratique des plus recommandables, car non seulement cette huile fournit à l'économie les principes essentiels au développement du sujet, mais, elle entretient sans fatigue la liberté intestinale et évite l'usage des purgatifs.

Il est bon de profiter de la laxativité obtenue en pratiquant une désinfection intestinale au moyen du *naphtol*, du *benzonaphtol* ou du *benzoate de lithine* (4 à 5 gr.), ou du salicylate de soude, etc.

L'*arséniate de strychnine* que beaucoup de médecins dosimètres n'hésitent pas à prescrire à des enfants en bas âge doit, dès le quatrième ou cinquième mois de la vie, être administré à raison de un demi-milligramme par jour puis jusqu'à deux milligrammes de façon à obtenir la tolérance qui, plus tard, alors que les complications nerveuses viendront à se produire, ou que les divers systèmes fonctionnels auront besoin d'être énergiquement stimulés, permettra l'emploi des doses plus élevées réclamées par l'état organique.

En même temps que la strychnine, les toniques arsenicaux, *arséniate de quinine*, *arséniate de fer* et autres, *quassine*, *quinine*, etc., trouveront dans la maladie du jeune âge leur summum d'application, car à la tonicité de ces agents s'adjoint encore l'action favorable de l'arsenic sur la résolution des affections inflammatoires siégeant sur le poumon, ainsi que sur la durée de l'éruption cutanée. Contre cette éruption le *sulphydral* (monosulfure de calcium à la dose de 10 granules par jour, agira de la meilleure façon et doublement même, si l'on veut tenir compte de l'opinion émise sur l'origine parasitaire ou microbienne de la maladie, puisqu'il jouit de propriétés éminemment antimicrobiennes !

Il faut à ce traitement médical préventif ajouter une hygiène spéciale. Le chien ayant toujours les yeux chassieux, le séjour de la chassie peut déterminer une irritation grave des muqueuses palpébrales et de l'œil lui-même.

Le nez, encombré, les narines obstruées par la concrétion d'un jetage abondant et épais, ne permettent que difficilement l'accès de l'air, et rendent l'hématose incomplète. Il faut conséquemment nettoyer avec soin l'un et l'autre de ces organes, soit simplement avec de l'eau tiède, soit au moyen de décoctions légèrement émollientes ou astringentes rendues désinfectantes par addition de quelques grammes d'acide borique ou salicylique.

La diarrhée souvent fétide, les vomissements fréquents souillent l'animal, salissent sa litière et, par le dégoût qu'ils occasionnent, achèvent de faire disparaître le peu d'appétit qu'il peut encore conserver.

Il faut laver l'animal, renouveler sa litière et la désinfecter au moyen du *crésyl, du lysol, du phénol*, etc., employés avec un excès calculé, car ces agents ne peuvent être que très favorables au poumon en pénétrant dans les bronches ainsi qu'une inhalation empyreumatique.

Cette recommandation est beaucoup plus importante qu'on ne le suppose généralement, car les émana-

6.

tions excrémentitielles sont du plus fâcheux effet sur la santé.

Avouons ici l'erreur dans laquelle nous sommes tombé en acceptant, *un moment*, contrairement à nos idées antérieures et aux règles de la plus naïve hygiène, l'idée répandue dans le vulgaire, que le mépris des variations atmosphériques, les bains intempestifs ; en un mot, un *laisser-aller* hygiénique, doit amener une robustesse, une rusticité à toute épreuve mettant les jeunes sujets à l'abri des attaques de la maladie.

Nous affirmons au contraire, par expérience personnelle, que le chien qui n'a pas eu la maladie du jeune âge, qui l'a ou vient de l'avoir, est toujours très impressionné par les variations atmosphériques, et que, en hiver surtout, il doit toujours être tenu chaudement.

Nous connaissons plusieurs confrères, des amateurs, et des éleveurs, qui font coucher les jeunes chiens dans une moitié de tonneau remplie aux deux tiers de fumier de cheval recouvert d'une certaine quantité de paille fraîche et qui n'ont qu'à se louer de cette manière de faire au point de vue des résultats obtenus en cas de maladie du jeune âge se déclarant en hiver.

Traitement curatif. — Les diverses manifestations pathologiques de la maladie du jeune âge nécessitent une description complète, mais qui ne diffère pas de celle que comporte l'étude de chacune d'elles observée séparément ; il en est de même du traitement, pour lequel nous renvoyons le lecteur au chapitre spécial,

Maladies. Signalons cependant que : Metzger recommande la lactophénine à la dose de 25 centigrammes à 1 gramme, Reisenger, le *xéroforme* sans émulsion de gomme ou la poudre de *xéroforme* mélangée à égale quantité de sucre et donnée à la dose de 50 centigrammes à 1 gramme, trois fois par jour.

Leibenger obtient de bons résultats au début de la maladie par des injections hypodermiques d'une solution de *trichlorure d'iode* à 1 pour 2000 ; dose de 5 à 20 grammes.

Typhus.

C'est la pasteurellose suraiguë du chien.

Il se présente avec une forme *grave* ou *légère*. et sévit surtout, dans les grandes villes, d'une façon enzootique et s'attaque aux animaux de toute race et de tout âge.

1° *Forme grave*. — Les symptômes de début sont : tristesse, somnolence, faiblesse, accélération des grandes fonctions ; la température atteint 41 degrés. Il y a des vomissements muqueux, puis sanguinolents ; l'inappétence est absolue, la défécation rare, les excréments durs et striés de sang.

Il y a soif vive, dépression nerveuse de plus en plus accentuée. Peu à peu les vomissements deviennent plus fréquents et mélangés de sang coagulé, la soif est vive, en un mot tous les symptômes d'une gastro-entérite violente se manifestent, comme s'ils étaient dus à un empoisonnement. Le ventre est levretté, douloureux, la muqueuse buccale se couvre, après trois ou quatre jours, d'érosions qui se transforment en ulcérations et la bouche exhale une odeur putride.

Peu à peu ces symptômes s'accentuent ; malgré la soif vive, les boissons ne peuvent être prises, car cette préhension est suivie de vomissements de sang noir et coagulé.

La température descend à 36° et la mort arrive dans le coma ou les convulsions dans la majorité des cas.

2° *Forme légère*. — Atténuation des symptômes que

nous venons de décrire et guérison possible après huit ou quinze jours de traitement.

Traitement. — Il importe d'instituer un traitement énergique, dès l'apparition des premiers symptômes. Ce traitement doit combattre les vomissements, l'état adynamique, et l'envahissement microbien.

Pour atteindre ce but, c'est à la thérapeutique dosimétrique que nous devons avoir recours. L'alcaloïdothérapie dosimétrique trouve en cette circonstance l'occasion de montrer sa supériorité sur toutes les autres méthodes, en ce sens que quelques granules sont tolérés, alors qu'aucune potion allopathique ne serait supportée par l'estomac.

Nous conseillons, dès les premiers vomissements :

> Chlorhydrate de morphine :
> Hyosciamine ;
> Strychnine :
> Quassine.

Un granule de chaque, ensemble, administrés toutes les heures mais alternativement avec :

Aconitine.............................	1 granule.
Digitaline............................	1 —
Caféine...............................	1 —
Sulfhydrate au centigr...............	3 granules.

Lavements émollients froids.

Nourriture composée exclusivement de lait bouilli mélangé d'eau de Vichy ; au besoin lavements alimentaires, soins hygiéniques.

Tuberculose.

La tuberculose de l'espèce canine, même après la découverte du bacille de Koch est restée longtemps inconnue, soit en raison de la grande similitude, fournie par l'examen macroscopique, entre les lésions tuberculeuses et celles de la pneumonie lobulaire de la stron-

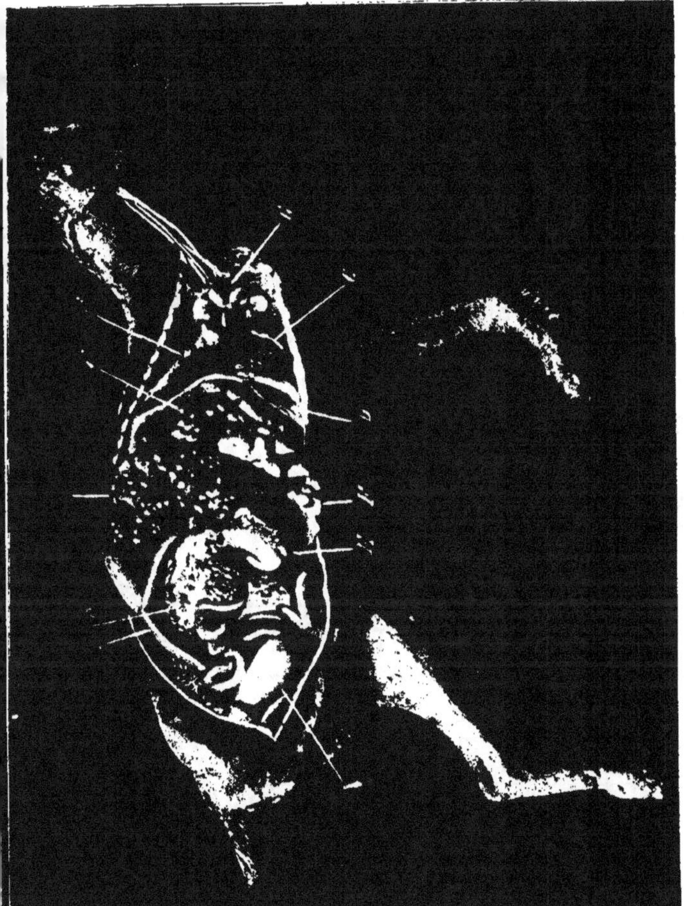

Fig. 7. — Tuberculose généralisée.

C, hypertrophie des ganglions bronchiques (adénopathie bronchique); G, cœur; P, poumon criblé de tubercules et de masses tuberculeuses; son tissu est sclérosé; D, diaphragme; F, foie pesant 3 kil. envahi par une tuberculose très avancée; E, estomac; M, ganglions mésentériques hypertrophiés et tuberculeux; I, intestin; V, vessie. (Photographie Cadéac.)

gylose, de la carcinomatose et de la lymphadénie, soit peut-être aussi parce que cette similitude macroscopique faisait négliger la recherche microscopique bacillaire.

Au cours de l'exercice de notre profession il ne nous a été donné de suspecter la tuberculose qu'une seule fois, sur un chien, et encore n'est-ce, nous l'avouons en toute franchise, qu'à la suite de la révélation qui nous fut faite par sa maîtresse, que l'animal avalait les crachats de son maître mort quelques mois auparavant de phtisie tuberculeuse.

Aussi, n'hésiterons-nous pas, dans le but de mettre notre ouvrage à la hauteur des découvertes récentes, d'emprunter, en les résumant, les connaissances sur ce sujet relatées dans la savante publication de M. Cadiot (1).

Cette affection, ayant fait l'objet d'une observation plus méticuleuse, depuis qu'un certain nombre de cas avaient été mis en lumière, sa rareté a fait place à une fréquence relative caractérisée par ce fait que, de mars 1891 à juillet 1892, 11 chiens ont été reconnus tuberculeux à l'école vétérinaire de Dresde, sur 400 chiens morts ou abattus.

« L'infection tuberculeuse, dit Cadiot, peut évoluer très lentement sans provoquer des troubles graves. A l'autopsie de plusieurs chiens ayant présenté jusqu'au dernier moment toutes les apparences d'une bonne santé, j'ai rencontré des lésions tuberculeuses isolées du poumon, du foie, du péritoine. Eber l'a également constatée chez des sujets en excellent état et qui n'avaient manifesté aucun trouble annonçant l'existence d'une maladie interne quelconque.

« Il y a quelques mois, Charrin et Gley ont relaté l'histoire d'une chienne d'expérience morte accidentellement, dans les organes de laquelle ils ont trouvé plusieurs microbes pathogènes, entre autres le bacille de Koch dans les ganglions mésentériques. Sur la très

____

(1) Cadiot, *Tuberculose du chien*. 1893.

grande majorité des chiens phtisiques que j'ai observés, la tuberculose a été soupçonnée par les signes cliniques : *émaciation*, *faiblesse*, *dyspnée* ; chez un certain nombre elle a été affirmée pendant la vie, soit par les injections de tuberculine de Roux, soit par l'inoculation à des animaux susceptibles, de sérosité provenant du péricarde ou du péritoine ; pour tous le diagnostic a été confirmé ou rigoureusement établi après la mort, par examen bactériologique. »

« *Étiologie*. — Le chien peut contracter la tuberculose en séjournant dans les chambres de phtisiques, cafés, cabarets ; en léchant ou ingérant des crachats infectieux, des débris alimentaires déposés dans les tas d'ordure avec le contenu des crachoirs. Contrairement à l'opinion accréditée, la contamination par les voies respiratoires paraît être de beaucoup la plus commune. Chez un certain nombre de sujets, c'est par la muqueuse instestinale que le bacille entre dans l'organisme.

« Si le chien est habituellement contaminé par l'homme, en revanche il peut devenir pour celui-ci un hôte dangereux. L'animal tuberculeux qui vit dans l'appartement de son maître, qui est longtemps traité pour une affection vulgaire des bronches ou du poumon, qui répand son jetage sur le sol, les parquets, les tapis, est un agent d'infection moins exceptionnel qu'on l'a cru jusqu'à présent.

« *Diagnostic*. — La tuberculose du chien s'accuse par des symptômes dont l'ensemble forme un tableau clinique extrêmement variable. La diversité de ses manifestations dépend du siège, de l'abondance et de l'âge des lésions, de la forme et de l'évolution plus ou moins rapide du processus.

Actuellement encore la tuberculose du chien passe fréquemment méconnue. Pendant la vie le diagnostic ne peut en être établi avec certitude que par la bactériologie ou l'expérimentation ; même dans les nécropsies souvent l'on n'est exactement renseigné qu'en recourant à ces modes d'investigation.

Quand la maladie remonte à quelques mois l'examen clinique permet au moins de la soupçonner. L'émaciation et l'affaiblissement progressifs, la toux, l'accélération de la respiration, la dyspnée, la chronicité de l'affection doivent éveiller l'idée de la tuberculose. Les présomptions augmentent s'il y a de l'ascite, de la pleurésie ou de la péricardite. L'auscultation et la percussion de la poitrine, la palpation du ventre, peuvent fournir des indications utiles, mais toujours insuffisantes pour conclure sans réserve.

Le jetage est rarement abondant, alors même que la tuberculose est déjà ancienne.

L'injection de tuberculine ne donne pas toujours une réaction significative : celle-ci est peu prononcée ou fait même défaut quand la maladie est arrivée à son dernier stade, à la période consomptive.

Pronostic. — Il est d'une extrême gravité ; le chien tuberculeux abandonné à lui-même s'émacie, tombe dans la cachexie et succombe au bout d'un temps plus ou moins long. Cependant dans quelques cas, si les malades étaient conservés et soumis à un traitement approprié, ils guériraient plutôt que les autres animaux.

Traitement. — Avec une bonne hygiène, une bonne alimentation et l'administration quotidienne de 5 à 30 centigrammes de *créosote officinale* ou *de gaïacol*, donnés en solution aqueuse, on obtiendrait la guérison d'un certain nombre de chiens tuberculeux ; mais ces malades pouvant devenir dangereux pour les humains, le devoir du vétérinaire est d'en conseiller le sacrifice.

Oreillons.

Messieurs Bousquet et Boudeaud ont constaté : 1" que le chien peut prendre les oreillons, 2ᶜ que cette maladie est transmissible de chien à chien, 3ᵘ qu'on rencontre chez l'animal malade un microcoque qui évolue dans la salive sous la forme d'un *diplostreptocoque* analogue ou identique à celui trouvé dans les oreillons de l'homme par Fère et Bousquet en 1895 ; et dans le sang, sous forme d'un diplocoque analogue ou identique à celui décrit par MM. Laveran et Catruit dans les oreillons de l'homme en 1893.

Symptômes. — Tristesse, inappétence, frissons, toux, éternûments, tuméfaction des glandes salivaires sous-maxillaires et parotidiennes. Cette tuméfaction est si prononcée, que l'on pourrait délimiter le contour des lobules. La peau de ces régions s'œdématie et devient douloureuse. Le canal de Sténon lui-même est tuméfié, dur, saillant comme un tuyau rigide. Au bout de deux ou trois jours, l'inflammation se transmet aux ganglions voisins. La muqueuse buccale est sèche, légèrement décolorée, la salive rare.

L'état général n'est pas sensiblement modifié. La fièvre nulle ou peu prononcée.

Les quelques rares cas d'oreillons, observés chez le chien, n'ont probablement pas présenté la complication à peu près généralement observée dans l'espèce humaine, qui consiste dans l'inflammation suivie d'hypertrophie, puis d'atrophie du testicule, ou le gonflement chez la femelle, des lèvres de la vulve et des mamelles, car ces complications ne sont pas relatées dans les communications qui en ont été faites.

Traitement. — Tenir chaudement.

Grande propreté des litières.

Régime lacté, chaud.

Trois fois par jour, gargarismes avec :

Décoction de { feuilles de ronce .. .... { racine de guimauve .... }	500 grammes.	
Salicylate de phénol................ ...	10	—
Miel.............................	50	—

Application journalière sur les engorgements glandulaires, de la pommade suivante :

Vaseline camphrée................	30 grammes.	
Sulfate neutre d'atropine.............	1 centigr.	
Chlorhydrate de cocaïne.............	5	—
Lysol......................	4 gouttes.	

Traitement dosimétrique :

> Iodoforme.
> Sulphydral.
> Arséniate de strychnine.
> Vératrine.

Un granule de chaque toutes les heures.

Si la fièvre est prononcée, triade dosimétrique.

Rage.

La rage est une maladie virulente, d'une étiologie encore très douteuse. La *Gaceta Zoologica* de février 1904 rapporte que les docteurs Sormani de Pavie et G. Levy de Turin, ont isolé du virus rabique un micro-organisme qu'ils considèrent comme une bactérie et lui ont donné le nom de cocco-bacillus Lyssæ. Cultivé à l'abri de l'air, il aurait la forme d'un coccus extrêmement petit, toujours entouré d'une aréole réfringente. Les cultures ont reproduit les accidents rabiques.

Le docteur Levy, dans une communication à la Royale Académie de médecine de Turin dit que le microorganisme de la rage est un diplocoque dont les colonies sur agar-agar, blanchâtres d'abord, tournent ensuite au jaune. Inoculé au cobaye, au lapin et au chien, il reproduit les diverses formes cliniques de la rage.

La rage s'observe chez le cheval, le bœuf, le chat, le loup, etc. et trop souvent chez l'homme auquel cette affection est transmise par morsure. Cette maladie, à marche rapide, est constamment mortelle.

Un journal des Indes anglaises dit que l'on a découvert un remède prodigieux pour guérir la morsure des chiens enragés. Une plante appelée *Euphorbia foliata* renferme dans son suc un principe actif contre le virus rabique. Les feuilles de ce végétal donnent à la compression un liquide verdâtre qui au soleil bout rapidement. On imbibe alors la charpie de ce suc, et on l'introduit dans les morsures préalablement débridées au bistouri.

Il se produit alors une inflammation des lésions, un peu de fièvre. On répète cette opération trois fois dans les vingt-quatre heures et la morsure reste réduite à une plaie ordinaire.

Quoi qu'il en soit, cette maladie est tellement redoutable, qu'il est nécessaire de bien connaître les symptômes par lesquels elle se manifeste.

Nous reproduirons, ici, les symptômes décrits par Bouley dans ses rapports à l'Académie de médecine et au Comité consultatif d'hygiène (1) et par Zundel dans son excellent ouvrage (2).

(1) Bouley, *Recueil des travaux du Comité consultatif d'hygiène*, 1878.

(2) Zundel, *Dictionnaire de médecine, de chirurgie et d'hygiène vétérinaires*. Paris, 1877, t. III, art. *Rage*.

Symptômes. — On a dit que le chien qui va devenir enragé est sorti de son naturel, qu'il y a un changement de son caractère, une anomalie dans ses habitudes; que parfois il est triste et inquiet; d'autres fois, surexcité et plus caressant ; que souvent ces deux groupes de manifestions affectives se succèdent l'une à l'autre, de sorte que le chien paraît capricieux. Ce sont bien déjà les signes de la maladie. La maladie existe déjà avec son caractère contagieux au moment où l'animal n'est pas encore féroce, alors que le chien n'a pas encore perdu sa raison; alors que l'animal se connaît encore, que le sentiment affectif, qui est la caractéristique essentielle de sa nature, est encore tout vivace et que, loin de malfaisance vis-à-vis des personnes qui lui sont familières, il se montre souvent, au contraire, plus caressant à leur égard et perfide sans le savoir, se livre à des lèchements dangereux, car, à cette époque, sa bave est virulente et peut inoculer le germe du mal. La rage du chien ne se caractérise pas dans les premiers temps de sa manifestation par des actes de fureur ou de férocité, c'est par une transition insensible que le chien arrive à la période de la frénésie rabique. C'est ce qu'ignorent la plupart des personnes qui possèdent des chiens et voilà ce dont il faudrait qu'elles fussent bien pénétrées. Une fois prévenues, le danger serait nul pour elles et pour les autres, car on enchaînerait le chien dès l'apparition des signes précurseurs et l'on empêcherait, par cette captivité préventive, de porter plus loin la contagion ; il ne pourrait obéir à l'instinct qui le pousse toujours à fuir la maison de son maître.

A sa **première période, que nous appellerons** initiale, la rage se montre donc sous les apparences d'une extrême bénignité ; l'animal n'est pas encore agressif et ne manifeste encore aucune tendance à mordre. Il cherche à s'isoler, se complaît dans la solitude et dans l'obscurité ; il va se cacher dans les coins des appartements, sous les meubles ou dans le fond de sa niche. Parfois, l'animal reste longtemps ainsi, somnolent et inattentif; d'autres fois, il se trouve, malgré son abattement, dans un état continuel d'inquiétude et d'agitation qui contraste avec ses habitudes et doit, par cela même, éveiller et fixer l'attention, c'est ce que le vulgaire désigne en disant que le chien « a l'air tout drôle ».

A peine est-il couché, comme pour s'endormir, que par un coup subit il se relève, va et vient dans l'espace qui lui est réservé, se remet en position pour dormir, y reste quelques minutes, en change encore et toujours ainsi. S'il est sur une litière, tantôt il la disperse et l'éparpille sous le grattement de ses pattes, tantôt il la rassemble en tas, sur lequel il semble se complaire à reposer sa poitrine, puis, tout à coup, il se redresse et jette tout loin de lui.

Dans un appartement, il retourne et bouleverse les coussins, les tapis et les lits sur lesquels il se couche d'ordinaire.

Nulle part il ne trouve où se reposer et se livre à un va-et-vient continuel, faisant sans cesse retentir le parquet du frappement de ses ongles, grattant le sol, flairant dans les coins, sous les portes, comme s'il était sur une piste ou à la recherche d'un objet perdu. Le chien est encore docile à la voix de son maître et va vers lui avec le même empressement que par le passé et surtout avec la même expression de physionomie; si la queue est agitée, elle est lente dans ses mouvements; son regard a quelque chose d'étrange; dès que l'animal ne se sent plus sous l'excitation de cet appel, il retourne à sa solitude.

Déjà, dans cette période initiale, on constate une certaine aberration des sens, où le chien, frappé de somnolence, a comme des hallucinations. Tantôt, en effet, l'animal se tient immobile, attentif et comme aux aguets, puis, tout à coup, il s'élance devant lui et mord dans l'air, ainsi qu'il le fait dans l'état de santé, lorsqu'il veut attraper une mouche au vol. D'autres fois il se précipite furieux et hurlant contre un mur, comme s'il avait entendu de l'autre côté des bruits menaçants. Ce ne sont pas encore les instincts féroces, qui se produisent plus tard, qui le poussent ainsi à happer les êtres imaginaires, à aboyer contre eux, et même à se lancer au bout de sa chaîne. Bourrel a constaté que l'ouïe est surexcitée par le moindre bruit, ou affaiblie pendant la durée des hallucinations (1) ; chez quelques sujets, on remarque une douleur intense à l'intérieur de l'oreille ou une vive démangeaison dans cette partie. On a parfois constaté que le chien, à la période initiale de la rage, est plus caressant qu'à l'ordinaire ; son instinct le pousse, à de certains moments, à se rapprocher de son maître comme pour lui demander un soulagement à ses souffrances. Ce sentiment affectueux du chien pour son maître est quelquefois tellement puissant et tenace qu'il le domine, même dans la période du paroxysme où la voix du maître a suffi pour faire rentrer l'animal dans son calme.

Dire que les maîtres ne courent aucun danger personnel serait aller au delà du vrai, car il y a des chiens que la fureur rabique égare au point qu'ils méconnaissent jusqu'à leur maître.

Le chien enragé n'est pas hydrophobe, il n'a pas hor-

______

(1) Bourrel, *Traité de la rage chez le chien et chez le loup, moyen de s'en préserver.* Paris, 1874.

reur de l'eau. Le chien enragé étant réputé hydrophobe,
on en conclut nécessairement que la rage n'existe pas
chez un chien quand on le voit boire, et partant de ce
raisonnement, nombre de personnes s'endorment dans
une sécurité trompeuse à côté de chiens enragés qui
vivent avec elles.

Quand on offre à boire à un chien enragé, il ne recule pas épouvanté ; loin de là, il s'approche du vase,
il lape avidement le liquide, il le déglutit toujours
dans les premières périodes de la maladie, et lorsque
la constriction de la gorge rend la déglutition difficile,
il n'en essaye pas moins de boire, et alors ses lape-
ments sont d'autant plus répétés et prolongés qu'ils
demeurent inefficaces. Les chiens enragés ont si peu
peur de l'eau qu'on en a vu traverser les rivières à
la nage.

Au début de la rage, les chiens ne refusent pas d'ordinaire leur nourriture, et quelquefois même font
preuve, lorsqu'on la leur présente, d'une voracité qui
ne leur est pas naturelle. Mais tous ne tardent pas à
perdre complètement l'appétit, et alors ils s'éloignent
de leur pitance sans y toucher et comme dégoûtés, et
d'autres fois ils en mangent quelque peu, puis ils la
rejettent en renversant l'écuelle qui la contient.

L'appétit du chien enragé n'est pas seulement diminué ou nul, il finit toujours par se dépraver. Cette
dépravation va jusqu'à lui faire laper sa propre urine
et manger ses excréments ou ceux de l'homme ou du
cheval.

En même temps, on le voit saisir avec ses dents,
déchirer, broyer et déglutir enfin une foule de corps
étrangers à l'alimentation. La litière sur laquelle il se
trouve dans les chenils, la laine des coussins dans les
appartements, la couverture des lits, quand, chose si

commune, ils couchent avec leur maîtresse, les tapis, le bas des rideaux, les pantoufles, les copeaux d'ateliers, des lanières de cuir, le bois, le gazon, la terre, les pierres, le verre, et, comme nous venons de le dire, la fiente même, tout y passe. Les chiens maintenus à l'attache s'attaquent aux planches de leurs niches et se mettent à les déchirer avec une telle ténacité que souvent ils brisent leurs dents.

La bave ne constitue pas, par son abondance exagérée, un signe caractéristique de la rage du chien, comme on l'admet généralement d'après les préjugés populaires. C'est donc une erreur d'inférer de l'absence de ce symptôme que la rage n'existe pas. La sécrétion salivaire est ordinairement plus abondante, excitée qu'elle est par les corps étrangers sur lesquels se porte l'action des dents.

L'aboiement du chien enragé est tout à fait caractéristique ; dans le plus grand nombre des cas, il est altéré, mais lorsqu'on l'entend et lorsqu'on en connaît l'intonation, on peut affirmer que le chien est enragé. Il commence par un aboiement ordinairement rauque, qui se termine tout à coup et d'une manière tout à fait singulière, en un hurlement à cinq, six ou huit tons plus élevés que le commencement ; pendant l'émission de ce hurlement, les mâchoires ne se rapprochent qu'incomplètement au lieu de se fermer à chaque coup comme dans l'aboiement ordinaire. L'un des symptômes les plus caractéristiques de la rage, dit Bouley, est l'impression qu'exerce sur un chien qui en est affecté la vue d'un animal de son espèce (1). Cette impression est tellement puissante, qu'elle donne lieu immédiatement à la manifestation d'un accès.

1. Bouley, *Instructions relatives à la rage*, 1878.

Lorsqu'un chien est poursuivi dans une localité parce qu'il est inconnu et sans maître, s'il reste muet, malgré les menaces et les coups dont on l'accable, il faut le tenir pour suspect. Il faut tenir pour suspect également le chien qui se mord lui-même avec persistance, sur un point de son corps, et ne s'arrête pas devant les douleurs qu'il devrait ressentir. Souvent, au début de la rage, on constate un prurigo nerveux où le chien se mord sous l'influence de démangeaisons insupportables. On a dit qu'à la période initiale de la rage, le lieu de la morsure devient le siège d'un mouvement vasculaire normal et de sensations coïncidentes de prurit et de douleur.

Nous arrivons maintenant à la *rage confirmée*. Disons d'abord que la rage ne se caractérise pas chez tous les chiens par des envies de mordre ; il est des cas où ces symptômes de méchanceté ne se manifestent pas. A travers l'ouverture de leurs pupilles excessivement dilatées, les yeux laissent échapper par moment des lueurs comme fulgurantes, produites par le reflet de la lumière sur leur tapitum intérieur et qui leur donne l'apparence de deux globes de feu. S'il est dans une période d'excitation, comme c'est le cas au moment où l'on vient de l'enfermer, dès qu'il vous voit, il s'élance vers vous en poussant son hurlement caractéristique et, furieux, il mord les barres qui empêchent de vous attaquer, et y fait éclater ses dents. Si on lui présente une tige de bois ou de fer, il se jette sur elle, la saisit à pleines mâchoires, et y mord à coups redoublés sans faire entendre ni cris, ni grondements.

Ces accès sont séparés par un intervalle plus ou moins long pendant lequel l'animal est parfaitement calme et semble avoir récupéré tous les signes d'une parfaite santé. Le chien enragé cherche toutes les issues pour pouvoir fuir le logis de son maître; une fois dehors, il erre, non la queue entre les jambes comme on le croit dans le vulgaire, mais au contraire élevée et balancée activement. S'il vient à rencontrer un autre chien, il se précipite sur lui et le mord en silence; si celui-ci ne riposte pas, la chose en reste là; mais si le mordu crie ou regimbe, il en résulte une lutte où tous les deux roulent, où l'on constate que l'animal attaqué fait entendre des grondements tandis que l'enragé reste silencieux.

Le chien enragé ne conserve pas longtemps une démarche libre; épuisé par les fatigues, les accès de fureur auxquels il se livre, miné par la faim, par la soif, affaibli aussi par l'action propre de sa maladie, il fléchit sur ses membres. Alors il ralentit son allure et marche en vacillant, sa queue pendante, sa tête inclinée vers le sol, sa gueule béante, d'où s'échappe une langue bleuâtre et couverte de poussière. La rage furieuse se termine toujours par la paralysie du train postérieur et des mâchoires. On a souvent dit que le chien en santé possède une perspicacité tout instinctive, grâce à laquelle il sait deviner l'existence de la rage chez un animal de son espèce, et qu'alors il évite d'entrer en lutte avec son adversaire. Tous les chiens ne subissent pas cette terreur et il y en a qui regimbent contre l'animal enragé, même dans les cages où on les enferme ensemble.

§ 1ᵉʳ. — Rage mue ou rage tranquille.

Les symptômes de la période initiale sont les mêmes que ceux de la rage furieuse; mais la paralysie de la mâchoire inférieure se manifeste soit d'emblée, soit

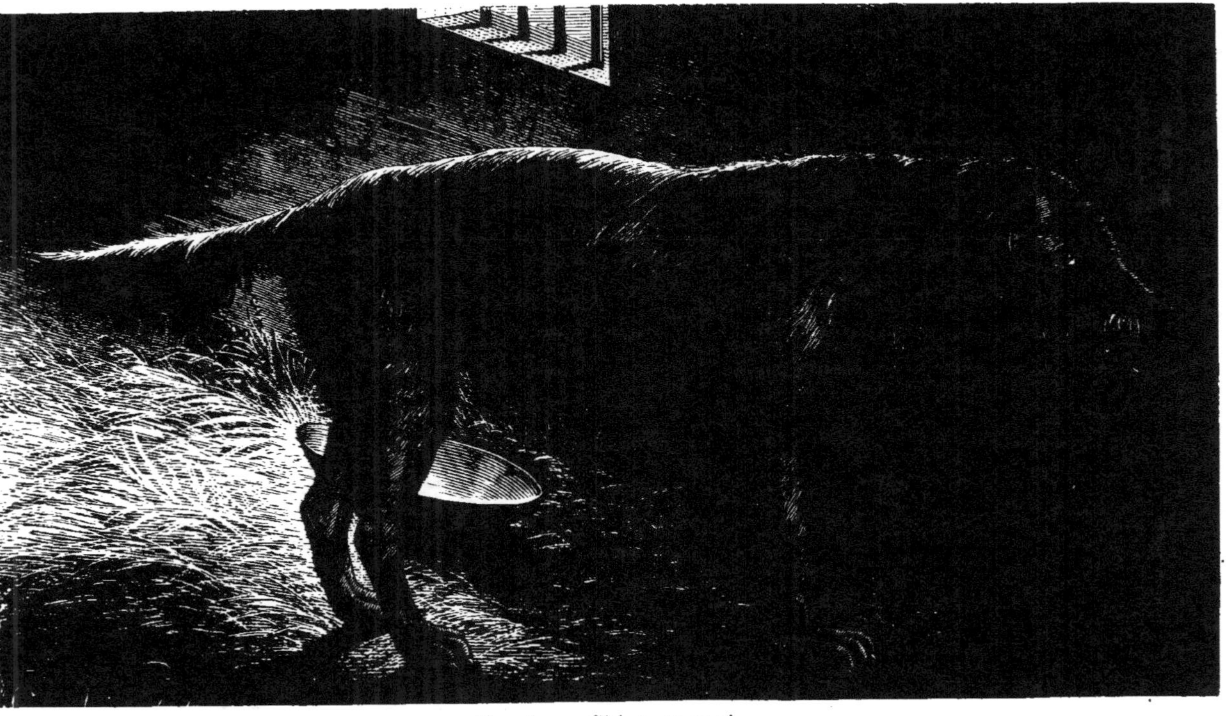

Fig. 8. — Chien enragé.

d'une manière progressive. La physionomie du chien
affecté de la rage mue confirmée est des plus caractéristiques (fig. 8).

Son œil est sans lueur et d'une étonnante fixité ;
rien ne l'anime et n'y rallume le regard. Mais il n'a
rien de farouche ; son expression est celle d'une tristesse un peu sombre qui inspire plutôt de la crainte,
et elle traduit bien la nature inoffensive du chien malade de cette variété de rage, nature qui résulte, non
pas de la non-virulence de la bave, mais bien de l'état
du système nerveux qui ne détermine pas à des manifestations agressives. A ce premier caractère, que
donnent l'atonie et la tristesse du regard, se joint
l'expression si étrange qui résulte de l'état toujours
béant de sa gueule, d'où la langue pend inerte, et d'où
s'écoule, dans les premières heures, une salive vis-
queuse et abondante. Dans le principe, la muqueuse
buccale reflète la teinte rouge qui lui est propre, et
présente son humidité normale, mais les muscles de
la mâchoire inférieure étant impuissants à la soutenir
et à en opérer le rapprochement, l'action incessante
de l'air sur les parois intérieures de la bouche ne tarde
pas à sécher la muqueuse qui se fonce en couleur,
devient bleuâtre et se nuance en outre des teintes
sombres que lui donne la poussière adhérente à la surface desséchée. Il y a des cas où la paralysie de la mâchoire est le seul symptôme de maladie ; le chien est
doux, caressant, on est porté à croire à quelque obstacle qui s'oppose au rapprochement des mâchoires,
à un os arrêté entre les dents ou dans le pharynx. Dans
les explorations de la bouche, dans les manœuvres
exercées pour soulager l'animal, on risque alors de se
blesser aux dents du sujet et de s'inoculer la salive qui
est virulente.

Le hurlement se module de la même façon que celui de la rage furieuse. La vue d'un chien n'excite pas le chien atteint de rage mue, il ne manifeste aucune envie de mordre, aucune tendance à attaquer. Enfin, l'animal meurt fatalement au bout d'un temps généralement court.

§ 2. — Morsures faites par le chien enragé.

Dès qu'un animal est mordu par un chien étranger, inconnu, lors même qu'il ne paraît pas enragé, il est toujours prudent de cautériser immédiatement la plaie au moyen d'un fer rouge, qui est l'agent caustique le plus facile à se procurer.

On peut aussi employer, sur la ou les plaies, préalablement bien nettoyées et légèrement débridées, l'ammoniaque ou alcali, l'acide azotique, l'acide sulfurique, et, quand on le peut, le nitrate acide de mercure, qui est un caustique très énergique et que l'on emploiera avec précaution. L'absorption des virus par les surfaces traumatiques se fait en très peu de temps, cinq minutes environ, d'après les expériences de Renault. Certains faits prouvent cependant que la cautérisation a encore eu un effet utile après vingt-quatre heures.

Il faut donc cautériser le plus tôt possible après la morsure et, quoi qu'il en soit, toujours cautériser.

Nota. — Les divers objets qui ont servi à un chien enragé, maintenu ou non à l'attache, étant généralement de peu de valeur, doivent être détruits immédiatement. S'il s'agit d'un chenil bien établi et d'une certaine importance, il sera désinfecté avec soin au moyen de lavages à l'eau phéniquée, suivis d'un badigeonnage au chlorure de chaux, et de l'application d'une couche de peinture, suivant la nature du chenil. Les autres chiens d'une même maison, qui auraient pu manger dans la même gamelle que le chien enragé, seront attachés et mis en surveillance aussi longtemps que possible.

Les règlements de police sanitaire ordonnent l'abatage des chiens mordus ; c'est une mesure de prudence à laquelle tout le monde devrait largement se prêter ; mais il existe beaucoup de personnes pour lesquelles le sacrifice de leur chien serait trop pénible à supporter : ces personnes doivent faire la déclaration de leur chien suspect (au commissaire de police du quartier) et le maintenir à l'attache pendant au moins trois mois.

Elles ne doivent pas méconnaître, non plus, toute la responsabilité qui leur incombe en cas de morsure, soit à un ou plusieurs chiens, soit, ce qui est beaucoup plus grave, à des personnes. Cette responsabilité est tellement grande, les suites fâcheuses sont si fréquentes, qu'il est toujours préférable de s'imposer un sacrifice, que l'on serait peut-être obligé de s'imposer plus tard avec le regret de la terrible mort occasionnée à autrui par un moment de faiblesse.

§ 3. — **Prophylaxie de la rage.**

Dès qu'un individu est mordu par un chien enragé, la première indication à remplir consiste à empêcher l'absortion du virus. Pour cela, il faut débrider et gratter la plaie, au besoin la sucer, pour favoriser l'écoulement du sang, et fixer immédiatement un lien quelconque, faisant l'office de garrot au-dessus de celle-ci de façon à interrompre à peu près complètement la circulation locale. Puis, le plus tôt possible, il faut cautériser au moyen du fer rouge. Dans le cas où ce dernier ne peut être utilisé, on emploie les divers caustiques, tels que : le perchlorure de fer, l'acide phénique, chlorhydrique, sulfurique, azotique ou le chlorure d'antimoine ; il ne faut pas hésiter à cautériser aussi profondément que possible.

Lorsque les animaux mordus ont été soumis à la cautérisation, ils doivent être enfermés dans une cage solide ou un chenil à claire-voie, où ils puissent, sans danger, être maintenus en surveillance, après la déclaration et avec l'autorisation du maire de la localité, sous la garantie du vétérinaire sanitaire.

Voici la loi du 21 juillet 1881 et la circulaire ministérielle qui rappelle aux préfets que les maires ont le droit de faire abattre tous les animaux mordus ou suspects de l'avoir été, par un animal enragé.

Loi du 21 juillet 1881 sur la police sanitaire des animaux.

TITRE PREMIER

Maladies contagieuses des animaux et mesures sanitaires qui leur sont applicables.

ARTICLE PREMIER. — Les maladies des animaux qui sont réputées contagieuses et qui donnent lieu à l'application des dispositions de la présente loi sont :
La *rage* dans toutes les espèces.

. . . .

ART. 3. — Tout propriétaire, toute personne ayant, à quelque titre que ce soit, la charge des soins ou la garde d'un animal atteint d'une maladie contagieuse, dans les cas prévus par les articles 1er et 2, est tenu d'en faire sur-le-champ la déclaration au maire de la commune où se trouve cet animal.

L'animal atteint ou soupçonné d'être atteint de l'une des maladies spécifiées dans l'article 1er devra être immédiatement, et avant même que l'autorité administrative ait répondu à l'avertissement, séquestré, séparé et maintenu isolé autant que possible des autres animaux susceptibles de contracter cette maladie.

Il est interdit de le transporter avant que le vétérinaire délégué par l'administration l'ait examiné. La même interdiction est applicable à l'enfouissement, à moins que le maire, en cas d'urgence, n'en ait donné l'autorisation spéciale.

Art. 10. — La rage, lorsqu'elle est constatée chez les animaux de quelque espèce qu'ils soient, entraîne l'abatage, qui ne peut être différé sous aucun prétexte.

Les chiens et les chats suspects de rage doivent être immédiatement abattus. Le propriétaire de l'animal suspect est tenu, même en l'absence d'un ordre des agents de l'administration, de pourvoir à l'accomplissement de cette prescription.

. . . .

Art. 13. — La vente ou la mise en vente des animaux atteints ou soupçonnés d'être atteints de maladies contagieuses est interdite.

Fait à Paris, le 21 juillet 1881.

JULES GRÉVY.

Par le Président de la République :

Le Ministre de l'Agriculture et du Commerce,

P. TIRARD.

Décret portant règlement d'administration publique pour l'exécution de la loi sur la police sanitaire.

SECTION III. — RAGE

Art. 51. — Tout chien circulant sur la voie publique, en liberté ou même tenu en laisse, doit être muni d'un collier

portant, gravés sur une plaque de métal, les nom et demeure de son propriétaire.

Sont exceptés de cette prescription les chiens courants portant la marque de leur maître.

ART. 52. — Les chiens trouvés sans collier sur la voie publique et les chiens errants même munis de collier sont saisis et mis en fourrière.

Ceux qui n'ont pas de collier et dont le propriétaire est inconnu dans la localité sont abattus sans délai.

Ceux qui portent le collier prescrit par l'article précédent et les chiens sans collier dont le propriétaire est connu sont abattus, s'ils n'ont pas été réclamés avant l'expiration d'un délai de trois jours francs. Ce délai est porté à cinq jours francs pour les chiens courants avec collier ou portant la marque de leur maître.

Les chiens destinés à être abattus peuvent être livrés à des établissements publics d'enseignement ou de recherches scientifiques.

En cas de remise au propriétaire, ce dernier sera tenu d'acquitter les frais de conduite, de nourriture et de garde, d'après un tarif fixé par l'autorité municipale.

Fait à Paris, le 22 juin 1882.

JULES GRÉVY.

Par le Président de la République :

Le Ministre de l'Agriculture,

DE MAHY.

Le port du collier, avec nom et adresse du propriétaire, rendu obligatoire par les maires ou préfets, dans leurs attributions respectives, la médaille suspendue à ce collier, la laisse et la muselière, l'émoussement des dents, etc., etc., ont été tour à tour prescrits ou conseillés, sans que, pour cela, la statistique témoigne d'une grande baisse dans les cas de rage.

L'une des principales prescriptions préfectorales est l'usage obligatoire de la muselière.

Cet appareil, dont aucune forme particulière n'a jamais été imposée, a soulevé de nombreuses réclamations, basées sur l'espèce de torture imposée aux animaux qui y sont assujettis et sur le peu de sécurité qu'il procure, en raison des réductions, des simplifications auxquelles on le soumet, dans le but de laisser plus de liberté à l'animal, tout en sauvegardant les apparences de soumission aux arrêtés.

L'administration du *Petit Journal* a eu l'heureuse idée d'établir un concours, avec prime à l'inventeur qui fournirait le modèle de muselière le plus ingénieux, le mieux exécuté et le plus pratique, assurant, avec la sécurité publique, moins de gêne pour le chien, et lui permettant de boire.

Après expérience, bien que les modèles acceptés ne soient point idéaux, deux prix ont été alloués, le premier à M. Campagnan, le second à M. Derop.

La muselière de M. Campagnan, armurier à Bordeaux, que nous représentons isolée et placée (fig. 9), n'est pas

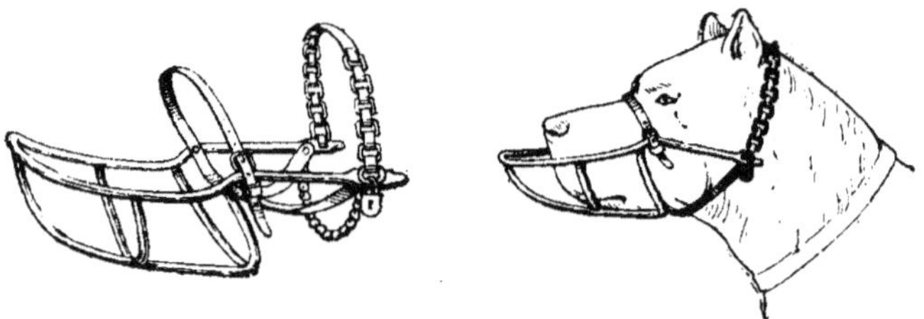

Fig. 9. — Muselière Campagnan.

nouvelle, on la connaît depuis longtemps à Bordeaux. Elle ne comprime qu'à demi la gueule du chien et lui permet de boire, ce qui est un grand point.

L'appareil de M. Derop, dont la figure ci-contre

(fig. 10) donne une idée plus exacte que toute description, est d'un principe nouveau et d'une conception
assez originale. La Commission, l'ayant mis en pratique,
n'a pas obtenu des résultats aussi concluants que ceux
fournis par le système Campagnan, ce qui a motivé

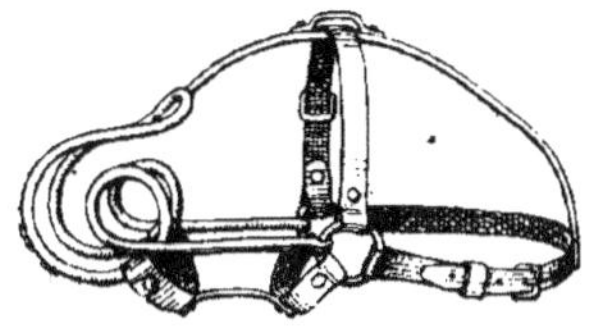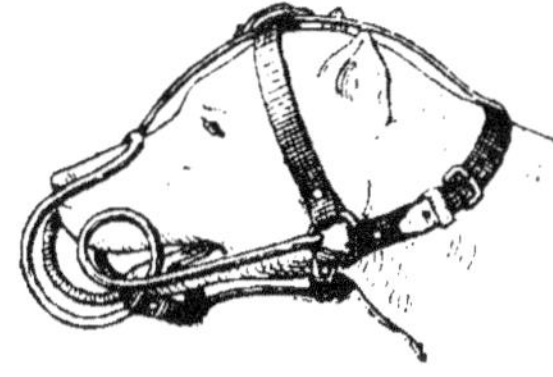

Fig. 10. — Muselière Derop.

l'attribution du second rang à son auteur. Dans l'avenir, quand cet appareil sera plus aisément applicable,
quand ses butoirs empêcheront vraiment le chien de
mordre, la muselière Derop pourra prétendre au premier rang ; pour cela, elle a besoin d'être mise au point.
M. Derop est à l'École professionnelle de Vierzon.

Le traitement des animaux mordus, précédé de la
déclaration obligatoire, a été substitué radicalement à
un abatage général et, malgré ce moyen et ceux que
nous énumérons ci-dessus, la rage persiste à faire de
nombreuses victimes.

La virulence de la salive des chiens enragés est depuis longtemps déjà indiscutable. Les expériences de
Pasteur et Roux ont fait attribuer cette virulence au
pancréas, aux glandes salivaires, voire même au lait
des femelles enragées, mais ce sont surtout les centres
nerveux qui renferment le virus à l'état de pureté. Les
deux savants que nous venons de citer se sont longtemps
ingéniés à trouver un mode d'inoculation permettant
de diminuer la période d'incubation ; le virus se déve

loppant dans les centres nerveux, la différence dans la durée d'incubation semblait tenir à la distance que mettait le virus à les atteindre. Il était à supposer que la durée d'incubation serait très courte en injectant directement le virus dans l'arachnoïde après trépanation. En effet, mais ces inoculations et beaucoup d'autres que nous ne citerons pas, n'avaient comme résultat que de déterminer une rage plus ou moins lente, et, en tous cas, toujours mortelle. Or, il s'agissait d'atténuer le virus de façon à vacciner en quelque sorte les animaux, sans déterminer une affection mortelle, c'est ce à quoi Pasteur est arrivé. Il avait d'abord remarqué qu'en inoculant une portion du bulbe d'un chien mort de la rage des rues, dans l'œil d'un lapin, celui-ci mourait généralement au bout de quinze jours, et que si un second lapin était inoculé avec le bulbe du premier, puis un troisième avec le bulbe du second, etc., etc., on arrivait à obtenir une incubation de plus en plus courte. En outre, Pasteur et Roux ayant observé que la dessiccation, au contact de l'air, détruit promptement le virus rabique, supposèrent, avec raison, qu'il devait exister un degré intermédiaire de virulence qui permettait l'inoculation préventive. Mais il s'agissait de trouver le virus fixe qui aujourd'hui forme la base de leur méthode. Ils y parvinrent en multipliant les passages successifs de lapin à lapin, sans aucune interruption. Voici, d'après Nocard, comment l'opération s'effectue :

Chaque jour on suspend dans des flacons stérilisés, renfermant un peu de potasse caustique, destinée à absorber l'acide carbonique et la vapeur d'eau, des fragments de la moelle fraîche de lapin mort de rage de passage, c'est-à-dire d'une rage dont les symptômes se manifestent sept jours après l'inoculation. Chaque jour, on inocule, sous la peau de la région de l'aine des personnes mordues, une pleine seringue de Pravaz de bouillon stérilisé, dans lequel on a délayé un petit fragment d'une de ces moelles en dessiccation, en commençant par une moelle déjà ancienne, vieille de douze à quatorze jours, suivant le cas; l'expérience a démontré, en effet, qu'on peut impunément inoculer : soit dans l'œil, soit dans la cavité arachnoïdienne d'un chien, une émulsion de moelle datant de douze, treize et quatorze jours.

Les jours suivants, on opère de même avec des moelles plus récentes, jusqu'à ce qu'on arrive à une dernière moelle placée depuis un jour ou deux seulement en flacon. Pasteur et Roux ont obtenu les mêmes résultats en inoculant des moelles de virulence croissante, de trois heures en trois heures. Enfin ils ont remarqué que les résultats du traitement étaient d'autant plus satisfaisants, que la quantité de substance injectée était plus considérable, c'est pourquoi l'on a doublé, depuis quelque temps déjà, la capacité des seringues qui servent aux inoculations. C'est Joseph Meister, actuellement en parfaite santé, qui le premier reçut les injections vaccinales de M. Pasteur, injections qui aujourd'hui sont effectuées à l'Institut Pasteur sur une vaste échelle. Leur emploi a réduit le pour cent de mortalité à 0,76 alors qu'il était préalablement de 16. Tout en rendant hommage à l'auteur de cette découverte humanitaire, nous conservons néanmoins une certaine réserve en ce qui la concerne, car les résultats de ces derniers temps n'ont pas été aussi satisfaisants que l'on aurait pu l'espérer. Certains savants se sont même un peu trop vivement déclarés antipathiques ou incrédules; nous sommes convaincu, qu'avec le temps, leur appréciation sera tout en faveur de cette méthode, qui ne demande qu'à être plus complètement étudiée ou dif-féremment effectuée.

Quoi qu'il en soit, et sous l'influence des mesures que nous avons signalées, la rage est un peu moins fréquente, et les morsures largement cautérisées ne sont suivies le plus souvent d'aucun symptôme rabique, si l'on procède à la cautérisation de la manière que nous l'avons prescrite et à l'inoculation préventive de Pasteur. Tous les objets ayant appartenu à un animal enragé étant de peu de valeur, il est prudent de les dé-truire. Les litières seront brûlées, les couvertures éga-lement, à moins de leur faire subir un lavage à l'eau bouillante, et de les désinfecter ensuite. Le chenil sera lavé d'abord à l'eau bouillante, puis à l'eau phéniquée ou contenant en dissolution du bichlorure de mercure ou du sulfate de cuivre, et enfin recouvert, soigneuse-ment, de deux ou trois couches de peinture.

Lorsqu'un animal sera simplement soumis à la sé-questration, mis en surveillance, celle-ci durera au moins soixante jours, et encore ce laps de temps ne permet-il pas une sécurité absolue.

Surra.

Le surra est une maladie à caractère épizootique semblable à la nagana du centre de l'Afrique et qui a causé tout récemment de grands ravages à l'île Mau-rice.

C'est une affection parasitaire du sang, particulière à l'Inde et causée par un infusoire du groupe des *try-panosomes* (fig. 11), lequel est colporté par les mouches suceuses de sang dans le genre de la Tsé-Tsé.

Elle a été observée surtout sur les bœufs et les che-vaux, mais aussi sur les chiens par les Drs Laveran,

Alfred Lesur, Aimé Lesur, Camboulève, Sourrel, etc.

B. Daruty de Grandpré, directeur du Muséum de

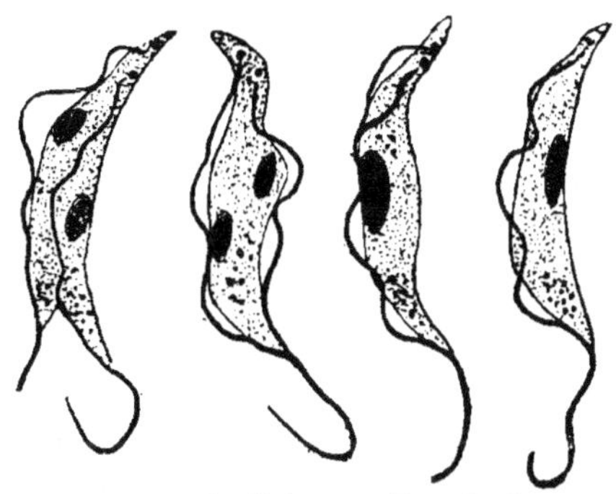

Fig. 11. — Trypanosomes de Nagana (d'après Laveran et Mesnil).

Port-Louis (Ile Maurice), attribue la surra à la piqûre de la mouche *sotomoxis nigra*.

C'est un trypanosome Evansi qui a produit l'épizootie de Maurice

Symptômes. — Le début de la maladie est insidieux ; on observe : de la mollesse d'abord ; parfois l'appétit diminue, puis la fièvre se déclare, atteint et dépasse 41°. Quelques animaux meurent à cette période ; mais la plupart du temps la température, au bout de deux ou trois jours, s'abaisse, soit momentanément, soit sous l'influence du traitement. Des exacerbations peuvent se produire à quatre, cinq, neuf ou dix jours d'intervalle.

Bientôt surviennent des œdèmes assez considérables au poitrail, à l'hypogastre, au fourreau ; ces œdèmes, de nature fibrineuse, ne donnent à l'incision qu'une faible quantité de sérosité dans laquelle on trouve de nombreux trypanosomes. L'anémie survient rapidement et devient extrême. Les conjonctives sont exsangues et la muqueuse buccale blanc d'ivoire. L'appétit cesse complètement et l'animal, bientôt à bout de force, tombe pour ne plus se relever.

Lorsque la mort doit survenir rapidement, d'une façon foudroyante, elle est souvent précédée de phénomènes nerveux.

Les chiens de chasse d'importation européenne, succombent fréquemment, au Tonkin, à une anémie pernicieuse qu'ils paraissent contracter dans la brousse.

M. Blin a observé deux malades : l'un à l'agonie, présentant de l'exophtalmie, de la kératite ulcéreuse et de l'œdème des membres postérieurs ; l'autre, à une période moins avancée de la maladie, était considérablement amaigri, avec respiration anxieuse, souffle labial, cœur affolé, œdème des membres postérieurs, incoordination des mouvements, dépilation générale.

Ces deux animaux étaient couverts de tiques. Le sang renfermait de nombreux trypanosomes.

A l'autopsie, l'extrême augmentation du volume de la rate caractérisait l'affection.

Le parasite fut une fois retrouvé sur un chien de race annamite, amaigri, dépilé par places, gêné dans sa démarche. Ce chien bien nourri reprit rapidement de l'embonpoint, le parasite devint rare dans le sang, et après deux mois d'observation le sujet paraissait guéri.

Le Dr Boucher fait jouer un rôle considérable à l'*ambiance*, et lui attribue de nombreux méfaits dans le développement des maladies en général ; nous croyons qu'en la circonstance, il serait urgent de se préoccuper de cette ambiance, de pratiquer des autopsies nombreuses et des examens microscopiques approfondis.

Nous donnons, ci-après, l'analyse étiologique qui fait partie du rapport que nous avons adressé à la Société de médecine dosimétrique sur la surra, au mois d'avril 1903, ainsi que le traitement dosimétrique que nous conseillons d'expérimenter.

Analyse étiologique des symptômes. — La surra doit être considérée comme une maladie générale à caractère infectieux. Elle débute par des manifestations fébriles de type intermittent ou périodique et témoigne de sa généralisation par son extension phlegmasique, aux systèmes respiratoire, circulatoire et nerveux, ainsi que par son influence dépressive et débilitante. L'un des symptômes prédominants de cette affection est l'anémie, qui, nous l'avons vu, s'accentue avec une telle rapidité, que les animaux arrivent au terme fatal à l'état de cadavres ambulants.

Or, l'anémie, cet état morbide dont les causes sont tellement multiples qu'on ne saurait lui attribuer une origine exclusive, détermine le trouble des fonctions digestives, l'amaigrissement, la diminution de la caloricité, de la force musculaire, de l'activité sensationnelle, etc. Elle se trahit par des œdèmes ou hydropisies diverses, résultant des disproportions des éléments liquides, de la diminution des globules et de l'albumine du sang ; de là une première cause des œdèmes signalés.

Si, nous intéressant de ces œdèmes signalés, nous en cherchons les causes, nous verrons que la vaste surface d'envahissement que présente la peau aux piqûres des mouches contagifères, devient le siège d'une quantité considérable de petits points irrités, autour desquels se forment, dans le tissu conjonctif sous-dermique, de légers épanchements séreux, dont l'importance augmente avec l'acheminement des trypanosomes, et qui, cédant aux lois de la pesanteur, finissent par se réunir dans les parties déclives et constituer les œdèmes importants, signalés au poitrail, au ventre et aux extrémités inférieures des membres.

Du côté du cœur, l'envahissement parasitaire détermine des troubles fonctionnels se traduisant, soit par un affolement, soit par une sédation, dont le résultat est un afflux, et une circulation incomplète vers les extrémités, ayant pour effet de faciliter la transsudation séro-fibrineuse qui constitue, encore une fois, l'épanchement œdémateux.

Les mêmes effets, la même influence s'exercent, mais d'une façon différente, sur le foie et les reins, dont les troubles fonctionnels s'accompagnent d'une élimination incomplète des produits de réjection, ce qui aide plus encore à l'infection générale.

La similitude entre le *surra* et la généralité des maladies infectieuses microbiennes, telles que le charbon, la fièvre typhoïde, le typhus, la fièvre palustre, le choléra, etc., s'affirme aussi, non seulement par la participation du foie et des reins à la phlegmasie générale, mais encore par la répercussion qui s'effectue sur cet organe à fonctions toujours inconnues que l'on nomme la rate.

En effet, dans le *surra* la rate présente toujours une hypertrophie marquée et le foie également. Il eût été intéressant de connaître l'effet du *trypanosome* sur le système ganglionnaire, mais jusqu'à ce jour aucune communication n'a été faite sur ce sujet.

Nous ne chercherons pas à interpréter les phénomènes nerveux qui se manifestent à la dernière période et passerons immédiatement au traitement.

Traitement. — L'épizootie de surra, sévissant à la fois sur les mules, les chevaux, les bœufs et les chiens, et ces animaux étant généralement nombreux dans chacune des exploitations éprouvées, un traitement établi rigoureusement suivant la méthode dosimétrique serait non seulement inapplicable, mais se verrait exclu de la faveur d'un essai, alors même que les expérimentateurs, fervents partisans de cette méthode, fonderaient sur elle leur dernière espérance.

Il faut donc, autant que possible, concilier les exigences médicales avec les difficultés présentées par le grand nombre de malades et la pénurie du personnel affecté à leurs soins :

A la fièvre, aux troubles cardiaques, il faut opposer : l'aconitine et la digitaline.

A l'état cachectique : les toniques ferrugineux et autres.

Aux troubles respiratoires : les arsenicaux.

A l'infection parasitaire : les microbicides de premier ordre que constituent le *sulphydral et l'iodoforme*.

Enfin *pour combattre l'adynamie*, l'affaiblissement fonctionnel et général, c'est à la *strychnine* qu'il faut avoir recours.

Tous ces agents thérapeutiques doivent, étant données la gravité de l'affection et les doses relativement élevées qu'il est nécessaire d'administrer, être granulés dans des proportions sensiblement supérieures aux granules composés à l'usage vétérinaire, ou donnés en poudre.

Le *sulphydral* entre autres, pour agir efficacement sur le surra doit être administré jusqu'à saturation (cheval 60 à 70 grammes, bœuf 80 à 100 grammes, chien 10 à 20 grammes).

En ce qui concerne la strychnine, c'est l'*arséniate* qui doit être préféré ; l'administration en sera faite à dose un peu plus élevée ; mais proportionnellement au degré d'intensité des symptômes.

La *digitaline* et l'*aconitine* qui lui seront associées, avec la granulation habituelle, constitueront la triade antifébrile, renforcée par des toniques comme *quassine, arséniate de fer, cacodylate de sodium,* caféine (*sérum artificiel ?*), etc.

L'appétit sera surexcité par une nourriture aussi variée que possible et l'eau servant aux boissons devra être très pure ou bouillie et au besoin additionnée d'acide citrique, ou de jus de citron naturel ; elle sera donnée à volonté.

Si nous insistons sur l'emploi des arsenicaux, c'est en raison de l'action double qu'ils exercent sur les fonctions respiratoires et cutanées par le fait d'une exhalation destructive pour les parasites et de leur effet maintes fois affirmé sur les manifestations dermiques. Il sera nécessaire d'administrer alternativement deux sortes d'associations médicamenteuses, dont voici la formule :

N° 1.
- Aconitine.
- Digitaline.
- Arséniate de strychnine.
- Hydro-ferro-cyanate de quinine.

N° 2.
- Iodoforme.
- Sulphydral.
- Quassine.
- Arséniate de fer.

CHAPITRE IX

Maladies de la peau.

I. — Maladies cutanées.

§ 1. — Alopécie.

L'alopécie est caractérisée par la chute des poils, par une dépilation locale ou générale survenant comme complication de maladies graves ; à la suite des diverses maladies de peau : *eczéma*, démangeaisons, prurigot, gale, etc., ou bien sans cause apparente.

Les dépilations siègent dans des régions diverses et sont plus ou moins étendues, mais ne s'accompagnent presque jamais de prurit. La peau, dénudée, est souvent recouverte de produits sébo-épidermiques et de rares poils longs, mous ou cassés ; elle reste souple et non altérée.

Traitement. — A l'intérieur :

Arséniate de fer.	1 granule.
Sulphydral	3 granules.

administrés ensemble quatre fois par jour. Prolonger cette administration même après guérison.

Comme traitement externe :

Lavages avec une solution de sublimé à 1 p. 1000.

Lavages avec une décoction de feuilles de noyer très concentrée à laquelle on ajoute quelques gouttes de *l'aurénol*, de *lysol*, ou de crésyl.

8.

Lavages avec une solution de *nitrate de pilocarpine*.

Lavages avec une solution alcoolique de *tannoforme*.

Nous conseillons un léger badigeonnage à l'essence de térébenthine, suivi d'une application de tannate de zinc.

D'autres préconisent des lotions journalières de chloral à 5 p. 100 ou des lotions cantharidées.

§ 2. — Démangeaisons.

La malpropreté des litières, la mauvaise hygiène, unies à un régime échauffant et un manque d'exercice, provoquent fréquemment des démangeaisons.

Celles-ci sont constituées par une sensation particulière, localisée à quelques parties ou s'étendant à tout le corps, qui pousse l'animal à se frotter contre tous les objets qui l'environnent, ou à se gratter avec les ongles afin de calmer le prurit qui le torture.

La satisfaction produite par ce grattage n'est que passagère, et celui-ci doit être effectué de nouveau, après un temps fort limité.

La peau qui, tout d'abord, est le siège d'une très faible rougeur, ne tarde pas à être irritée, présente, çà et là, des parties où le poil est usé et se montre écorchée. Ces écorchures, en se cicatrisant, peuvent faire croire à la gale, mais un examen attentif les différencie assez nettement.

Les démangeaisons sont le symptôme dominant des affections cutanées d'origine parasitaire.

Traitement (Voy. *Prurit*).

§ 3. — Prurit-Prurigo.

Ce n'est en réalité qu'une démangeaison atteignant un degré extrême avec chaleur, douleur et tuméfaction consécutive des parties envahies.

L'anus et la vulve sont des points fréquents de localisation du *prurit*. **En médecine humaine, le prurit de la vulve est désigné sous le nom de vaginisme ou hyperesthésie vulvaire.**

Que l'on ait affaire au prurit anal ou vulvaire, le cas s'accompagne toujours de douleurs plus vives pendant la défécation ou l'urination.

Chez la chienne, il s'observe lors de condylomes du vagin, à la suite de l'eczéma ou de l'herpès, quand l'une ou l'autre de ces affections s'est propagée aux lèvres de la vulve.

Dans les deux sexes, la présence de vers intestinaux ainsi que la constipation opiniâtre, déterminent le prurit de l'anus.

Traitement. — Il faut d'abord s'enquérir de la cause déterminante et combattre cette cause par des moyens appropriés.

Lorsque les démangeaisons ou le prurit siègent sur tout le corps, le moyen le plus sûr d'obtenir un résultat est de modifier complètement le genre de nourriture et les conditions hygiéniques.

1° Soupe au lait, bouillons d'herbes.

2° Nettoyage de la niche ou du chenil à l'eau bouillante et rinçage à l'eau de lysol, de crésyl, laurénol, etc., suivi d'un badigeonnage à la chaux.

3° Tondre entièrement l'animal si la saison le permet, et le soumettre deux fois par jour à des lavages au savon noir et à l'eau tiède effectués au moyen d'une brosse de chiendent souple, bien rincer ensuite. Quand la peau est à peu près sèche, imbiber un tampon d'étoupes avec une solution alcoolique de *tannoforme* et tamponner avec cette solution les parties les plus malades.

Dans le cas où le grattage aurait déterminé des petites plaies, après le tamponnement désigné ci-dessus, recouvrir ces plaies avec la poudre de *tannoforme*.

Les bains sulfureux donnent aussi de bons résultats.

§ 4. — Eczéma.

L'eczéma provient à peu près des mêmes causes que les démangeaisons ; on l'observe fréquemment sur le chien, chez lequel il se présente à la base des oreilles, sur le nez, le milieu de la tête, les organes génitaux et les membres.

Symptômes. — Il y a d'abord une inflammation cutanée, une rougeur de la peau, qui est légèrement tuméfiée ; puis il se forme, à sa surface, un suintement séreux ou séro-purulent suivi d'une desquamation épidermique. Il s'établit quelquefois un liquide visqueux qui, en se desséchant, forme des croûtes lamelleuses d'un jaune brun. Si on enlève ces croûtes, elles se reforment jusqu'à la guérison complète, c'est-à-dire jusqu'à leur élimination totale, parfois suivie d'une dépression de la peau.

L'eczéma passe facilement à l'état chronique ; alors l'éruption est permanente ou s'effectue par poussées successives, pendant lesquelles les surfaces sont peu enflammées et la sécrétion à peu près nulle. Dans l'état aigu, comme dans l'état chronique, la démangeaison est toujours très vive.

L'eczéma est dit *impétigineux* (fig. 12) lorsqu'il est caractérisé par la production de pustules, ordinairement agglomérées, dont l'humeur desséchée se transforme en croûtes jaunâtres et rugueuses. Il se forme même, parfois, des fissures épidermiques, avec sécrétion séreuse.

Traitement. — L'état chronique est très difficile à
guérir. Quant à l'état aigu, il sera traité par les bains

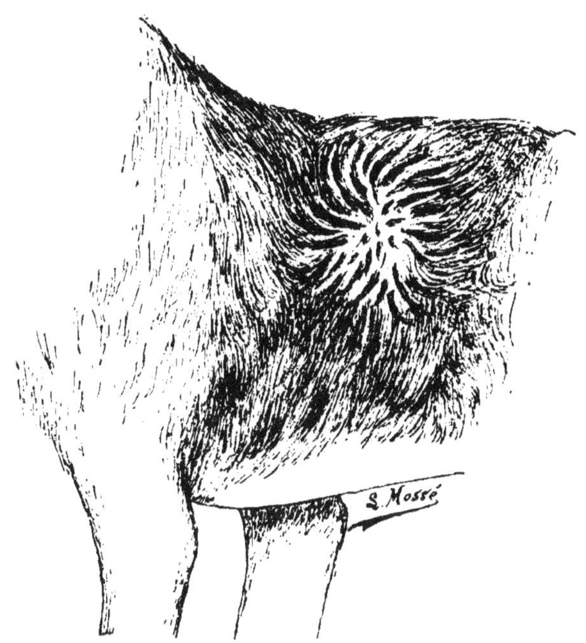

Fig. 12. — Impétigo du chien en pleine période de sécrétion.

émollients et les purgatifs, ou par des lotions semblables
lorsque le mal sera limité à la tète.

Les bains, lorsqu'il y aura absence d'inflammation,
c'est-à-dire à l'état chronique, seront à base de sulfure
de potasse (60 à 125 grammes), ou d'acide chlorhydrique (4 à 5 grammes pour un grand bain); on peut
y ajouter quelques gouttes d'acide phénique.

Contre les démangeaisons, souvent intolérables, on
emploiera :

Glycolé d'amidon...................... .. 250 grammes.
Hydrate de chloral....................... 5   —

Des onctions d'huile activeront la chute des croûtes. Nous conseillons, comme mixture à appliquer sur les surfaces malades, celle dont la formule suit :

Glycérine..............................	200 grammes.
Oxyde de zinc......	1 gramme.
Créoline................................	IV gouttes.
Teinture de cachou....................	10 grammes.
Camphre...........	1 gramme.
Éther	10 grammes.

Traitement dosimétrique de l'eczéma.

Arséniate de fer.
—   d'antimoine.
Vératrine.

A l'intérieur, 1 granule toutes les 2 heures.

Chez les sujets âgés : donner *quassine, arséniate de strychnine* et *arséniate de fer.*

Comme traitement externe :

Lotions avec eau de sublimé 1/1000, *dissolution de sulfate de fer, décoction de feuilles de noyer, teinture de brou de noix, tannoforme.*

Eczéma rubrum.

L'eczéma rubrum ou herpès humide du chien, d'après le docteur Bar de Zurich, ne serait encore qu'imparfaitement connu.

Symptômes. — On aperçoit dès le début, à certaines places, des poils agglutinés ; sous ces poils apparaît une tache rougeâtre de la peau atteignant, après quelques jours, la dimension de la main. Celle-ci, enflammée, plus ou moins humide, simulant assez facilement une plaie.

La surface est recouverte d'un suintement grisâtre isqueux ; elle présente en bordure une zone d'un rouge foncé accentué. Cette dernière partie rouge, est l'inflammation au début, alors que dans le centre, le processus inflammatoire est plus ancien. La peau en ces points est tellement sensible que les animaux manifestent la plus grande crainte du toucher. Dans le centre les poils sont complètement tombés; le derme est entier, mais l'épiderme n'existe plus; à la circonférence les poils sont clairsemés et hérissés.

Cet état peu persister pendant plusieurs semaines, ou bien le centre se dessèche; l'épithélium se régénère, formant un îlot dans lequel les poils émergent des follicules pileux desséchés. Maintes fois survient une guérison spontanée.

L'apparition de nouveaux foyers est en général assez rare; le plus souvent ils se limitent à 1 ou 3. Par contre, les récidives sont fréquemment observées. Cette affection est assez commune. Les races à poil long y sont particulièrement prédisposées. Les foyers se montrent ordinairement aux extrémités, souvent à la tête, puis aussi aux différentes parties du corps. De nombreux cas sont en faveur de la contagion. Comme conclusion, l'*eczéma rubrum* du chien n'est pas un stade de développement de l'*herpès*, mais une maladie spécifique, déterminée par un micrococcus d'une virulence relativement faible et d'une résistance assez grande.

Traitement. — Couper les poils au début. Désinfecter la peau au moyen de la *créoline*, employée chaque jour une ou deux fois. Dans les cas persistants : pommade à l'*oxyde de zinc ou de plomb*, au *tannin*, au *tannoforme* ou au *chrysophorme*.

> Arséniate de soude.
> Sulphydral.
> Iodoforme.

A l'intérieur, 4 fois par jour 1 granule.

§ 5. — Herpès.

L'herpès présente deux variétés : l'une non parasitaire, et l'autre parasitaire.

La première est caractérisée par l'éruption de vésicules grosses comme un grain de millet réunies en groupe sur une base enflammée et occupant une ou plusieurs surfaces bien circonscrites et séparées entre elles par des espaces sains. Il y a une forte démangeaison et chute des poils, dénudation des surfaces.

L'*herpès parasitaire* ou *tonsurant*, dû à la présence d'un trichophyton, est rare dans l'espèce canine ; il débute par des points rouges érythémateux, des vésicules, des pustules ou des squames avec démangeaison et chute des poils.

Traitement. — L'herpès non parasitaire sera traité par les tisanes rafraîchissantes, les purgatifs, les lotions à l'eau de Goulard étendue, la pommade au calomel, les bains sulfureux, etc., etc.

L'herpès tonsurant : par la pommade au turbith minéral (1 gramme à 2 grammes pour 30 grammes d'axonge), les badigeonnages à la teinture d'iode ou les onctions avec une très petite quantité de pommade au biiodure de mercure. Comme pour l'eczéma, il faut donner l'arsenic à l'intérieur ; la liqueur de Fowler de 4 à 8 gouttes, la liqueur de Pearson 10 à 20 gouttes, ou les sels d'arséniate d'antimoine et d'arséniate de strychnine.

Brûlures.

Les brûlures peuvent être du premier, deuxième ou troisième degré, suivant qu'elles s'accompagnent :

1° D'une simple rougeur sur la peau ;

2° D'une cloque ou soulèvement de sérosité ;

3° De destruction, de mortification du derme.

1° *degré*. — Le premier degré est caractérisé par de l'irritation ou érythème qui consiste dans une rougeur de la peau et une brûlure de l'extrémité des poils.

2° *degré*. — Dans le deuxième, les poils sont détruits, la peau tuméfiée et l'épiderme est séparé du derme, par une sécrétion séreuse, limpide, qui constitue les phlyctènes.

3° *degré*. — Le troisième degré amène une destruction complète des tissus et des follicules pileux, avec formation d'eschares, éliminées ensuite par la suppuration.

Traitement au premier degré: bains froids, douches, compresses picriquées, de neige ou de glace.

Au 2° degré, percer les vésicules, puis sur les surfaces atteintes, lotions antiseptiques ou picriquées et applications de *vaseline phéniquée, iodoforme*, de *liniment calcaire*, d'*alun*, de *sulfate de fer*, de *collodion*, de blanc d'œuf, etc., etc.

Quand la douleur est vive: *vaseline iodoformée* et *cocaïnée*; *cérat opiacé, pommade à l'extrait de belladone* additionnée de *camphre*.

Au troisième degré, quand il y a gangrène de la peau et des tissus, favoriser l'élimination des eschares ou sphacèles et toucher les granulations avec l'*alcool* ou le *nitrate d'argent*.

Éponger les plaies avec une solution antiseptique et saupoudrer avec *gomme arabique* finement pulvérisée *ou le tannoforme*.

Voici quelques formules, préconisées par divers vétérinaires:

Vaseline...........................	100 grammes.
Essence de thym..................	ãã 50 centigr.
— de géranium..............	
Naphtol...........................	1 à 5 grammes.

J. PERTUS. — *Le Chien.*   9

Tannoforme..................................⎫
Alcool.....................................⎬ āā 10 grammes.
Éther.....................................   80   —

Recommandé.

———

Iodoforme...........................   1 gramme.
Vaseline............................   10 grammes.
Lanoline....   20   —

Hydrate de chaux...................   3 grammes.
Glycérine........................... 150   —
Éther..............................   3   —

Recommandé.

———

Acide picrique.....................   10 grammes.
Alcool à 65°........................   50   —
Eau distillée....................... 1000   —

———

Huile de lin........................⎫ āā 30 grammes.
Eau de chaux.......................⎭

Huile d'olive.......................   60   —
Eau de chaux......................⎫ āā 10   —
Salol.............................⎭

Ces deux dernières formules sont des liniments calcaires ; celle qui contient du salol est antiseptique.

Brûlures par les acides. — Sécher avec du coton antiseptique ; tamponner avec une solution de *carbonate de soude* ou d'ammoniaque à 10 p. 10 000 saupoudrer de craie.

Brûlures par le phosphore. — Panser avec la *pulpe de feuilles d'aloès* et une solution d'*hydrate de magnésie.*

Plaies.

Les proportions de cet ouvrage ne nous permettent pas d'étudier, une à une, les nombreuses variétés de plaies qui, suivant les causes qui les produisent, ont été divisées en plaies par instruments tranchants, piquants ou contondants, plaies par morsures, brûlure ou armes à feu, etc., et qui de plus sont superficielles ou profondes, régulières ou irrégulières, simples ou compliquées.

Nous nous limiterons donc à la description générale des plaies, intéressant la peau ou la couche superficielle du tissu musculaire et présentant un caractère simple.

On désigne, sous le nom de plaies, des solutions de continuité pouvant intéresser la peau, le tissu musculaire ; la charpente osseuse ou des organes internes plus ou moins importants. Dans les limites où nous nous restreignons, la plaie limitée à une *coupure* de la peau n'est suivie généralement que d'une hémorragie insignifiante, quelquefois presque nulle ; il suffit d'en rapprocher les bords par une suture (Voy. *Sutures*) pour en favoriser la cicatrisation par première intention.

Si les bords se sont desséchés, en un mot si la coupure date de quelques jours, la cicatrisation nécessitera qu'ils soient ravivés.

Lorsque la plaie présente l'irrégularité que provoque *une déchirure* de la peau, le rapprochement par la suture est impossible ou incomplet, alors la cicatrisation s'effectue par seconde intention et réclame : soit un pansement avec bandage, soit l'emploi des agglutinatifs comme : le diachylon, le taffetas gommé, la toile dextrinée, la térébenthine, la poix, le collodion, etc.

Si la peau est éraillée, usée en quelque sorte sur une large étendue et une épaisseur intéressant la couche profonde du derme, c'est aux cicatrisants que l'on a recours ; ce sont : l'alcool et les teintures dont il forme la base, teinture d'aloès, d'arnica, de brou de noix ; ou des poudres comme celles de sulfate de fer, de cuivre, de charbon, de tan, d'alun, etc. Celles-ci s'emploient rarement seules ; elles servent, au contraire, à empêcher le contact de l'air et des poussières, tout en ajoutant une action spéciale, médicamenteuse, à celle des teintures employées simultanément.

Quel que soit le médicament employé, il est toujours utile de lui adjoindre un antiseptique quelconque ; les plus usités sont l'acide phénique, la créoline et le crésyl.

Les *plaies de mauvaise nature* ont un aspect blafard et ne bourgeonnent pas ; leur cicatrisation est lente, souvent incomplète, et certaines d'entre elles se reproduisent à des époques déterminées, en été par exemple (plaies d'été) sous l'influence d'une cause insignifiante, incapable, du reste, de les provoquer en dehors de ces conditions de prédisposition et de nature spéciales.

Les *plaies par morsure* sont l'équivalent des plaies par piqûre, coupure ou déchirure suivant le cas ; elles ne prennent d'autre gravité que lorsqu'elles s'accompagnent d'une inoculation de salive rabique ou venimeuse. Dans ce dernier cas elles nécessitent un débridement et une cautérisation.

La multiplicité des agents appropriés au traitement des plaies avec un succès affirmé, rend le choix de ceux-ci fort difficile et fait l'objet de nombreuses controverses.

Les Anglais et plus spécialement Dun ont remarqué, par exemple, que les solutions fortes de *permanganate de potasse* sont irritantes et caustiques. Wood recommande de leur adjoindre une certaine quantité d'*acide borique.*

Permanganate de potasse................. 1 gramme.
Acide borique.......................... 2 grammes.

Le Dʳ Le Grix accorde une grande faveur à l'acide salicylique : en conséquence, nous serions assez partisan de substituer à l'acide borique, l'*acide salicylique*, dans la formule ci-dessus et malgré notre ignorance sur l'effet de la substitution, nous ne restons pas moins convaincu de l'obtention d'un résultat satisfaisant.

Le tannoforme que nous préconisons en maintes circonstances, semble devoir obtenir son maximum d'appropriation dans le traitement des plaies, en raison de ses doubles propriétés astringentes et antiseptiques.

Le Dʳ Gaétano (de Naples) conseille, dans les cas où on a recours à une suture de plaie, de tremper les objets de suture et les couches d'ouate de pansement dans un mélange composé de :

Alcool.............................. 100 grammes.
Acide acétique......................... 1 gramme.

Lucas-Championnière a reconnu que lorsqu'il s'agit d'attaquer une plaie suppurante, l'action de la plupart des antiseptiques devient irrégulière et aléatoire, le *sublimé* est sans valeur, l'*acide phénique* agit mal et lentement, le *permanganate de potasse* réussit quelquefois. L'*eau oxygénée* est pour lui le seul antiseptique réellement efficace, mais à condition de le laisser longtemps en contact avec la plaie, au lieu de faire des lavages rapides.

II. — Parasites de la peau.

§ 1ᵉʳ. — Puces. — Poux. — Tiques.

Puces. — La puce est, de tous les parasites de la peau, celui que l'on rencontre le plus souvent chez le chien adulte et surtout chez le jeune chien encore à la mamelle. Cet insecte (fig. 13) a les jambes et la tête d'un

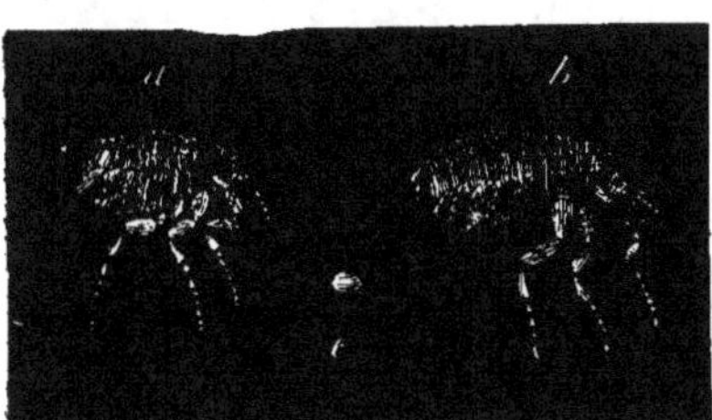

Fig. 13. — Puce.

a, mâle ; *b*, femelle ; *c*, œuf.

brun jaunâtre ; la tête est épineuse, pourvue d'antennes un peu plus longues que celles de la puce de l'homme ; les yeux sont plus petits. Son mode de génération est à peu près le même, sauf que les œufs restent plus facilement dans les poils. Le corps est ovale, comprimé,

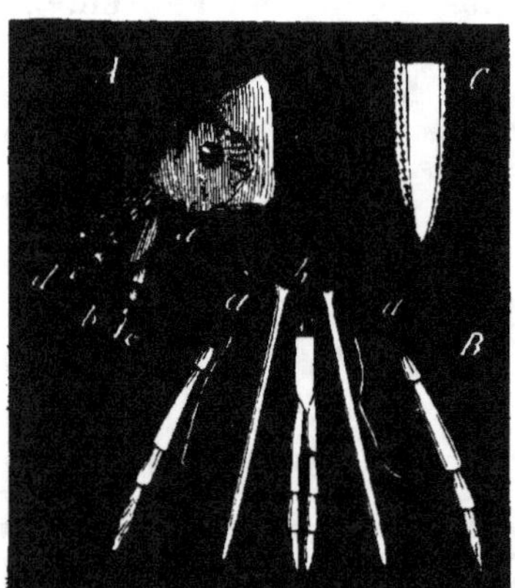

Fig. 14. — Puce. Appareil buccal.

A, tête ; *a*, mâchoire gauche ; *b*, lancettes ou mandibules ; *c*, palpe labial gauche ; *d*, palpes maxillaires ; *B*, rostelle développé ; *aa*, mâchoires inférieures, chacune avec son palpe : *bb*, lancettes ou mandibules ; *c*, lèvre inférieure avec ses deux palpes ; *C*, extrémité d'une lancette.

divisé en douze segments, dont trois segments composent le corselet et sept l'abdomen. Les pattes sont assez grandes, surtout les postérieures qui servent à sauter. La bouche (fig. 14) se compose de trois sortes de parties : de palpes quadriarticulés, de deux lames spadiformes, dentées sur leurs deux tranchants par lesquelles les animaux opèrent leurs piqûres. Les puces sont unisexuées ; le mâle est moitié plus petit que la femelle ; l'accouplement a lieu ventre à ventre et la génération est ovipare ; chaque œuf donne une larve apode ; la nymphe s'enveloppe d'une petite coque. Bien que leur nombre soit peu important en général, il arrive parfois que l'animal en est littéralement couvert ; alors, énervé par les piqûres qu'elles effectuent, il se gratte sans cesse et arrive à s'écorcher, à se dépiler ; c'est à peine s'il peut manger et dormir.

Lorsque le fait se produit, il devient nécessaire de détruire ces puces, et pour cela, il faut surtout s'attacher aux larves, qui sont toujours plus ou moins disséminées, dans la couche ou sur les parois du chenil. Celui-ci sera nettoyé à fond et ainsi que les couvertures recevra un bon échaudage à l'eau bouillante.

En ce qui concerne le chien lui-même, deux procédés peuvent être employés. Le premier consiste à le laver au savon noir, en ayant le soin de produire beaucoup de mousse et de la laisser quelques instants séjourner sur la peau. Les puces ne tardent pas à monter à l'extrémité des poils ; le mieux alors est de lancer le chien dans une rivière ou un ruisseau ou de l'arroser à grands seaux d'eau, de façon à entraîner et noyer les puces. Ce premier lavage étant fait, on étend sur toute la surface du corps, à rebrousse-poil, une certaine quantité de pétrole, qu'on laisse séjourner cinq minutes environ. Cette huile détermine l'apparition des derniers parasites dont on achève de débarrasser l'animal par un nouveau lavage au savon noir.

Le deuxième procédé est à peu près le même que le précédent ; il ne diffère que sur l'application, intermédiaire entre les deux lavages, d'une infusion de poudre de pyrèthre phéniquée au lieu de pétrole.

Poux. — Les poux sont de deux espèces : la plus grosse, *Trichodecte latus* ; la plus petite, *Hematopinus*

piliferus. Ce dernier, que l'on rencontre le plus fréquemment (fig. 15), a la tête petite, les yeux difficiles à
voir; sa couleur est uniformément brune, son corps
ovalaire et recouvert de nombreux poils bruns; il
mesure environ 2 millimètres et demi. Leur nombre
est toujours inférieur à celui des puces; ils ne se présentent que rarement et sur des chiens manquant d'hygiène. Leurs piqûres produisent une démangeaison
plus vive, plus persistante que celles des puces; le grattage s'effectue longuement, à des intervalles très rapprochés.

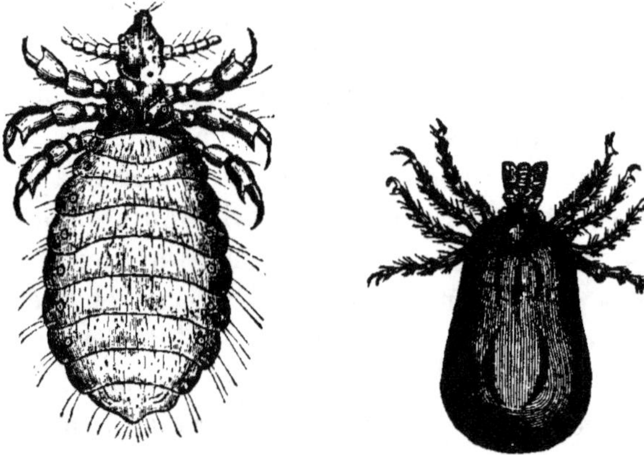

Fig. 15. — *Hematopinus piliferus*.   Fig. 16. — Ixode du chien.

Les animaux à poils longs seront complètement
tondus, puis lavés et traités comme pour les puces.
On peut employer pour les lavages au savon, 50 grammes
de carbonate de soude par litre d'eau. Même désinfection du chenil.

Tiques [*Ixodes ricinus*] (fig. 16). — Ce sont des
parasites que l'on rencontre très fréquemment dans les
bois, où ils vivent par terre, sur les feuilles, sur les
arbrisseaux, etc. Ils ont une tête courte et un corps

relativement énorme, arrondi et de couleur jaune terreux. Ils sont suspendus par deux pattes seulement ; les autres sont écartées et fixent le parasite sur une partie quelconque du corps de l'animal qui passe à sa portée. Lorsque les tiques se présentent sur un chien, leur nombre est fort limité et, comme elles sont très visibles, leur extraction est des plus faciles. Les femelles de tique sont très prolifères et il suffit que l'une d'elles soit introduite pleine dans un chenil, pour que celui-ci en soit bientôt infesté et pour longtemps. En conséquence, l'échaudage du chenil s'effectuera avec soin et surtout sans omettre le plafond, sous peine de destruction incomplète. Il est bon, lorsque la nature de la niche le permet, de faire un badigeonnage à l'eau de chaux.

Moyen d'empêcher les chiens d'avoir des poux et des puces. — On peut empêcher les chiens d'avoir des poux et des puces par les moyens suivants :

1° Mêler des feuilles de noyer à la litière ;

2° Remplacer la paille des niches par du chiendent ;

3° L'eau de chaux détruit les larves ;

4° Frictions avec du tabac en poudre sur tout le corps excepté autour des yeux, des lèvres et du nez ;

5° Faire des niches dans de vieux fûts de pétrole. Ne pas employer ce moyen pour les chiens de chasse, car l'odeur du pétrole nuit au flair.

Moyens pour préserver les chiens des piqûres de mouches, de tiques et de taons. — Un moyen préconisé dans la *Gazetta agricola*, revue italienne, consiste à frictionner les chiens avec une décoction de :

Feuilles de tabac............................	100 grammes.
Eau..	1 litre.

ou bien :

Asa fœtida............................ 60 grammes.
Vinaigre.............................. 150   —
Eau.................................. 200   —

Le professeur del Guercio trouve très efficace l'usage d'une solution de 5 grammes de pétrole dans 100 grammes d'huile. Il essaya ce préservatif sur des animaux, qu'il fit passer au milieu des bois habités par des taons, tiques et autres mouches et observa que très peu d'entre eux furent piqués et que ceux-ci ne se ressentirent pas des piqûres.

Gale.

Les gales sont des affections cutanées dont l'origine parasitaire a été fort longtemps méconnue. Elles sont déterminées par des animalcules de l'ordre des acariens et de la classe des arachnides qui appartiennent tous à la famille des sarcoptidés. Suivant que le parasite est un sarcopte, un psoropte, un symbiote ou un dermatodecte, la gale est dite symbioptique, sarcoptique, psoroptique, etc.

L'acare n'est visible qu'au microscope. Il détermine, par sa présence sur la peau, une sensation de démangeaison excessive, qui est un symptôme commun à toutes les gales.

On observe, dans l'espèce canine, la *gale sarcoptique* et la *gale folliculaire* ou démodectique ; ce sont des maladies contagieuses.

Avant de développer les symptômes de la gale sarcoptique et folliculaire ou démodectique, nous allons décrire les parasites qui les déterminent.

Sarcopte (fig. 17). — Le sarcopte se reconnaît à son corps large, ovalaire, assez analogue à celui de la tortue; il est obtus aux deux bouts, convexe en dessus, plat en dessous, marqué de stries sinueuses symétriques; le céphalothorax est à quatre segments assez distincts les uns des autres. A l'abdomen visible surtout sur les côtés; de nombreuses saillies cutanées, coniques, aiguës, de véritables écailles très favorables pour s'implanter le dos dans l'épiderme au moment du travail des mines, interrompent les stries du corps; il est dépassé en avant (fig. 18, p. 156) par un rostre mobile, incliné, aplati, onguiforme, en partie caché sous la nuque et pourvu de palpes élargis, à trois articles, bordés de deux joues carinées, membraneuses, transparentes; les mandibules sont épaisses, courtes, en pinces didactyles, dentelées. Les pattes sont épaisses, courtes, coniques, les antérieures un peu rétractiles; les tarses sont pourvus de deux mamelons coniques et d'une ventouse articulée sur un pédicule d'une seule pièce.

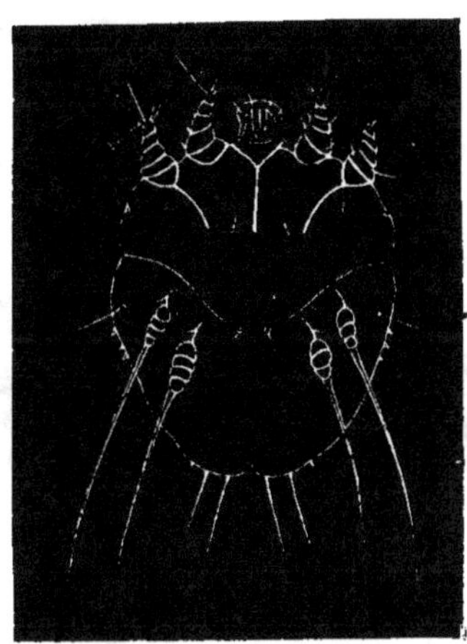

Fig. 17. — Sarcopte du chien, vu du ventre.

La femelle mesure 0^{mm},40 à 0^{mm},47 de long sur 0^{mm},30 à 0^{mm},35 de large; elle a l'oviducte sur le milieu de la face inférieure des troisième et quatrième anneaux céphalo-thoraciques; la deuxième paire de pattes postérieures porte, chacune, une longue soie tarsienne et pas de ventouse.

Le mâle est bien plus petit que la femelle, il mesure 0^{mm},25 à 0^{mm},28 de long et 0^{mm},18 à 0^{mm},20 de large; il a un organe génital assez complexe, placé entre les

deux dernières paires de pattes ; le tarse de la quatrième paire de pattes est pourvu d'une ventouse pédi-
culée au lieu de la soie qu'on remarque chez la
femelle. Il a moins de saillies cutanées, le dos moins
épineux. Les mâles
sont bien moins nom-
breux que les femelles,
et on ne les découvre
que difficilement. Ces
parasites, comme ceux
que nous allons décrire
et tous ceux qui déter-
minent les différentes
gales d'une façon gé-
nérale, ne peuvent être
vus qu'au microscope.

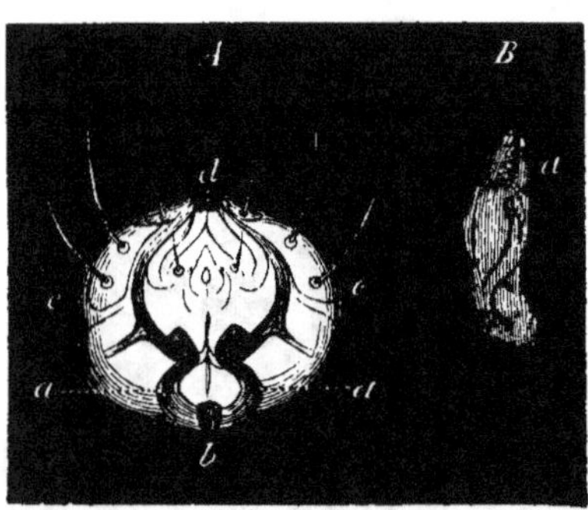

Fig. 18. — Sarcopte.

A, Rostre isolé, auquel on a enlevé
les deux mandibules ; *aa*, mâchoires ; *b*, menton ; *cc*, palpes maxillaires énormes à trois articles et portant trois poils ; *d*, lèvre inférieure,
avec sa petite languette lancéolée
dans le milieu, et portant deux petits poils ; *B*, une mandibule isolée ;
a, son crochet.

Gale sarcoptique.
— C'est à la tête, sous
le ventre et à l'origine
de la queue, qu'on la
constate surtout. Il y
a démangeaison et
grattage réitéré, soit avec les griffes, soit contre les
corps environnants ; puis une production de boutons
papulaires et une desquamation, à laquelle adhèrent
les poils agglutinés, laissant à sa place une surface
humide, dénudée. Il se forme des croûtes qui se
détachent et les boutons ne font plus saillie à la surface de la peau ; mais bientôt de nouvelles squames
épidermiques recouvrent de nouveau la région et sont
tôt ou tard remplacées par des croûtes brunâtres,
dues à un exsudat, qui agglutine les poils. La fréquence et l'intensité des grattages finit par déterminer

une inflammation de la peau se manifestant par de larges plaques rouges (gale rouge).

Les sarcoptes se trouvent sous l'épiderme qui adhère
aux croûtes; leur développement en grand nombre
amène parfois, avec des altérations profondes de la
peau et la surexcitation que provoque la démangeaison,
une perte d'appétit, un amaigrissement, une émaciation
extrême qui se termine par la mort. Celle-ci peut être
aussi le résultat d'une sorte d'asphyxie cutanée, par
arrêt complet de fonctionnement. Après la guérison,
le poil repousse assez rapidement, mais il n'a pas tout
à fait la même souplesse, le même brillant. La gale
sarcoptique se transmet, par cohabitation ou contact,
aux autres animaux et même à l'homme chez lequel sa
durée est généralement courte. Ajoutons en terminant
que le sarcopte se creuse des sillons sous l'épiderme
mais qu'il est disséminé de çà et de là, contrairement
au psoropte. Celui-ci n'a pu être acclimaté sur le chien,
bien que certains auteurs ou vétérinaires disent l'avoir
observé.

Traitement. — La gale étant contagieuse, il faut
éviter avec soin le contact des animaux sains avec les
animaux malades et, après guérison, procéder à une
désinfection complète. Le traitement, quel qu'il soit,
doit être précédé d'un tondage au moins local, c'est-à-
dire de toutes les parties présentant des croûtes. Nous
sommes partisan du tondage complet qui, d'abord,
permet de ne laisser aucune partie malade sans traitement, facilite l'application des remèdes et enfin rend
l'aspect extérieur de l'animal moins repoussant, moins
défectueux au coup d'œil.

Le chien étant tondu, on procède à des lavages à l'eau
tiède et au savon noir, au moyen d'une brosse de chiendent, en ayant le soin de frotter assez fort, sans cepen-

dant dépasser certaines limites. On applique ensuite et on fait pénétrer par frottement, sur tout le corps, une série de pommades, de liquides ou de poudres, dont le choix et le résultat varient avec chaque médecin ou mode d'emploi.

Nous citerons la glycérine phéniquée, la décoction de tabac, l'huile créosotée, l'essence de térébenthine ; celle-ci est un peu irritante et la peau se ressent des applications réitérées auxquelles on est forcé d'avoir recours.

Les préparations sulfureuses comme la pommade soufrée, la pommade d'Helmerich, les bains de sulfure de potasse donnent d'assez bons résultats.

Fettick, assistant de clinique à l'École supérieure de Budapest, préconise l'*endermol* (mélange d'acide *salicylique* et de *nicotine*). C'est une poudre soluble, qu'il emploie sous forme de pommade à 1 p. 100. (Éviter le léchage.)

Chaque application doit être précédée d'un nouveau lavage pour lequel on peut faire usage du savon phéniqué.

Lorsque le chien doit être placé dans un bain, il est inutile de le sécher, mais il n'en sera pas de même lorsqu'on mettra à profit l'une des pommades ci-dessus désignées ; alors, l'application ne sera faite que lorsque l'animal sera complètement sec.

Gale folliculaire. — La gale folliculaire, due au demodex (fig. 19), est spéciale au chien et au chat et présente comme particularité le séjour des parasites dans les follicules pileux et sébacés de la peau. Elle siège primitivement sur les joues et les lèvres ; on la voit aussi sur les organes génitaux du mâle et quelquefois sur les reins.

Le *demodex* (fig. 20) est un acarien long de $0^{mm},3$ à $0^{mm},6$ et large de $0^{mm},2$ à $0^{mm},3$, son corps paraît un peu aplati, d'un gris blanchâtre et demi-transparent.

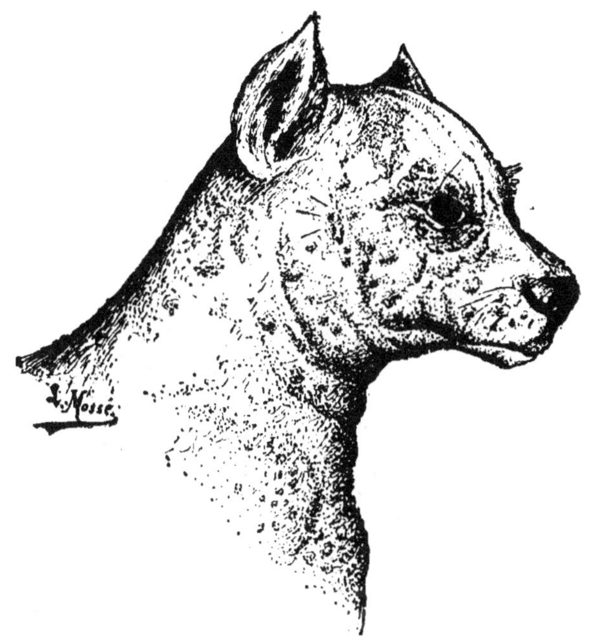

Fig. 19. — Tête et cou de jeune chien affecté
de gale démodectique.

Sa tête est confondue avec le corselet, et forme un céphalothorax oblong. Son rostre est petit et composé de deux palpes latéraux avec un suçoir entre deux. L'abdomen, petit dans les jeunes, s'allonge dans les adultes, s'atténue et se termine un peu en pointe ; cet abdomen, qu'on pourrait comparer à une énorme queue, donne à l'animalcule une apparence vermiforme. Les pattes, au nombre de quatre paires chez les adultes (trois paires chez la larve), sont également rapprochées, assez courtes, conoïdes et terminées par trois crochets.

Quand le demodex marche, ses petites pattes se meuvent alternativement et avec assez de vivacité ; elles sont aidées par les palpes et par le rostre, ainsi que par des contractions vermiculaires de la partie abdominale.

Le demodex est ovipare ; ses œufs sont énormes rela-

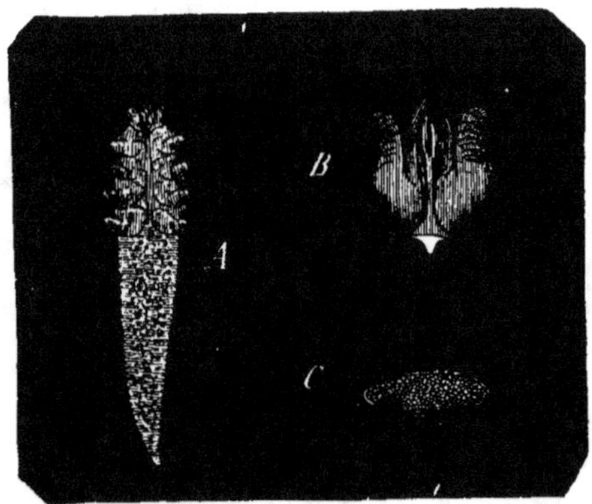

Fig. 20. — Demodex.

A, l'animal vu du ventre ; *B*, son rostre isolé; *C*, son œuf.

tivement à la taille de l'animal ; allongés et un peu pointus à chaque extrémité, ils sont déposés dans les follicules qu'habitent les acariens. Ces arachnides vivent générale ment en petites sociétés; on en trouve jusqu'à quinze et même dix-huit, dans un seul follicule. Les demodex se tiennent parallèlement à l'axe du follicule, la tête tournée contre le fond du sac.

Symptômes. — Il se produit, dans ces parties, de petites tumeurs de la grosseur d'une lentille dont la pression fait sourdre un liquide d'abord séreux, puis purulent. Des squames puis des croûtes se forment sur la peau épaissie. La démangeaison n'est pas aussi forte que dans la gale sarcoptique et le grattage est douloureux. Le poil tombe ; si on l'arrache et qu'on examine le bulbe au microscope, on y aperçoit un demodex. C'est une maladie très longue, très difficile à guérir : les animaux qui la présentent dépérissent rapidement et répandent une odeur désagréable.

Traitement. — La gale folliculaire a une intensité de contagion fort variable ; néanmoins elle réclame l'isolement des malades. Le traitement est d'autant plus impuissant que le parasite est logé profondément ; aussi doit-on lui opposer plusieurs médicaments à la fois, en intervertissant leur emploi, en un mot essayer un peu tout.

Les substances employées sont : la teinture d'iode en badigeonnages, l'essence de

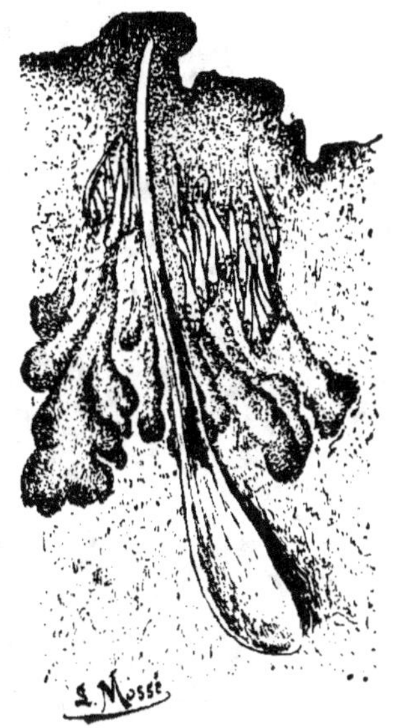

Fig. 21. — Disposition des *demodex* dans les glandes sébacées.

genièvre, le baume du Pérou, la pommade mercurielle ou celle de biiodure de mercure, à la benzine, 1 gramme pour 4 d'axonge, à l'iodure vert de mercure, au nitrate d'argent, etc.

La tonte et les lavages comme pour la gale sarcoptique précèderont les applications et les mêmes précautions hygiéniques seront observées.

Méthode de Roth. — Pendant l'année scolaire de 1899-1900, quinze chiens ont été traités à la clinique de l'école de Leipzig par la méthode de Roth.

Cette méthode consiste à enlever la plus grande partie de l'épiderme recouvrant les régions affectées au

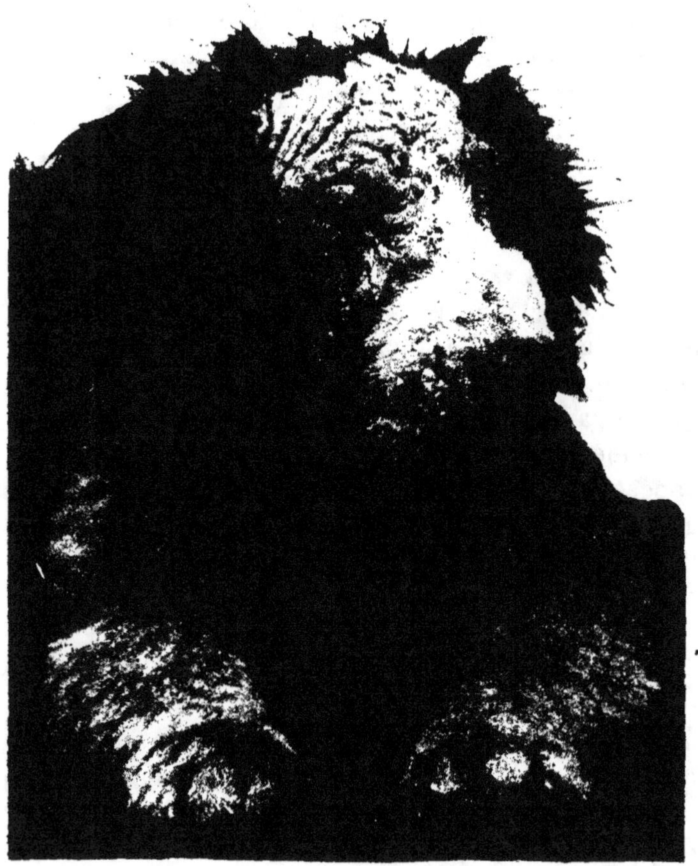

Fig. 22. — Gale démodectique du chien à une période avancée.

moyen d'un rasoir, jusqu'à ce que des gouttes de sang perlent.

La plaie est alors lavée avec une solution à 1 p. 100 de *sublimé* et pendant plusieurs jours saupoudrée avec un

mélange d'*iodoforme* et d'*acide borique* ou de *xéroforme*. Treize cas ont été guéris après une seule opération, les deux autres après deux opérations. Dans un
cas, la deuxième opération fut pratiquée huit jours
après la première; dans l'autre, deux mois après.

Le demodex, qui est dans les follicules pileux, et
échappe à l'enlèvement par le rasoir, est tué par les
solutions utilisées ou simplement par la dessiccation.

CHAPITRE X

Maladies de l'appareil respiratoire.

I. — Coryza.

Le coryza, vulgairement appelé *rhume de cerveau*, est une affection qui s'observe de temps à autre chez le chien, mais qui n'atteint jamais, dans cette espèce, beaucoup de gravité.

Étiologie. — Les causes de cette maladie sont celles de l'angine et de la bronchite.

Symptômes. — La maladie consiste dans une inflammation plus ou moins accusée de la pituitaire et surtout de la muqueuse qui tapisse les sinus frontaux. Elle se caractérise d'une façon particulière, au début, par des éternuements fréquents qui activent l'écoulement d'un jetage, d'abord séreux, puis muqueux, épais et jaunâtre, adhérant aux ailes du nez. Ces éternuements cessent ou à peu près avec l'apparition du jetage muqueux, mais peuvent néanmoins subsister avec lui.

Il y a céphalalgie ; l'animal est abattu, mou, indolent ; il ne mange qu'avec peu d'appétit et une sorte de dégoût.

Le coryza se complique fréquemment d'angine, alors sa durée est plus longue ; mais, d'une façon générale, celle-ci ne dépasse guère cinq ou six jours.

Traitement. — Quelques fumigations journalières

avec des plantes aromatiques suffiront à guérir cette affection. Nous conseillons :

<table>
<tr><td rowspan="5">Pour trois
fumigations.</td><td>Feuilles de noyer..........</td><td>30 grammes.</td></tr>
<tr><td>Baies de genièvre..........</td><td>30 —</td></tr>
<tr><td>Goudron de Norvège.......</td><td>30 —</td></tr>
<tr><td>Acide phénique...........</td><td>10 gouttes.</td></tr>
<tr><td>Eau chaude...............</td><td>3 litres.</td></tr>
</table>

Avec cette formule on constitue trois fumigations en employant chaque fois le tiers des doses fixées pour chaque médicament. Soins hygiéniques. Bonne température.

Coryza déterminé par la linguatule. — La présence, dans les cavités nasales du chien, de la linguatule tænioïde ou *linguatula rhinia* ou *pentastoma tænioïde* détermine un coryza très prononcé.

L'animal se frotte à chaque instant le nez contre les corps mous ou durs qui sont dans son entourage, se gratte avec ses pattes et éternue fréquemment, d'une façon convulsive et saccadée. Il y a un catarrhe nasal chronique ; la respiration est parfois ronflante et si gênée qu'on observe des symptômes asphyxiques (fig. 25).

Le parasite, de l'ordre des arachnides, vit dans le foie, le poumon, les ganglions mésentériques du bœuf, du cheval, du lièvre, du chat.

La larve, encore appelée linguatule denticulée, a de 6 à 8 millimètres de largeur. Les femelles se fixent dans les anfractuosités des cavités nasales et surtout dans le cul-de-sac du méat moyen, dans les volutes ethmoïdales ; les mâles se répandent un peu partout, même jusque dans l'arrière-bouche.

Traitement. — Injections nasales de térébenthine,

de crésyl, de lysol, d'ammoniaque, de chloroforme en

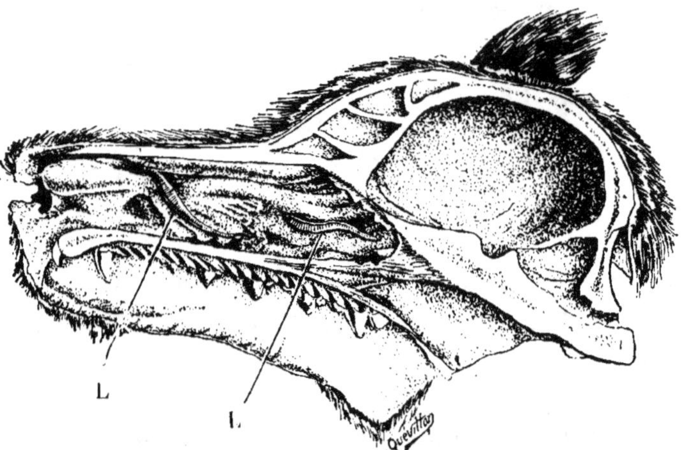

Fig. 23. — Tête de chien divisée longitudinalement, montrant
deux linguatules dans les cavités nasales (Cadéac).

LL, linguatules.

solutions. Le traitement est difficile à appliquer et peu
souvent efficace.

II. — Angine pharyngo-laryngée.

Nous décrivons, sous ce nom, l'état inflammatoire du
pharynx et du larynx, qui, bien que pouvant exister
séparément sur chacun de ces organes, fait généralement participer l'un d'eux à la phlegmasie de l'autre
en raison de leurs rapports immédiats.

Étiologie. — L'angine est généralement déterminée
par l'action de l'air froid, la préhension de boissons
froides ou irritantes, les changements de température,
la compression du collier, le refroidissement brusque,
la poussière des chemins, etc., etc.

Symptômes. — Le début ne se manifeste par aucun symptôme extérieur : l'animal boit peut-être un peu plus que d'habitude et c'est tout. A la période d'état, la gorge présente une sensibilité plus ou moins accentuée, et dans le cas de pharyngite, on remarque une grande difficulté dans la déglutition des liquides. Les solides, qui offrent plus de prise aux contractions pharyngiennes, et ne les réclament pas d'une façon aussi prononcée, pour effectuer la déglutition, sont avalés avec beaucoup moins de douleur. En même temps, l'animal tousse : un jetage apparaît ; il est d'abord faible, séreux, puis devient plus abondant et plus épais. L'angine pharyngée ne donne jamais lieu, chez le chien, à un jetage très abondant ; il n'en est pas de même de l'angine laryngée, qui se transmet à la trachée et aux bronches avec une grande facilité, et dont le jetage est augmenté d'un peu de sécrétion trachéale et bronchique, et, de ce fait, modifié dans sa nature.

La toux peut atteindre une telle violence, un caractère tellement quinteux, que l'animal, après un accès de quelques minutes, vomit en abondance, et se montre fatigué, abattu. Ce caractère spécial de la maladie lui a valu le nom d'*angine nerveuse* ou *striduleuse*. Il y a un peu de fièvre. L'angine pharyngo-laryngée dure de huit à dix ou quinze jours, suivant l'intensité des phénomènes inflammatoires. L'état chronique est rare, et le chien qui le présente a un timbre de voix tout particulier, ressemblant assez à un bruit de pot fêlé.

Traitement. — L'animal doit être maintenu à une douce chaleur et ne doit boire qu'à la température ambiante.

Le traitement se compose de :

Onctions sur la gorge, suivies de l'application d'un bandage ouaté avec :

>Huile tiède.
>Cérat saturné ou opiacé.
>Onguent populéum, etc., etc.

Boissons excitantes, chaudes et miellées. Ce traitement suffit aux cas peu graves, mais si les phénomènes inflammatoires, la toux, le jetage apparaissent nettement, il sera préférable de provoquer une dérivation par l'application locale de :

>Teinture d'iode ;
>Huile sinapisée ;
>Cataplasme de farine de moutarde,

avec administration de trois cuillerées à bouche (deux fois par jour) de la potion suivante :

Miel	10 grammes.
Infusion de tilleul	230 —
Chlorate de potasse	4 —
Alun	5 —

ou celle-ci :

Sirop de diacode	30 grammes.
Décoction de feuilles de ronce	200 —
Borate de soude	1 gramme.
Bromure de potassium	1 —

Quand la toux est très pénible, quinteuse, en un mot, quand l'angine est striduleuse, on emploie la potion ci-après :

Infusion de bourrache	250 grammes.
Camphre monobromé	1 gramme.
Miel	20 grammes.
Eau de laurier-cerise	30 —
Chlorhydrate de morphine	1 centigr.

En ce cas, il faudra appliquer un vésicatoire sur la gorge.

Traitement dosimétrique de l'angine. — Combattre
la fièvre par la triade dosimétrique :

> Aconitine.
> Digitaline.
> Strychnine.

Un granule de chaque toutes les heures.
Révulsifs et fumigations.
Contre le caractère striduleux :

> Bromure de camphre.
> Hyosciamine.
> Chlorhydrate de cocaïne.

Un granule de chaque toutes les heures alternativement avec la triade.
Si l'angine croupale se présente :

> Iodoforme.
> Sulphydral.
> Arséniate de strychnine.

Un granule de chaque.

III. — **Angine croupale**.

L'angine croupale ou diphtérique, très grave dans
l'espèce humaine, atteint tous les animaux domestiques
et plus spécialement les volailles. Elle est caractérisée
par la formation de fausses membranes sur la muqueuse
respiratoire. Cette maladie étant excessivement rare
chez le chien, nous n'en donnerons pas de description
plus complète.

IV. — **Bronchite**.

La bronchite ou inflammation des bronches, est une
complication fréquente de la maladie du jeune âge, mais
elle se développe aussi, sous l'influence des diverses

causes pouvant déterminer l'angine, la pneumonie, la pleurésie, etc.

Cette maladie affecte une forme aiguë ou chronique ; elle peut être simple ou catarrhale. La bronchite *capillaire* est une forme grave, servant de transition entre la bronchite simple et la pneumonie.

§ 1er. — Bronchite aiguë.

Symptômes. — Les symptômes varient avec l'intensité du mal. Au début, la respiration est accélérée ; une toux sèche, plus ou moins forte, se fait entendre par instants. Cette toux, qui peut devenir fréquente et douloureuse, fatigue beaucoup l'animal.

Il y a tristesse, fièvre, abattement, perte d'appétit, et l'auscultation de la poitrine fait percevoir un murmure respiratoire légèrement râpeux. Bientôt, la toux devient plus grave, plus profonde et moins douloureuse ; elle s'accompagne d'un jetage, d'abord clair, sorte d'expectoration, qui augmente peu à peu, devient plus épais, plus coloré et adhère aux ailes du nez. Il y a des vomissements à la suite des efforts de toux. A cette période, l'auscultation fait entendre un râle muqueux, sorte de gargouillement se rapprochant de celui qui se produit lorsqu'on souffle avec une bûche de paille dans de l'eau de savon.

Ce râle est dû à l'accumulation, dans les bronches, de muco-pus. Peu à peu, la sécrétion bronchique diminue, la toux devient moins fréquente, le jetage moins épais, moins abondant, et les divers symptômes que nous venons de signaler disparaissent graduellement ; l'animal entre en convalescence.

La bronchite aiguë dure rarement plus de huit à dix jours.

§ 2. — Bronchite chronique.

Symptômes. — Lorsque la maladie passe à l'état chronique, les symptômes de l'état aigu ont une persistance beaucoup plus longue. La respiration reste fréquente, irrégulière, la toux est grave, le jetage épais, purulent ; on entend du râle muqueux à grosses bulles et du râle sibilant. Il peut y avoir complication d'emphysème pulmonaire ; l'animal est essoufflé à la moindre course, il maigrit, perd l'appétit ; ses poils se hérissent, la peau devient sèche et adhérente.

§ 3. — Bronchite capillaire.

Symptômes. — C'est l'inflammation bronchique poussée à son extrême limite. L'irritation s'étend aux plus fines ramifications des bronches, aux capillaires, qui sont en contact immédiat avec le tissu propre du poumon, et ne tarde pas à déterminer une véritable pneumonie lobulaire. En ce cas, les symptômes de la bronchite aiguë sont compliqués de ceux propres à la pneumonie (Voy. *Pneumonie*), dont ils empruntent toute la gravité pronostique. Il y a inspiration pénible, soulèvement convulsif des parois costales, respiration vite, pouls fréquent, toux quinteuse et souvent répétée, souffle labial, etc.

Étiologie. — Les causes de la bronchite sont celles de l'angine, c'est-à-dire : le froid, l'humidité, les poussières irritantes, etc., etc.

Traitement. — *Bronchite aiguë*. — Soins hygiéniques habituels. Sinapismes ou frictions révulsives sur la poitrine.

Administrer à jeun, matin et soir, trois cuillerées à bouche des potions suivantes :

Infusion de bourrache....................	320 grammes.
Kermès minéral........................	4 —
Protosulfure d'antimoine...............	1 gramme.
Sirop de goudron......................	20 grammes.
— de diacode.....................	10 —
— de codéine	10 —

ou bien :

Chlorhydrate de morphine.............	5 milligr.
Sirop d'ipéca........................	30 grammes.
Kermès minéral......................	4 —
Infusion des 4 racines................	350 —
Acide phénique......................	IV gouttes.
Miel................................	40 grammes.

Nous recommandons les fumigations au goudron, à la créosote, à l'acide phénique, ayant pour base le thé de foin, la mauve, le sureau et toutes les plantes aromatiques en infusion dans l'eau bouillante. Trois fumigations par jour d'un quart d'heure environ.

Traitement dosimétrique de la bronchite aiguë. — Dès l'apparition des premiers symptômes :

Hydro-ferro-cyanate de quinine.
Aconitine.
Vératrine.

Un granule toutes les deux heures.
Quand la toux est déclarée :

Emétine.
Codéine.
Iodoforme.
Nitrate de pilocarpine.

Un granule de chaque toutes les deux heures.
Traitement de la bronchite chronique :

Arséniate d'antimoine.
— de strychnine.
— de fer.

Un granule de chaque 4 fois par jour.

Suivre ce traitement pendant un mois en laissant un intervalle de quelques jours.

Traitement de la bronchite capillaire. — Moutarde ou vésicatoire sur le plat des cuisses ou, mieux encore, sur les côtés de la poitrine.

On administrera les granules prescrits pour la pneumonie (Voy. *Pneumonie*).

Traitement allopathique de la bronchite capillaire. — Révulsifs et fumigations prescrits dans la bronchite aiguë.

Administration par cuillerée à bouche toutes les heures de :

Infusion de sommités d'absinthe.........	300 grammes.
Sirop de tolu....................	25 —
— de codéine....................	25 —
Protosulfure d'antimoine..............	4 —
Émétique......................	15 centigr.

Traitement de Regenbagen. — Mixture mélangée de :

Bicarbonate de soude........	10 grammes.
Gomme arabique....................	10 —
Dionine..........................	3 à 5 centigr.

et donnée par cuillerée à bouche 2 ou 3 fois par jour.

Metzer recommande 0gr,05 à 1 gramme de lactophénine.

Bass prescrit toutes les trois heures une cuillerée à soupe de :

Cyanhydrate de chloral................	13 centigr.
Chlorhydrate de morphine..............	20 —
Eau distillée......................	200 grammes.

V. — Pneumonie.

La pneumonie est l'inflammation du tissu pulmonaire. Sa fréquence s'explique par la facilité avec laquelle le tissu pulmonaire peut être influencé par les variations de l'air extérieur, avec lequel il est en contact par l'intermédiaire des bronches. C'est, d'ailleurs, pour cette même raison que l'on observe plus souvent les affections de l'appareil respiratoire que d'autres.

La pneumonie peut être simple ou double, aiguë ou chronique, ou encore lobulaire. Suivant qu'elle accompagne la bronchite ou la pleurésie, on dit qu'il y a broncho-pneumonie ou pleuro-pneumonie. Enfin, elle peut présenter un caractère purulent ou gangreneux.

Symptômes. — La congestion pulmonaire ou engouement du poumon par l'afflux et la stase sanguine, constitue le point de départ de la pneumonie. Il y a fièvre, abattement, perte d'appétit, rougeur des muqueuses et les mouvements respiratoires sont difficiles autant que précipités ; l'animal semble menacé d'asphyxie. L'auscultation accuse un affaiblissement considérable du murmure respiratoire et fait entendre un râle crépitant, parfois difficilement appréciable. La percussion rend un son mat dans la totalité ou une partie importante du poumon. Enfin, le pouls est dur, tendu et précipité.

Si la congestion est attaquée immédiatement par des moyens énergiques, la pneumonie peut être en quelque sorte jugulée ; alors, la respiration devient plus ample, plus régulière, la fièvre diminue, l'abattement est moins prononcé ; en un mot, les phénomènes généraux s'amendent progressivement au point que l'affection n'a qu'une durée de quatre ou cinq jours.

Dans le cas contraire, la pneumonie arrive à la période d'état et les symptômes précédents s'accentuent, en se compliquant d'une toux fréquente, douloureuse, profonde, grasse et d'un jetage qui, de séreux, devient muco-purulent et présente parfois une coloration d'un jaune brique qui lui a valu le nom de jetage rouillé.

Ce caractère n'est pas toujours manifeste; en tous cas, il est caractéristique.

On remarque aussi, qu'à chaque expiration les lèvres sont l'objet d'un gonflement, qui les soulève comme si l'animal soufflait sur quelque chose; c'est ce que l'on nomme le *souffle labial*.

Avec la résolution de la maladie, le râle crépitant dit de retour apparaît encore, et après une durée de dix à douze jours, si la guérison n'est pas complète, la maladie passe à l'état chronique.

État chronique. — L'animal présente les symptômes de l'état aigu, atténués, en ce qui concerne le jetage et la toux, qui sont l'un moins abondant et même presque nul, et l'autre plus rare et sèche.

La percussion donne un bruit retentissant dans certaines parties et complètement mat dans certaines autres : ce sont les points correspondant : à l'ouverture d'un abcès dans les bronches ou à un centre emphysémateux, dans le premier cas, et dans le second à des lobules hépatisés.

Complications. Abcès. — S'il s'est formé un abcès, non loin des parois costales et si l'abcès s'est ouvert dans une bronche, le jetage a été augmenté en quantité et en nature, et l'air en s'introduisant dans la cavité qui persiste produit un souffle tubaire nettement perçu à l'auscultation.

Gangrène. — Le souffle tubaire et des râles muqueux à très grosses bulles, un jetage purulent, infect et une haleine fétide caractérisent la complication de gangrène ; elle est rare chez le chien.

L'état chronique, avec ou sans complications d'abcès

ou de gangrène, suffit pour déterminer un affaiblissement, une maigreur très prononcés. Dans les deux états, la mort peut survenir et même avec rapidité, mais elle est souvent, à l'état chronique, le résultat d'une nouvelle exacerbation de la maladie sous l'action du moindre refroidissement.

Pneumonie lobulaire. — Cette variété, dont nous ne donnons pas de description plus complète, consiste dans la localisation des phénomènes inflammatoires dans un certain nombre de lobules pulmonaires.

Le pronostic est très grave, quel que soit l'état sous lequel apparaît la maladie; il l'est davantage, lorsque la pneumonie se présente en même temps qu'un état catarrhal et anémique, comme c'est le cas dans la maladie du jeune âge.

Étiologie. — L'action du froid, de l'humidité, les blessures pénétrantes de la poitrine, les corps étrangers ou les poussières irritantes, qui peuvent s'introduire dans les bronches, ainsi que toutes les vapeurs ou gaz délétères, pouvant déterminer la bronchite, sont aussi des causes de pneumonie. Elle se développe d'autant plus facilement que le poumon y est en quelque sorte prédisposé par des affections antérieures.

Traitement. — Il faut maintenir l'animal à une température chaude, l'envelopper de couvertures et mettre à profit les dérivatifs à action prompte.

Nous conseillons l'huile sinapisée dont l'effet est rapide ou l'huile de croton mélangée à de l'huile d'olive.

Huile de croton-tiglium................ XVI gouttes.
 —   d'olive....................... 100 grammes.
(Pour les deux côtés de la poitrine.)

On utilise quelquefois la saignée, mais cette pratique ne s'effectue guère chez le chien. La moutarde sera étendue sur toute la surface du corps, en frictions sinapisées, ou appliquée à la face interne des cuisses. En même temps on administrera toutes les heures une cuillerée à bouche de la potion ci-contre :

Infusion de bourrache..................	150 grammes.
— de tilleul.......	150 —
Poudre d'émétique....................	1 gramme.
Teinture d'aconit....................	10 grammes.
Sirop de diacode....................	25 —
— de tolu........................	25 —

Il importe de révulser aussi sur l'intestin et les reins au moyen des purgatifs et des diurétiques, et ce seul traitement avec quelques soins hygiéniques suffit pour enrayer la maladie dans beaucoup de cas.

Si l'hépatisation s'est produite, si en un mot la maladie est à la période d'état, la potion, que précéderont toujours les révulsifs, sera ainsi constituée :

Sel ammoniac......................	4 grammes.
Protosulfure d'antimoine...............	4 —
Benzo-naphtol....................	1 gramme.
Miel..............................	10 grammes.
Émétique.........................	1 gramme.
Infusion de mauve...................	300 grammes.

Une cuillerée toutes les heures.

Diète. — Boissons abondantes mais presque tièdes. S'il y a tendance à la suppuration, donner la térébenthine 5 à 10 grammes ou 0^{gr},50 à 1 gramme d'acétate de plomb à l'intérieur et faire des fumigations aromatiques phéniquées. Toniques ferrugineux.

Traitement dosimétrique. (État aigu.)

1° Révulsion énergique.

2° Triade dosimétrique pour combattre la fièvre et juguler la maladie.

3° Toutes les deux heures, alternativement avec la triade antifébrile.

Émétine...	1 granule.
Nitrate de pilocarpine.................	2 granules.
Sulphydral....................................	2 —
Codéine.....................................	2 —

Lorsque la pneumonie est due à la maladie du jeune âge, adjoindre aux agents ci-dessus :

Iodoforme	2 granules.

État chronique, — Contre la tendance à la chronicité et à l'état chronique :

> Arséniate d'antimoine.
> — de strychnine.
> Terpine.

Un granule toutes les deux heures.

Nous signalons pour mémoire, ne l'ayant pas expérimenté, un moyen (employé chez le cheval, dans les cas où la fièvre prend une certaine importance) dont nous approprions les doses à l'espèce canine, et qui consiste en une injection sous-épidermique de :

Chlorhydrate de quinine.................	5 centigr.
Antipyrine...............................	1 gramme.
Eau distillée.............................	5 grammes.

VI. — Pleurésie.

On donne ce nom à une phlegmasie des plèvres, membranes séreuses qui tapissent les parois de la cavité thoracique et les organes renfermés dans cette cavité.

La pleurésie peut être humide ou sèche, c'est-à-dire

avec ou sans épanchement, et présenter un caractère
aigu ou chronique.

Symptôme. État aigu. — La pleurésie peut quelque-

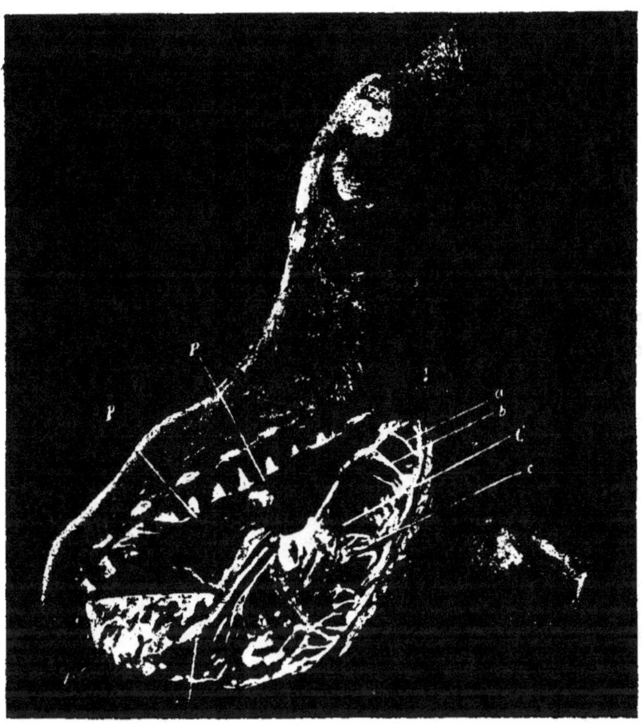

Fig. 24. — Pleurésie ancienne.

abc, brides qui cloisonnent la partie inférieure de la cavité
thoracique ; PP, poumon refoulé le long de la gouttière vertébrale
où il a contracté des adhérences très solides ; D, diaphragme
recouvert de masses tuberculeuses. (Photographie Cadéac.)

fois exister, même avec épanchement, sans donner lieu
à des symptômes manifestes, ou, tout au moins, en rapport avec la gravité des lésions.

Il y a des frissons, de l'abattement, de la fièvre, une
soif vive et perte d'appétit. Le pouls est d'abord dur,

tendu, les muqueuses injectées : puis, il devient petit, filant et les muqueuses pâles, jaunâtres. La soif est vive, la respiration fréquente et plaintive. L'inspiration est incomplète, douloureuse et interrompue, l'expira-

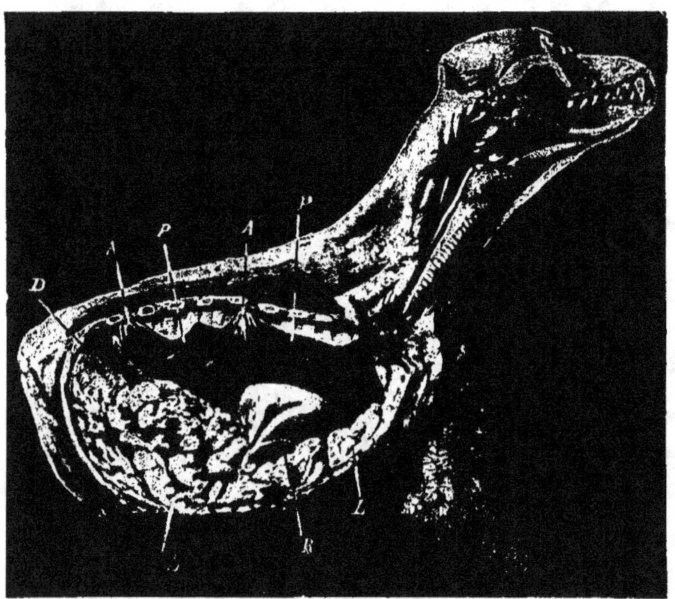

Fig. 25. — Pleurésie purulente du chien consécutive à des néoplasies de la partie inférieure de la plèvre, du poumon et du diaphragme, adhérences anciennes du poumon au sillon vertébro-costal. (Photographie Cadéac.)

tion brusque. Il y a une petite toux sèche ; le jetage est presque nul et de nature séreuse.

Lorsque l'on comprime les espaces intercostaux, du côté malade, on provoque une douleur plus ou moins accentuée ; mais ce n'est pas là un symptôme permanent. L'auscultation fait entendre un bruit de frottement, que l'on peut assez bien imiter, en frottant avec un doigt le dos de la main appuyée sur l'oreille ; ce bruit peut aussi manquer ou n'être pas très appréciable.

Lorsque l'épanchement se produit, ce qui est la règle générale, l'auscultation donne, dans la partie inférieure de la poitrine, qui correspond à la masse liquide, au lieu d'un affaiblissement du murmure respiratoire, comme dans le cas de pleurésie sèche, une absence complète de ce bruit. La percussion rend un son mat dans ces mêmes limites et une résonance exagérée, dans la partie supérieure, où l'oreille perçoit aussi un murmure respiratoire plus accentué. On constate, en même temps, une *discordance* dans les mouvements respiratoires : le flanc se creuse lorsque la poitrine se gonfle et réciproquement ; c'est même là un point de diagnostic différentiel très important. La formation de l'épanchement correspond, ou plutôt s'accompagne d'accalmie dans les symptômes ; la toux cesse, ainsi que le jetage, mais à mesure que le liquide devient plus abondant la difficulté de la respiration s'accentue et l'hématose devient insuffisante.

Le décubitus est impossible, en dehors de la position sternale. A mesure que la maladie fait des progrès, les fonctions générales se troublent, les urines deviennent rares et la miction difficile.

Il est très rare que la pleurésie se termine par résolution ou résorption ; ce fait, exceptionnel, n'arrive qu'avec un épanchement de peu d'importance.

Livrée à elle-même, cette affection entraine sûrement la mort, soit par asphyxie, soit à la suite d'une intoxication par manque d'hématose.

La pleurésie complique assez fréquemment la pneumonie, tandis que la réciproque est beaucoup plus rare ; dans tous les cas, lorsque ces deux affections existent ensemble, en un mot lorsqu'il y a pleuro-pneumonie, l'une d'elles est toujours plus accentuée que l'autre.

État chronique. — La maladie passe de l'état aigu à l'état chronique sans transition appréciable ; elle peut devenir purulente (fig. 25), complication rare, mais toujours mortelle. Dans le cas de pleurésie chronique, il y a un peu plus d'appétit et de gaieté, mais la respiration reste difficile et toujours discordante. L'épanchement s'accentue progressivement et finit par rendre l'asphyxie imminente en même temps que l'animal tombe dans un état d'étisie très prononcé.

Disons enfin que la pleurésie peut débuter d'emblée à l'état chronique.

Étiologie. — Les traumatismes, les plaies pénétrantes, les caries des côtes et du sternum, la pneumonie, la maladie du jeune âge, la phtisie et enfin les variations atmosphériques sont les causes que l'on peut invoquer.

Traitement. — Vésicatoires de chaque côté de la poitrine ou huile de croton, ou encore huile sinapisée. Peu de boisson. Bonne température.

Faire prendre, deux fois dans la journée, deux cuillerées à bouche de la potion suivante :

Poudre de digitale	10	grammes.
Alcool.............................	50	—
Sirop de sucre.....................	30	—
Scille.............................. } ãa	10	—
Pariétaire......................... }		
Nitrate de potasse.................	5	—
Eau................................	250	—

(Faire une décoction de la digitale, de la scille et la pariétaire dans 250 grammes d'eau, filtrer et ajouter le nitrate de potasse, puis l'alcool et le sirop.)

Enfin la *thoracentèse*, ou ponction de la poitrine (Voy. *Ponction*) qui a pour but l'extraction du liquide pleurétique, devra être mise à profit dès que l'épanchement sera nettement constaté. Cette opération, effectuée trop tardivement, n'obtient pas les mêmes résultats.

Traitement dosimétrique.

1° Révulsifs.

2° Triade dosimétrique toutes les deux heures, alternant avec :

Caféine.............................
Scillitine........................... 1 granule de chaque
Colchicine.......................... ensemble.
Vératrine.... ....

Injection de sérum artificiel.

CHAPITRE XI

Maladies du tube digestif.

I. — Constipation.

La constipation consiste : dans la dureté et la rareté des excréments, avec difficulté de défécation.

Ce n'est pas à proprement parler une maladie, mais plutôt une manifestation d'un état pathologique de l'intestin.

La constipation et la diarrhée, séparément ou alternativement, sont, pour ainsi dire, les satellites de toute affection grave.

Symptômes. — Les excréments sont rares, tantôt petits et secs, tantôt en masses isolées. L'animal ne les rend qu'à la suite d'efforts réitérés, parfois très violents et pouvant amener un commencement de renversement du rectum. Le renversement complet est très rare, heureusement, car la constipation qui le détermine étant grave et opiniâtre, la réduction deviendrait une opération difficile et le plus souvent sans résultat.

Pendant les efforts de défécation, la muqueuse rectale apparaît d'un rouge vif. L'appétit est diminué et lorsque l'affection est très prononcée, les vomissements sont fréquents. Le chien, fortement constipé, prend une pose particulière : il rapproche les membres en voussant la colonne vertébrale et conserve même cette voussure, en partie, pendant la marche, qui paraît difficile et douloureuse.

Nous mettons le lecteur en garde contre la *pseudo-paraplégie* qui peut se présenter dans le cas de constipation grave, datant de quelques jours. L'accumulation des excréments et leur dessiccation ont pour effet de distendre l'abdomen outre mesure; celui-ci réagit à un moment donné, en refoulant la masse intestinale vers la région lombaire, et exerçant ainsi une pression sur les vaisseaux et les nerfs de cette région. Il s'ensuit un arrêt de circulation ou d'innervation entraînant la pseudo-paralysie du train postérieur, que nous venons de signaler et qui n'a de durée que celle de la constipation.

Étiologie. — Lorsque la constipation se présente en dehors d'une maladie grave, d'une tumeur interne ou d'un rétrécissement de l'intestin, elle est généralement le résultat d'un régime échauffant. Elle s'observe, d'ailleurs, de préférence, chez les chiens d'appartements, sur le chien de luxe, le loulou gâté de sa maîtresse et nourri de sucre, de pâtisseries, ou de débris alimentaires.

Traitement. — La diète est absolument nécessaire, dans les cas graves, et, pour l'avenir, il y a prescription de supprimer toutes sucreries, pâtisseries et autres aliments de ce genre. Le régime rafraîchissant s'impose et plus tard, doit être mis en action par intervalles, si l'on ne veut absolument pas renoncer aux mauvaises habitudes acquises (Voy. *Régime rafraîchissant*).

On combattra la constipation, au début, par les purgatifs minoratifs :

Sulfate de soude........ } de 15 à 30 gr. suivant la taille.
 — de magnésie.... }

administrés à jeun dans une décoction de graine de lin ou de toute autre tisane émolliente.

Les lavements de même nature sont avantageusement utilisés, concurremment avec la purgation : on les administre à raison de trois par jour, et davantage si l'animal ne les garde pas. L'huile de ricin peut être employée aux mêmes doses que les purgatifs salins ; il en est de même de l'huile de nerprun.

Lorsqu'une dose de ces purgatifs ne suffit pas, on la renouvelle le lendemain, à moins qu'on ne veuille faire usage de médicaments plus énergiques. On donnera alors l'aloès à la dose de 4 à 8 grammes. Enfin, si la constipation est opiniâtre, on aura recours à la purgation suivante :

D'une seule fois. { Huile de ricin.......... 30 grammes.
{ — de croton-tiglium. 11 gouttes.

On peut renouveler la dose deux jours après.

Le traitement pharmaceutique que nous venons d'indiquer se trouve avantageusement favorisé par l'application, sur l'abdomen, de linges chauds ; par des frictions de vinaigre chaud, d'alcool: d'huile, etc. Nous recommandons aussi les vastes cataplasmes locaux de farine de lin, de son, les bains dans l'eau de décoction de ces deux substances, ainsi que les lavements additionnés d'un sel purgatif, de 10 grammes de glycérine ou composés exclusivement d'huile d'olive.

II. — Diarrhée.

Contrairement à la constipation, la diarrhée se caractérise par une réjection, plus ou moins fréquente, d'excréments liquides.

Symptômes. — Les excréments, au début, conservent un peu de consistance et sont mélangés d'un liquide glaireux légèrement coloré. Plus tard, la défécation n'est plus qu'un jet presque liquide, quoique épaissi par la dissociation des matières excrémentitielles et de couleur jaunâtre, verdâtre, grisâtre sans régularité. Si la diarrhée persiste au delà de quelques jours, l'appétit devient nul et les réjections complètement liquides. Il y a faiblesse, amaigrissement, pâleur des muqueuses, en un mot, affaissement complet de tout l'organisme.

Étiologie. — La diarrhée prolongée est une des complications redoutables de la maladie du jeune âge. Nous avons dit qu'elle accompagne les maladies graves; elle est aussi le résultat de l'ingestion de substances irritantes, d'aliments avariés ou l'un des symptômes d'une affection gastro-intestinale.

Traitement. — Il consiste dans l'emploi du régime et des médicaments astringents.

Régime. — Soupe de riz.
Boissons. — Eau de riz. — Eau amidonnée.
Lavements. — Avec l'eau de riz et l'eau amidonnée, une décoction de tan pulvérisé, une dissolution de sulfate de fer, etc.

On donnera à jeun, dans une boulette de viande, de beurre ou en pilule :

    Benzo-naphtol...................... 2 grammes.
    Sous-nitrate de bismuth........... ... 1 à 3 —

alternativement avec :

    Salicylate de phénol................. 2 grammes.
    Poudre de charbon de Belloc.... .... 3 à 6 —

Dans les cas rebelles, administrer d'une seule fois :

    Décoction d'écorce de chêne............. 100 grammes.
    Teinture de brou de noix.............. 50 —
    Teinture d'opium................. ..... V gouttes.

Nouvelle administration jusqu'à résultat complet.

III. — **Dysenterie**.

La dysenterie accompagne les inflammations violentes du tube digestif : l'entérite, la gastrite, la gastro-entérite.

Symptômes. — Les symptômes de cette maladie sont les mêmes que ceux de la diarrhée, sauf que les matières excrémentitielles, tout en étant fluides, présentent une striation par des minces filets de sang. Mais la gravité de la dysenterie est tout autre que celle de la diarrhée, car elle survient plutôt comme complication d'une entérite violente, dont elle partage le pronostic, en l'aggravant, que comme manifestation isolée.

Cette maladie est heureusement fort rare. Le lecteur trouvera dans la description de l'entérite dysentérique le complément de cette courte symptomatologie, en même temps que le traitement à opposer.

IV. — **Gastrite**. — **Gastro-entérite**.

L'inflammation de la muqueuse stomacale qui constitue la gastrite est rarement limitée à cet organe. Le plus souvent, l'intestin participe à l'irritation de l'estomac, de sorte que l'entérite est, pour ainsi dire, compliquée de gastrite et réciproquement, dans la majorité des cas. Nous décrirons, en conséquence, ces deux affections si étroitement liées l'une à l'autre, sous le nom de gastro-entérite, en spécifiant, pour chacune d'elles, les symptômes qui lui sont particuliers et qui localisent l'état inflammatoire.

Symptômes. Prédominance de la gastrite. — L'animal atteint de gastro-entérite, paraît triste, abattu ; le pouls est dur, accéléré; la respiration vive et plaintive, la soif ardente. La muqueuse buccale est rouge, les gencives boursouflées. Les dents sont recouvertes d'une couche sédimenteuse. La langue est fuligineuse, rouge sur ses bords; l'haleine de l'animal est fétide, d'une odeur insupportable.

Au début, les aliments ne sont supportés qu'avec difficulté, la digestion est laborieuse, les vomissements fréquents. Si l'irritation stomacale est intense, les matières vomies peuvent être striées de sang. La fièvre suit les progrès de la maladie, et l'intolérance stomacale, de plus en plus accentuée, détermine un amaigrissement rapide.

Le chien recherche, pour se coucher, les endroits froids ou humides, sur lesquels il effectue le décubitus sternal, de façon que la région gastrique se ressente de cette fraîcheur qui paraît lui procurer une satisfaction réelle, un soulagement à l'irritation interne dont il souffre. La soif est très vive.

On observe, en même temps, de petites coliques sourdes, avec un peu de ballonnement du ventre, et une constipation plus ou moins prononcée.

Prédominance de l'entérite. — Lorsque l'inflammation du tube digestif est plus spécialement localisée sur une portion plus ou moins importante de l'intestin, les symptômes de la gastro-entérite sont ceux que nous venons de décrire pour la prédominance gastrique, mais leur intensité se diminue de l'augmentation des phénomènes intestinaux.

Il y a donc, en ce cas, une véritable entérite et alors les douleurs intestinales se traduisent par une irritation nerveuse, qui pousse l'animal à changer constamment de place. Il se couche, se relève, pousse de petits cris,

11.

parfois de véritables plaintes en se regardant l'abdomen. Il y a, en un mot, des coliques, qui varient d'intensité avec le degré d'inflammation.

Le ventre est beaucoup plus tendu que dans la gastrite simple ; il est surtout beaucoup plus douloureux. Les excréments peuvent être d'une très grande dureté, comme il peut se faire aussi qu'il y ait une diarrhée persistante, compliquée de dysenterie. L'entérite, ou mieux la gastro-entérite dysentérique, est surtout le résultat d'une irritation violente, dont les causes habituelles sont : l'ingestion de substances alimentaires avariées ou irritantes, ou de poisons plus ou moins énergiques.

Le pronostic de la gastro-entérite aiguë est toujours grave. Cette maladie peut aussi passer à l'état chronique.

Gastro-entérite chronique. — La gastro-entérite chronique s'accuse par une digestion irrégulière, un appétit capricieux, avec quelques accès espacés de coliques sourdes, et des vomissements assez fréquents. On observe aussi des alternatives de diarrhée et de constipation.

Disons en terminant que la gastro-entérite est une des manifestations les plus fréquentes de la maladie du jeune âge.

Étiologie. — Les causes de la maladie qui nous occupe ont été en partie signalées dans le courant de notre description. Les aliments irritants ou avariés, un régime échauffant, l'ingestion de substances irritantes ou avariées, enfin les poisons et la maladie du jeune âge constituent à peu près tous les éléments étiologiques.

Traitement. — Qu'il y ait prédominance de gastrite ou d'entérite, la diète est de rigueur et n'a même pas besoin d'être imposée, car l'animal s'y soumet de lui-même. On donnera trois cuillerées à bouche (trois fois par jour) de l'une des potions suivantes :

N° 1. Sirop de gentiane...................... 30 grammes.
　　　Eau de mauve.......................... 300 —
　　　Blanc d'œuf........................... 1 quantité.
　　　Extrait d'opium....................... 1 gramme.
　　　Tannoforme............................ 2 grammes.

N° 2. Infusion de tilleul.................... 320 grammes.
　　　Sirop de codéine...................... 30 —
　　　Acide chlorhydrique................... X gouttes.
　　　Blanc d'œuf, quantité................. 1 gramme.
　　　Naphtol............................... 2 grammes.

En cette circonstance, le régime lacté acquiert toute son importance. Il doit être mis à profit d'autant mieux, qu'il est à peu près le seul aliment que tolère l'estomac, bien que parfois il se caille dès son arrivée dans cet organe et soit vomi comme le reste. On persistera néanmoins dans son emploi qui est le plus souvent suivi de tolérance.

Le lait ne constitue pas seulement l'alimentation exclusive, il est aussi un élément précieux du traitement des affections gastro-intestinales. Il composera la boisson habituelle du chien avec addition de 30 *grammes de sirop de pepsine* et de 10 à 20 *grammes de bicarbonate de soude* par litre.

S'il y a prédominance de l'*entérite*, les mêmes prescriptions seront observées, mais on les complétera par de vastes cataplasmes émollients, par des fomentations tièdes, sous le ventre, des bains généraux (une demi-heure) et des lavements émollients miellés.

L'*entérite diarrhéique* sera combattue par la potion n° 1 avec 2 grammes d'opium au lieu d'un ; des lavements et boissons astringentes ·seront administrés plusieurs fois dans la journée. La quantité d'opium sera portée à 2ᵍʳ,50 dans le cas d'*entérite dysentérique*. Enfin la *gastro-entérite chronique* sera combattue par le lait et un régime sévère, constitué par une petite quantité d'aliments légers et de facile digestion. Quel que soit le cas, l'animal ne doit être mis à son régime habituel que lentement et progressivement.

Traitement dosimétrique de la gastro-entérite. — 1° Régime déjà préconisé. Lait, eau de Vichy, eau de Vals (Reine).

2° Iodoforme.
    Arséniate de fer.
    Strychnine.
    Quassine.

3° Contre la dysenterie :

Sulphydral.
Hyosciamine.
Sulfate de strychnine.
Chlorhydrate de morphine.

Lavements d'hyposulfite de soude, solution à 5 p. 100, deux ou trois fois par jour.

Bonne hygiène, renouvellement fréquent de la litière, désinfection du chenil.

Inappétence ou Parésie des organes digestifs.

Nous consacrons à l'inappétence ou parésie intestinale, une description particulière, bien quelle ne constitue pas à proprement parler un état pathologique déterminé.

Sous l'influence d'une nourriture trop alibile, d'un manque d'exercice, ou de diverses causes difficilement appréciables, la digestion gastro-intestinale devient longue et difficile, l'animal boude sur les aliments qu'on lui présente et semble rechercher de préférence les liquides. L'inappétence dont il fait preuve est peut-être déterminée par un commencement d'irritation gastro-intestinale ; en tous cas elle est généralement accompagnée de constipation plus ou moins prononcée et peut, dans la plupart des cas, être attribuée au régime des pâtées, à base de viandes rôties, à l'usage continuel de la viande, régime que nous combattons par principe.

Traitement. — Il consiste à supprimer totalement : viandes, débris alimentaires, sucre, etc. et à remplacer ces aliments par le lait et les soupes rafraîchissantes. Nous conseillons de combattre la constipation par les purgatifs salins : sedlitz, sulfate de soude, etc., ou par l'administration journalière de trois ou quatre granules de podophyllin jusqu'à purgation suffisante que l'on entretient ensuite pendant quelques jours avec un ou deux granules.

Il faut ensuite stimuler l'appareil digestif par l'administration de :

Quassine......................................	2 granules.
Arséniate de strychnine....................	1 granule.
— de fer..............................	2 granules.

Deux fois par jour avant le repas.

Les granules de nitrate de pilocarpine peuvent remplacer avantageusement les purgatifs ci-dessus désignés.

V. — Ascite.

On donne le nom d'ascite à l'accumulation, dans la cavité abdominale, d'une quantité relativement considérable de sérosité, caractérisant l'hydropisie péritonéale (fig. 26). Le chien est, de tous les animaux, celui qui présente le plus fréquemment cette maladie, dont la gravité repose sur la difficulté que l'on éprouve à empêcher la reproduction de l'épanchement; en un mot, il est très rare d'obtenir une guérison définitive.

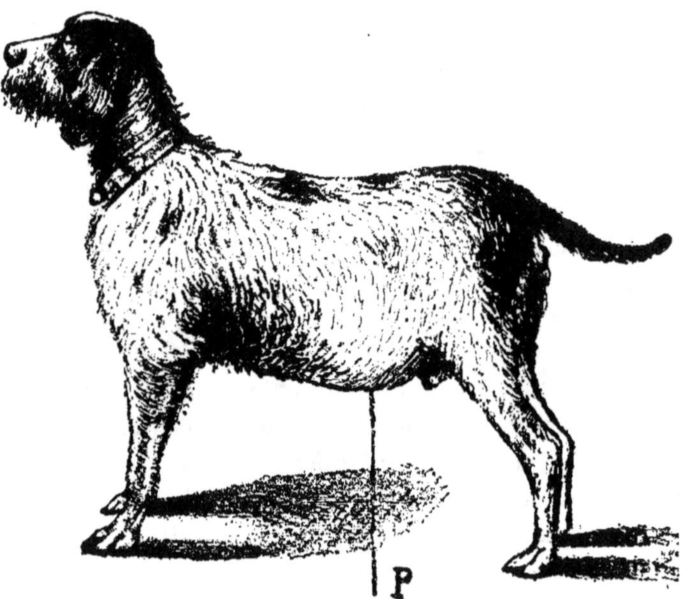

Fig. 26. — Chien atteint d'ascite.

P, lieu d'élection de la ponction.

Symptômes. — Les symptômes du début sont fort obscurs et passent généralement inaperçus. L'épanchement abdominal peut être déjà d'une certaine importance, sans que le développement du ventre qu'il détermine soit attribué à sa véritable cause. Chez la chienne, ce développement du ventre peut même faire croire à une grossesse, car il s'effectue progressivement et en raison directe de la production séreuse. Lorsque celle-ci atteint 3, 4 ou 5 litres, l'erreur n'est plus possible et la dilatation abdominale se caractérise, en s'accentuant, par le développement de la région la plus déclive.

Pour s'assurer de l'épanchement, il suffit, les deux mains étant placées de chaque côté de l'abdomen et un peu bas, de frapper légèrement avec la droite, pour que la gauche perçoive une sensation analogue à celle que donnerait une vessie pleine d'eau, frappée de la même façon.

L'épanchement est généralement de 2 à 3 litres, mais, comme nous l'avons dit, il peut atteindre 5 et 6 litres.

Étiologie. — L'ascite a les mêmes causes que les hydropisies en général. Elle est symptomatique, lorsqu'elle tient à une affection organique des reins, du cœur, du foie, etc. Elle est idiopathique, par suite du manque de fonctionnement de l'appareil sécréteur de la peau et des reins.

Elle se différencie de la péritonite, par l'extrême pâleur des muqueuses, l'état de faiblesse du pouls, l'absence de douleurs abdominales, une plus longue durée et un pronostic moins grave, bien que, malgré cela, elle reste encore fatale huit fois sur dix, tant par elle-même que par les conséquences funestes qui en résultent pour l'état général.

Traitement. — Le traitement n'a de résultat qu'autant qu'il est appliqué dès le début.

Voici en quoi il consiste :

1° Trois fois par jour, administrez deux cuillerées à bouche de la potion suivante :

Infusion de { Scille.........................	}	
{ Pariétaire.....................	} 150 grammes.	
{ Mousse de Corse...........	}	
Décoction de graine de lin..............	150 —	
Teinture d'aconit.....................	IV gouttes.	
Essence de térébenthine................	X —	
Nitrate de potasse......................	4 grammes.	

2° Deux frictions par jour sur le ventre avec vinaigre scillitique (tiède), 50 grammes (pour chaque friction).

3° Combattre l'anémie par les toniques.

	Vin de quina........	125 grammes.
	— de colombo.....	125 —
Mélange tonique.	— de gentiane.....	125 —
	Sirop d'écorces d'o- ranges amères....	125 —
	Citrate de fer...	10 —

Donner deux verres à madère, par jour, de ce mélange.

4° Entretenir la liberté du ventre par quelques lavements à l'eau de savon noir, administrés de temps à autre, suivant indication.

Ce traitement convient tout à fait au début, lorsqu'il n'existe qu'un faible épanchement, mais lorsque celui-ci comporte plusieurs litres, il faut avoir recours à la ponction abdominale, suivie d'injection iodée ou de décoction vulnéraire miellée (Voy. *Ponctions*).

Le liquide ne doit pas être évacué complètement, et comme il se renouvelle généralement au bout de quelques jours, il faut avoir recours à plusieurs ponctions et injections successives.

Traitement dosimétrique. — 1° Frictions résolutives indiquées.

2° Administrer successivement, toutes les heures, dans l'ordre de prescription, les trois séries de médicaments suivants :

1re série.	Aconitine. Digitaline. Scillitine.
2e série.	Arséniate de fer. Quassine. Caféine. Arséniate de strychnine.
3e série.	Asparagine. Colchicine. Nitrate de pilocarpine.

La première et la troisième série d'alcaloïdes ont pour but la résorption de l'épanchement, la deuxième de combattre l'anémie et de stimuler les fonctions organiques.

Péritonite.

La péritonite est une affection toujours très grave et même mortelle dans la majorité des cas. Elle est constituée par l'inflammation du péritoine et le plus souvent causée par des traumatismes, coups, chutes ou perforations de l'abdomen. Elle est observée chez la chienne atteinte de métrite purulente ou à la suite des manipulations, effectuées au cours de la délivrance, manipulations ayant eu pour effet de déchirer l'utérus, d'irriter cet organe ou de laisser choir dans la cavité abdominale une partie des enveloppes fœtales ou autres matières diverses.

Les symptômes de la péritonite étant à peu près ceux que nous avons décrits à l'article *Métro-péritonite*, nous y renvoyons le lecteur. L'état chronique est très rare.

Traitement. — Cataplasmes émollients, sous le ventre; frictions calmantes, révulsifs, pommade mercurielle, teinture d'iode, pommade belladonée.

Purgatifs. — Lavements purgatifs.

Régime tonique. — Sérum artificiel.

Traitement dosimétrique. — 1° Émollients et révulsifs comme ci-dessus. Purgatifs tempestivement.

2° Triade contre la fièvre.

3° Pour combattre l'épanchement, un granule de chaque toutes les heures, de

> Colchicine.
> Scillitine.
> Arséniate de fer.
> Quassine.

4° Pour combattre la douleur, deux fois par jour, donner : un granule de

    Vératrine.
    Chlorhydrate de morphine.
    Hyosciamine.

Se méfier de la tuberculose.

VI. — Helminthiases intestinales.

Nous envisagerons, sous cette dénomination, les parasites dont la présence s'observe le plus souvent dans l'intestin, dans les cavités nasales et dans les sinus du chien et qui déterminent les quelques symptômes que nous allons décrire.

§ 1er. — Tænias ou vers solitaires.

Ils peuvent exister sans donner lieu à aucun symptôme appréciable ; d'autres fois, ils caractérisent leur présence par des douleurs abdominales très variées, des coliques, des picotements, de la salivation, de la tension du ventre, une faim exagérée et des démangeaisons à l'anus qui porte l'animal à se traîner sur son derrière, soit pour calmer celles-ci, soit pour opérer une traction sur une portion de tænia qui pend au dehors (fig. 27). La présence des vers, ou portions de ver dans les excréments, facilite le diagnostic ; ces vers se retrouvent fréquemment aussi dans les matières vomies.

Les chiens affectés d'un grand nombre de vers sont tristes, abattus, amaigris ; leur poil est sec, hérissé, terne, sale ; ils se tourmentent, s'agitent, poussent des cris plaintifs, des hurlements ; ils deviennent insociables et irascibles ; ils meurent quelquefois dans les convulsions : ces phénomènes sont principalement causés par l'accumulation des tænias.

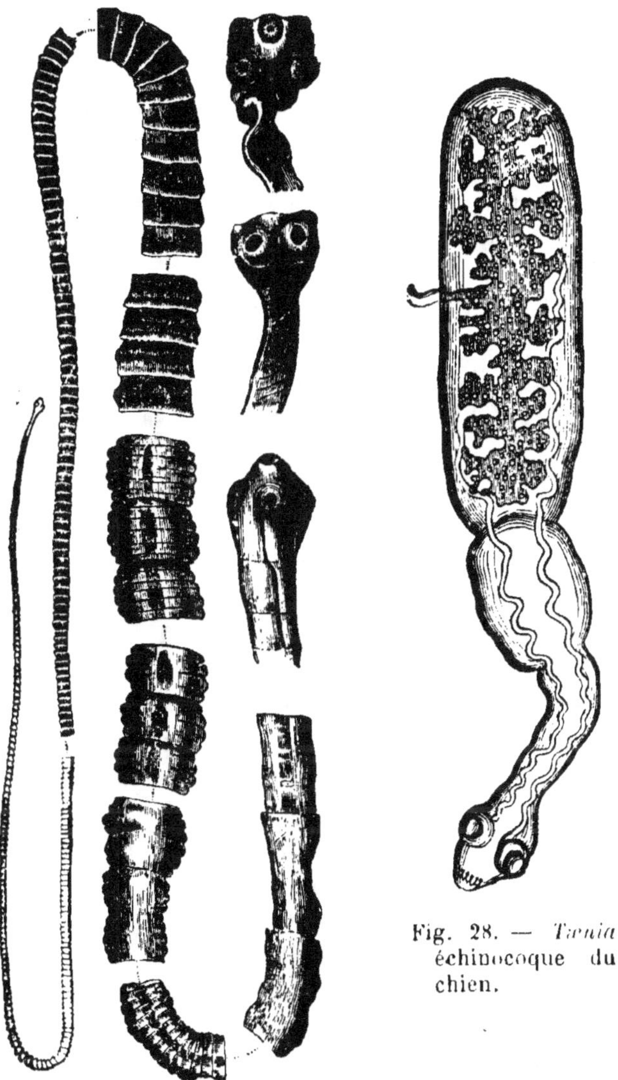

Fig. 28. — *Tænia* échinocoque du chien.

Fig. 27. — *Tænia solium* (état strobilaire) grandeur naturelle ;
fragments pris de distance en distance ; la tête est en haut et
très petite, les derniers segments, plus longs que larges, montrent
alternativement l'orifice génital à droite et à gauche : ces segments détachés forment le proglottis ou cucurbitans.

Le *tænia canina* habite les intestins grêles du chien domestique. Les chiens d'appartement qui n'ont jamais eu de poux sont hantés du *tænia canina* presque aussi fréquemment que les chiens de campagne. A Paris, nous sommes habitués à trouver ce parasite au moins dans les trois quarts des chiens; il y existe en nombre variable, ordinairement plusieurs dizaines (R. Blanchard).

Le *tænia canina* peut s'observer aussi chez l'homme. Le docteur H.-Ch. Martin, de Passy, cite le cas d'un adulte qui avait l'habitude de faire coucher son chien au pied de son lit, souvent même le laissait entrer dans son lit.

Le tænia échinocoque (*tænia echinococcus*, fig. 28) habite à l'état vésiculaire (*scolex*), c'est-à-dire sous sa forme échinocoque, les divers organes, mais surtout le foie, la rate et les poumons; on le trouve aussi, quoique plus rarement, dans les ventricules du cerveau, dans les yeux et dans le cœur.

Le ver, sous la forme agrégée ou rubanée, n'a encore été observé que dans les intestins du chien. L'échinocoque se développe surtout chez les individus qui admettent le chien dans leur intimité. La migration du tænia se faisant du mouton au chien, c'est chez les chiens vivant dans les boucheries ou au milieu des troupeaux qu'on l'observe surtout. La maladie sera plus fréquente chez ceux qui vivent dans la compagnie des chiens de berger ou des chiens d'abattoir; elle sera plus commune dans les campagnes que dans les villes. Le chien a souvent l'occasion de manger les entrailles du mouton et par conséquent d'introduire dans son tube digestif des hydatides.

Le *tænia canis lagopodis* forme une transition entre les Téniadés et les Bothriocéphalés. Baillet l'a vu, fréquemment, dans l'intestin grêle du chien, solidement fixé par sa tête à la membrane muqueuse.

§ 2. — Pentastome ténioïde.

Le pentastome ténioïde (fig. 29) habite ordinairement les cavités nasales, les sinus frontaux, et de préférence

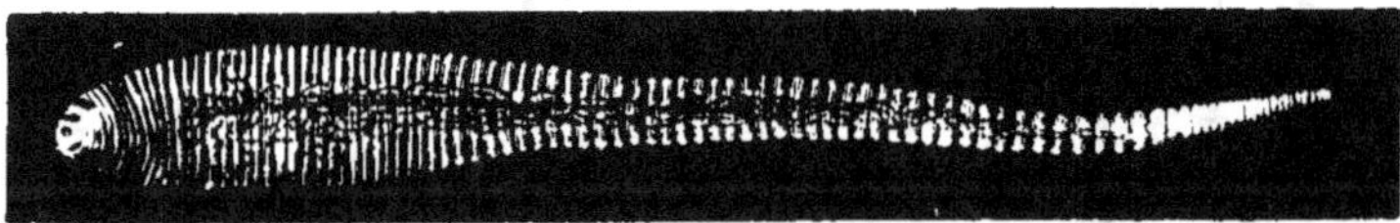

Fig. 29. — Pentastome ténioïde provenant d'un chien, de grandeur naturelle.

le cul-de-sac du méat moyen (G. Colin). On le trouve en outre dans les cellules ethmoïdales, le pharynx, le larynx et dans l'oreille moyenne. Il est rarement solitaire chez le chien. Longueur de 1 à 10 centimètres. Sur 630 chiens examinés à Alfort par Colin, 64 en étaient porteurs.

La présence des pentastomes s'accuse par les manifestations du catarrhe nasal chronique. Les animaux jettent, sont pris de fréquents éternûments, se frottent le nez sur le sol, contre les corps durs, ou le grattent avec leurs pattes, éprouvent des secousses convulsives dans les mâchoires; ils ne prennent pas les aliments disséminés sur le sol et ne prennent que ceux qu'on leur présente. Ils laissent échapper une grande quantité de salive, urinent involontairement. La trépanation des sinus et des cavités nasales peut seule donner une guérison radicale. La brèche faite aux sinus est encore utile lorsque les linguatules siègent dans les cavités nasales, les parasiticides (crésyl, benzol, acide phéni-

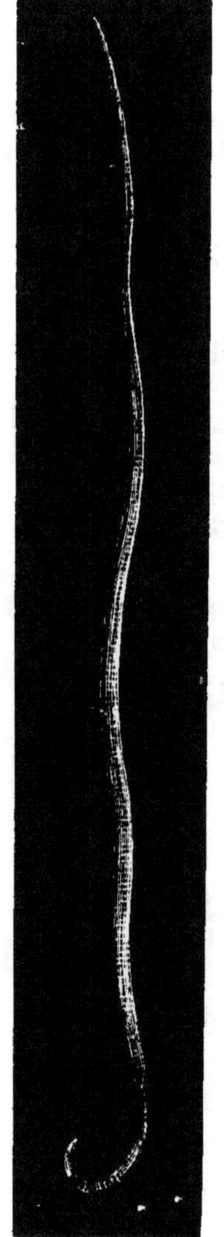

Fig. 30. — Ascaride bordé.

que, etc.) injectés dans les sinus s'écoulant en partie par les naseaux (1).

§ 3. — Ascaris marginata. Strongylus gigas.

L'*ascaris marginata* (fig. 30) est commun dans l'intestin grêle du chien. Ce parasite est si fréquent chez les tout jeunes chiens que presque tous en sont atteints.

Ce ver détermine par sa présence dans l'estomac ou l'intestin du chien, des coliques sourdes et des vomissements fréquents. Il s'en rencontre, le plus souvent, un grand nombre à la fois réunis en une sorte de boule, et leur présence provoque des phénomènes cérébraux se rapprochant de ceux de l'épilepsie, phénomènes auxquels nous avons réservé une description spéciale, sous le titre de *convulsions vermineuses* (Voy. plus loin).

On rencontre aussi dans l'intestin du chien le *strongylus gigas* qui atteint 40 centimètres de longueur et 12 de large (fig. 31).

Traitement. — Le même traitement s'emploie pour les deux parasites. Nous donnons habituellement :

(1) Friedberger et Fröhner, *Pathologie et thérapeutique spéciale des animaux domestiques*, traduit par Cadiot et Ries, 1892, p. 167-169.

Kousso...............................⎫
Ecorce de racine de grenadier........⎬ ãã   4 grammes.
Semen-contra.........................⎭
Essence éthérée de fougère mâle.....   8   —
Eau   60   —

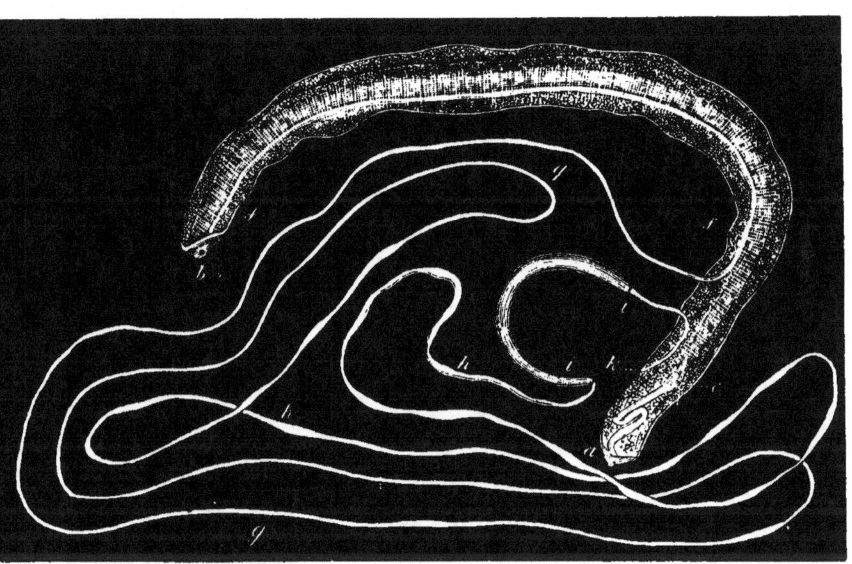

Fig. 31. — Strongle femelle géant d'un chien.

1. Individu demi-nature ; le tube génital a été étalé en dehors
pour faire voir sa disposition et celle du tube digestif. — *a*, bouche ;
b, anus ; *ac*, œsophage recourbé en S ; *cb*, intestin fixé aux parois
par des brides transversales ; *ff*, ovaire et oviducte formant un
tube continu naissant près de l'anus, suivant le bord de l'intestin,
et fixé par les brides transversales ; *gg*, oviducte avec quelques
distillations *hh* ; *ii*, matrice ; *ik*, vagin ; *k*, valve. — 2. Extrémité
antérieure, grandeur naturelle, montrant les huit stries longitu-
dinales de la peau (les papilles labiales ont été omises par le gra-
veur) (Davaine).

à jeun et d'une seule fois. Le lendemain, purgation ; le
troisième jour, nouvelle administration du vermifuge,
et le quatrième jour, nouvelle purgation.

On peut employer et administrer, de même, la formule ci-après :

	Eau de menthe.......	100 grammes.
Pour les deux administrations.	Teinture éthérée de fougère mâle.......	8 —
	Santonine.......... ...	25 centigr.
	Mousse de Corse......	4 grammes.
	Sirop d'éther.........	30 —

En cas d'insuccès dans cette première administration, on recommence trois ou quatre jours après.

La formule suivante conviendrait au traitement de tous les parasites intestinaux en général.

Ensemble.	Santonine.................	15 centigr.
	Sulfate de pelletiérine.........	10 —
	Kousséine....................	10 —

Convulsions vermineuses.

Les convulsions vermineuses sont les manifestations réflexes d'une congestion passagère du cerveau déterminée par la présence, dans l'estomac et l'intestin, d'une quantité importante de vers, appartenant plus spécialement au genre Ascaris.

Il nous a été donné d'observer fréquemment ces phénomènes nerveux, qui sont, à peu de chose près, ceux de l'épilepsie.

Il est important de différencier ces deux manifestations, car au point de vue pronostic elles possèdent une gravité fort différente.

Dans les convulsions vermineuses, l'intensité des accès, les contractions musculaires, sont beaucoup moins accentuées ; la tension des membres, moins prononcée ; la salivation moins abondante et l'accès beaucoup plus court, que dans l'épilepsie. Depuis plusieurs jours d'ailleurs, l'helminthiase est trahie par la présence de vers dans les excréments. Les ascarides ont 4 à 5 centimètres de longueur ; ils sont blancs, arrondis et effilés aux deux extrémités ; leur apparition avant la crise et la jeunesse du sujet suffisent à établir le diagnostic différentiel.

Traitement. — Le traitement consiste à détruire la cause déterminante, c'est-à-dire les vers ; conséquemment c'est celui que nous préconisons dans le paragraphe spécial consacré à l'Helminthiase. (Voy. *Helminthiase.*)

Ictère ou Jaunisse.

L'ictère ou jaunisse, affection qui n'est pas très rare chez le chien, se traduit par une coloration jaunâtre de la peau, des muqueuses et des sécrétions, coloration qui est due à la pénétration de la bile dans le sang par suite d'obstacles mécaniques, de gastro-duodénite intense, avec propagation de l'inflammation aux canaux excréteurs amenant une obturation : à l'inflammation de la vésicule biliaire ou cholécyste ; à une hypersécrétion de la bile, dont une partie est absorbée en nature par la muqueuse intestinale ; enfin il y a l'ictère nerveux, dû à une émotion vive, et celui qui est déterminé par des maladies infectieuses, microbiennes, parasitaires, etc.

Symptômes. — Le sujet est triste, abattu, en véritable état de coma ; il reste étendu une grande partie de la journée, sans faire un mouvement. Il pousse de temps à autre quelques petits cris, mange peu ou point, boit beaucoup et vomit fréquemment des matières mélangées de bile et quelquefois de sang.

Il y a généralement constipation : la défécation est

pénible et douloureuse ; les excréments, comme les matières vomies, sont jaunâtres, bilieux, sanguinolents. Le ventre est tendu, dur et très sensible, surtout dans la région du foie.

La bouche est chaude, la langue chargée, recouverte de sédiment blanchâtre, fuligineux ou noirâtre.

La mort est la terminaison presque fatale de l'ictère ; elle survient même, dans quelques cas, avec une rapidité étonnante. Cependant les statistiques ne sont pas sans enregistrer un certain nombre de guérisons.

L'ictère est l'affection la plus grave qui sévisse sur le chien, dans la colonie du Cap. Elle est communiquée d'un sujet à un autre par inoculation directe et due à un hématozoaire dans les hématies. L'infection ordinaire a lieu au moyen des *tiques* ; cet hématozoaire est semblable à celui de la fièvre du Texas.

Traitement. — Calomel à petites doses (5 à 10 centigrammes) jusqu'à effet purgatif.

Bouchet préconise les injections sous-cutanées ou intrapéritonéales de sérum artificiel, à raison de 60 grammes par kilogramme de poids du chien.

Cagny accuse des succès avec la teinture d'iode (quelques gouttes dans du café) et aussi la solution iodo-iodurée par cuillerée, répétée toutes les heures.

Entretenir la liberté du ventre par de légers laxatifs.

Lait comme boisson avec, pour 1 litre, 20 grammes de bicarbonate de soude.

Régime lacté.

Traitement dosimétrique.

Quassine	2 granules.
Podophyllin	1 granule.
Strychnine	1 —
Pilocarpine	1 —

donnés ensemble toutes les deux heures.

S'il y a spasme, donner alternativement avec les alcaloïdes ci-dessus :

Hyosciamine .... 1 granule.
Bromhydrate de quinine... 1   —

ensemble et toutes les demi-heures jusqu'à effet.

CHAPITRE XII

Maladies de l'appareil génito-urinaire.

I. — Balanite.

On désigne sous le nom de *balanite* l'inflammation du gland. Elle n'est pas très rare dans l'espèce canine et s'accompagne infailliblement d'*acrobustite* ou inflammation du prépuce.

Symptômes. — La muqueuse du gland est d'un rouge vif, qui devient violacé au contact de l'air; le gland lui-même est fortement gonflé et recouvert d'une sécrétion muco-purulente, parfois de végétations polypeuses rappelant les crètes-de-coq de l'homme. Le prépuce, également enflammé, se montre le siège d'un œdème, d'une infiltration, pouvant s'étendre à la région des bourses, et qui, étant donné le développement inflammatoire du gland, détermine souvent le paraphimosis. L'érection et l'urination deviennent alors douloureuses ; l'urine s'écoule difficilement et en petite quantité, quelquefois goutte à goutte.

Étiologie. — La balanite est généralement due, chez le chien, à la durée du coït, aux excitations ou frottements de la verge que provoque l'erreur de sexe ou l'erreur de lieu.

Cette maladie offre rarement des complications. Nous

l'avons vue disparaître dans quarante-huit heures par les moyens suivants :

Lavages antiseptiques avec eau de savon noir phéniquée ; lotions ou bains locaux (trois fois par jour), avec une dissolution de *sulfate de fer*, de sulfate de cuivre, d'alun ou une décoction de tanin, de feuilles de noyer, etc., etc.

Nous recommandons surtout celle de tanin.

II. — Phimosis. Paraphimosis.

Il y a phimosis quand la verge ne peut sortir, et paraphimosis lorsqu'elle est étranglée par le prépuce.

Le traitement est le même que celui de la *balanite* : il est très rare que l'on doive recourir au débridement, chez le chien, qui d'ailleurs est fort peu sujet à ces complications.

III. — Urétrite.

L'urétrite s'observe assez fréquemment chez le chien et constitue, chez cet animal, une affection analogue à la blennorrhée de l'homme.

Symptômes. — C'est l'inflammation du canal de l'urètre, caractérisée, tout d'abord, par un écoulement muqueux, que l'animal fait disparaître en se léchant, devenant ensuite muco-purulent, épais, jaunâtre, verdâtre et qui, sécrété en abondance, s'écoule goutte à goutte par l'orifice extérieur du canal. Il y a difficulté d'urination, rougeur et gonflement de la verge et engorgement de la région inguinale.

Étiologie. — Le plus souvent, l'urétrite existe concurremment avec la balanite, car ce sont à peu près les mêmes causes qui les déterminent. L'accouplement d'un chien de forte taille avec une chienne beaucoup plus petite, les efforts volontaires ou provoqués, faits dans le but de détruire l'adhérence coïtale, déterminent aussi l'affection qui nous occupe. Nous croyons pouvoir l'attribuer, dans certains cas, à l'action irritante des sécrétions vaginales lors de polypes, ou de vaginite, déterminés par des causes variables.

Traitement. — Le traitement est celui de la balanite; auquel on adjoint deux ou trois injections journalières avec :

Pour trois injections.	Eau distillée............	150 grammes.
	Sulfate de zinc.......... } āā	1 gramme.
	Acétate de plomb....... }	
	Chlorhydrate de cocaïne.	1 centigr.

ou bien :

Pour trois injections.	Acide tannique.........	50 centigr.
	Nitrate d'argent.........	15 —
	Acide phénique.........	V gouttes.
	Eau distillée.......... .	150 grammes.
	Bromhydrate de cicutine.	1 centigr.

IV. — Orchite.

L'inflammation déterminée dans la région inguinale par l'urétrite peut s'étendre à l'épididyme et aux testicules et devenir la cause déterminante d'une orchite simple ou double.

Symptômes. — L'orchite, presque toujours accompagnée d'épididymite, plus ou moins prononcée, se reconnaît à un engorgement douloureux de l'une ou des deux glandes testiculaires (fig. 32). Décrivant le fait isolé, nous dirons : que le testicule est le siège d'une sensibilité exagérée ; cette sensibilité, jointe à un gonflement inflammatoire très accentué, oblige le chien à marcher les jambes écartées. Le scrotum, de couleur rouge vif ou violacé, est distendu, luisant, chaud et douloureux. Telle est la forme aiguë.

A l'état chronique, les phénomènes, que nous venons de décrire, cessent peu à peu, mais le testicule conserve à peu près les mêmes proportions hypertrophiques souvent suivies d'induration plus ou moins complète. Comme complications : la suppuration et la gangrène sont rares, à moins que l'affection soit due à un traumatisme, avec plaie pénétrante.

Quant à l'atrophie testiculaire, elle est rare aussi et ne s'effectue que lentement, d'une façon insensible.

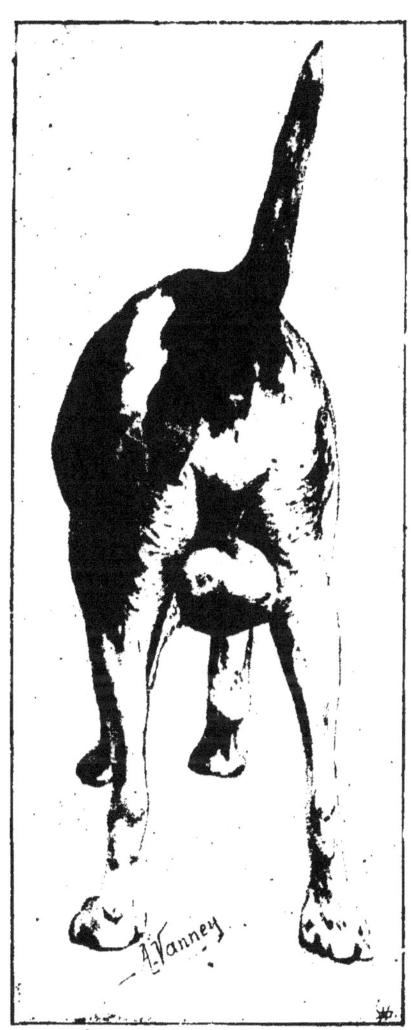

Fig. 32. — Sarcocèle du testicule.
(Photographie Cadéac.)

Étiologie. — L'orchite peut être le résultat de contusions ou de morsures ; ce sont même les causes les plus fréquentes de cette rare maladie ; mais elle peut, comme nous le signalions au début de cette description, se présenter comme complication de la balanite et plutôt de l'urétrite.

Traitement. — A la période inflammatoire, on fera sur la partie malade deux ou trois onctions calmantes, tous les jours, avec :

> Pommade camphrée.
> Huile camphrée.
> Pommade belladonée.
> Onguent populéum saturné, etc., etc.

Contre l'état chronique et l'induration, employer les pommades fondantes, mais par applications espacées de deux ou six jours, suivant l'activité des médicaments, que nous allons établir ici dans un ordre progressif.

> Onguent mercuriel.
> Pommade à l'iodure de potassium.
> —   au biiodure de mercure.

Il est nécessaire de bien faire pénétrer les onguents ou pommades et de ne pas employer plus de 10 grammes à la fois. Avoir le soin de placer un bandage et la muselière, car ces médicaments sont des poisons très violents.

Pour peu qu'il se manifeste des tendances à la suppuration et à la gangrène, il ne faut pas hésiter de recourir à la castration (Voy. *Castration*, p. 278).

V. — **Condylomes du vagin**.

Les condylomes ou polypes du vagin sont des productions ou excroissances charnues, qui se développent de préférence au voisinage des membranes muqueuses et, dans le cas qui nous occupe, au pourtour du vagin,

voire même à son intérieur. Ces productions molles
ou dures, pédiculées ou non, flottent dans le vagin,
ou sortent au dehors sous forme de pédicules rougeâtres, saignant au moindre frottement. Elles déterminent une démangeaison très prononcée qui pousse
la chienne à se traîner sur son derrière, pour opérer
un frottement, qui n'a d'autre résultat que d'enflammer davantage les condylomes et la vulve. Celle-ci
est le siège d'une rougeur et d'un gonflement très prononcés en même temps qu'elle laisse échapper, par la
commissure inférieure, un écoulement muqueux,
sanguinolent, d'une odeur fade et *sui generis*.

Étiologie. — Les condylomes s'observent, chez la
chienne, après toute cause d'irritation intense de
l'appareil vulvo-vaginal, soit pendant l'accouplement
avec un mâle trop fort, soit après l'accouchement
lorsque les petits étaient très gros. Les condylomes ne
sont pas contagieux, mais l'accouplement peut entraîner, chez le mâle, une irritation du pénis, une balanite, voire même une urétrite, par le fait du contact
avec le liquide irritant.

Traitement. — Le traitement prophylactique est
d'éviter l'accouplement d'une chienne de petite taille
avec un chien trop fort pour elle.

Si les condylomes sont externes et pédiculés, on les
excise à leur base au moyen de l'écraseur, puis on les
cautérise au fer rouge. On s'en tient même à la cautérisation pour ceux qui sont très peu dévoloppés. Mais
lorsqu'ils sont internes et profonds, il faut débrider la
vulve dans la partie supérieure, exciser ceux qui sont
accessibles ou les ligaturer et cautériser les profonds
avec le cautère à entonnoir.

On fera quelques injections tous les jours avec des décoctions astringentes de feuilles de noyer, de tan, de sulfate de fer dans lesquelles on ajoutera quelques gouttes d'acide phénique, ou de tout autre désinfectant, avec quelques gouttes d'éther, de chloroforme ou de teinture d'opium, qui calmeront la démangeaison.

VI. — Cystite.

La cystite est l'inflammation de la vessie limitée au col ou envahissant l'organe tout entier. Bien que très rare chez le chien, il nous a été donné d'en observer deux cas.

La cystite peut être déterminée par des coups sur la région abdominale, par l'application prolongée ou réitérée de vésicatoires, ou l'ingestion de substances irritantes, pouvant déterminer l'hématurie.

On distingue un état aigu et un état chronique.

SYMPTOMES. — *État aigu.* — La cystite s'annonce par de l'anxiété, du trépignement des membres postérieurs, de fréquents et vains efforts d'urination qui, s'ils aboutissent, permettent de constater la rareté de l'urine, laquelle est tantôt claire, rougeâtre, sédimenteuse, tantôt trouble et sanguinolente.

La miction est à la fois difficile et douloureuse, surtout lorsque l'inflammation est limitée au pourtour du col.

Le ventre, douloureux et légèrement distendu, est le siège de véritables coliques. L'appétit est nul; la peau sèche et chaude; la soif très vive, et si l'inflammation s'accentue, la dysurie se complique d'hématurie.

État chronique. — Dans l'état chronique la douleur est moins vive ou même nulle, surtout pendant la miction, mais celle-ci, lente et incomplète, nécessite plus d'efforts. La vessie n'étant pas complètement vidée, l'urine séjourne dans la vessie, devient épaisse, filante, mucoso-purulente et subit une transformation ammoniacale ; la cystite se transforme peu à peu en catarrhe vésical.

Traitement. — Boissons mucilagineuses de *graine de lin* mauve, guimauve, chiendent, additionnées de bicarbonate de soude (20 grammes par litre) ou de goudron.

Nous recommandons aussi le *salol* et l'essence de *térébenthine*, dans les tisanes ci-dessus.

Chez la femelle, douches vaginales, lavages de la vessie, avec une décoction mucilagineuse rendue antiseptique par l'addition de *salol, naphtol, lysol*, etc., etc. en faibles proportions.

Badigeonnages du trajet urétral chez le mâle, avec

> Glycérine.
> Teinture de belladone.
> Chlorhydrate de cocaïne.

Régime lacté.
Traitement dosimétrique.

> Aconitine.
> Anémonine.

Un granule de chaque toutes les demi-heures jusqu'à effet.

Contre les douleurs abdominales, la dysurie, l'incontinence ou la rétention qui amènent l'hyperesthésie de la vessie, le spasme du col ou sa paralysie :

> Chlorhydrate de morphine.
> Hyosciamine.
> Arséniate de strychnine.

Combattre la constipation par les laxatifs à l'intérieur ou par des lavements émollients et purgatifs.

État chronique. — Pour combattre la décomposition ammoniacale de l'urine :

> Benzoate de soude.
> Tanin.

Dix granules par jour de chaque.

Contre la fièvre urineuse, hydro-ferro-cyanate de quinine ; 10 granules par jour.

VII. — **Néphrite.**

La néphrite est rare chez le chien et se présente plus spécialement sur ceux qui chassent habituellement au marais ou sur des terrains marécageux. L'inflammation des reins, qui la constitue, est difficilement soumise à un diagnostic par palpation, celle-ci ne donnant aucun indice.

Symptômes. — Ce n'est que lorsque la lésion organique est prononcée, que la sensibilité de la région lombaire se manifeste nettement, même sous une pression modérée ; l'animal fléchit sur son train postérieur et même se couche brusquement pour s'y soustraire. Une fois couché, il ne se relève que difficilement en poussant un cri de douleur. La démarche est pénible ; le sujet traîne les membres; l'urination est fréquente, mais les urines expulsées sont peu abondantes, épaisses, albumineuses, sanguinolentes et contiennent des dépôts formés d'exsudats fibrineux et de débris d'épithélium. Il y a fièvre, soif, inappétence, constipation, vertige, dyspnée et vomissements.

L'inflammation du bassinet provoque des douleurs sourdes manifestées par des coliques. La marche de cette affection est rapide; elle se termine : par résolution, état chronique, gangrène et suppuration.

Résolution. — Elle a lieu du cinquième au huitième jour et se caractérise par la diminution progressive des symptômes énoncés.

La *gangrène* se trahit par de l'affaiblissement, une diminution et une intermittence du pouls, la cessation des douleurs, la coloration noire et la fétidité des urines.

La *suppuration* rend les douleurs plus vives et les symptômes généraux plus graves. Il se forme un abcès dans le rein, et si celui-ci s'ouvre dans le bassinet, les urines deviennent purulentes, leur émission douloureuse. Si, au contraire, l'abcédation a lieu dans le péritoine, il détermine une péritonite mortelle.

État chronique. — L'animal a de fréquents besoins d'uriner et prend la pose d'urination sans que, malgré des efforts réitérés, survienne l'émission d'une quantité notable d'urine. L'urine reste foncée ou brune ; l'examen microscopique montre qu'elle renferme des cylindres venant des tubes urinifères des cellules épithéliales dégénérées, des globules de pus et des hématies.

Traitement. — Dérivatifs, frictions sur la colonne vertébrale avec :

> Huile de camomille camphrée.
> Baume tranquille éthéré-chloroformé.

Boissons mucilagineuses aseptisées par le *salicylate de soude*, *naphtol*, *benzonaphtol*. Lait et eau de Vitel ou de Vals.

Traitement dosimétrique.

> Triade dosimétrique contre la fièvre.

Contre le spasme vésical et la douleur rénale :

> Benzoate de lithine.
> Chlorhydrate de morphine.
> Hyosciamine.

Un granule de chaque toutes les demi-heures.

Contre les pertes d'albumine :

> Arséniate de fer.
> — de strychnine.
> Tanin.
> Quassine.

Un granule toutes les heures.

1° Révulsifs cutanés sur la région lombaire.

2° Grands bains chauds.

3° Lait.

En cas de douleurs suraiguës : injections (*loco dolenti*) sous-épidermiques de *chlorhydrate de morphine* ou de *chlorhydrate* de cocaïne.

S'il y a crainte de gangrène, cas très grave :

> Térébenthine.............................. 10 grammes.
> Tannoforme.............................. 2 —
> Sulphydral.............................. 2 —

Faire 3 pilules avec cette quantité et en administrer : une le matin, à midi et le soir.

Soins hygiéniques, tenir chaudement.

CHAPITRE XIII

Maladies des mamelles.

I. — Adénomes.

C'est une tumeur formée par le tissu des glandes

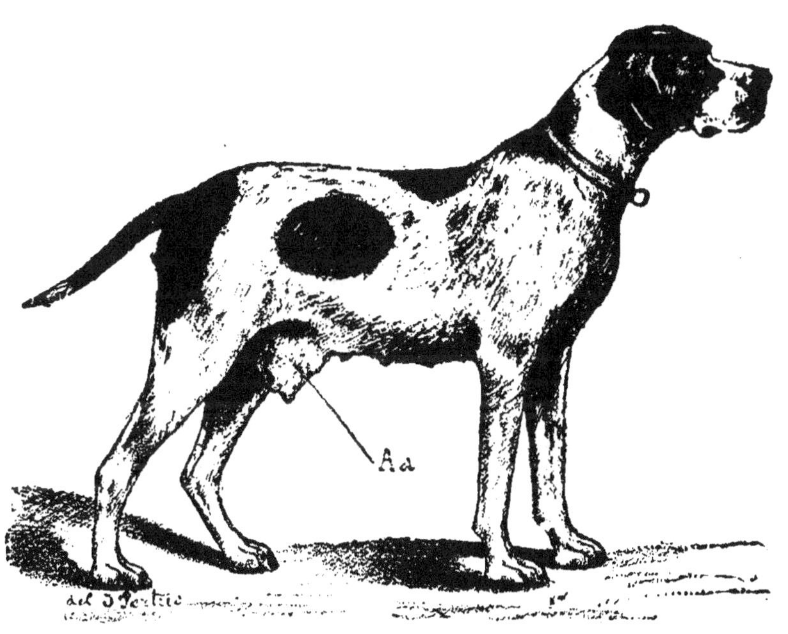

Fig. 33. — Adénome des mamelles.

hypertrophié. L'adénome (fig. 33) est fréquent chez la chienne ; certaines tumeurs de la prostate du chien, le goitre et les polypes muqueux du vagin sont de cette nature.

Symptômes. — La tumeur, dure et indolente, se

présente aux mamelles, chez la chienne. Lorsqu'elle n'a pas de tendance à s'abcéder, elle ne gêne absolument que par sa présence et son volume ; mais elle s'ulcère, se propage aux tissus voisins, comme une tumeur cancéreuse.

Traitement. — Frictions suivies d'onctions avec :

> Onguent mercuriel double.
>   —   fondant de Lebas.
> Pommade au biiodure de mercure.

Nota. — Avoir le soin, après l'application de ces diverses pommades, d'appliquer un bandage et une muselière pour empêcher l'animal de se lécher et de s'empoisonner.

II. — **Agalaxie.**

Agalaxie signifie absence de lait dans les mamelles. Cette affection est très rare chez les animaux ; si elle se présentait, on aurait recours à un régime fortifiant et à la potion que nous formulons ci-contre :

> Vin de quina........................... 100 grammes.
> — de colombo....................... 100   —
> Citrate de fer......................... 4   —
> Essence d'anis......................... IV gouttes.
>   — de fenouil...................... IV   —

Dose d'un verre à madère, matin et soir.

III. — **Carcinomes.**

Carcinome fibreux, encéphaloïde colloïde. — Les carcinomes sont des tumeurs qui se développent dans les glandes à tissu conjonctif dense et abondant comme : les mamelles, les parotides, les testicules, le foie, la rate, les reins, etc.

Ils peuvent s'enflammer, s'abcéder, s'ulcérer, subir des dégénérescences variées, être le siège d'hémorragies, etc., etc. Ils sont toujours graves, à cause de leur extension possible à des *organes importants.*

Traitement. — L'extirpation, que nous nous sommes trouvé dans l'obligation de pratiquer sur quatre mamelles d'une chienne setter Gordon, nous appartenant, n'a eu aucune conséquence fâcheuse. Cette opération n'est pas très douloureuse et en tous cas donne un résultat sûr et immédiat.

L'emploi des differentes pommades fondantes, *iodure ou biiodure de mercure*, à l'*iodure de potassium*, à l'*extrait de ciguë* sont d'un effet moindre et leur action lente n'est pas toujours curative.

Procédé de Mouquet. — Mouquet préconise pour l'ablation des tumeurs mammaires bien délimitées et mobiles sous la peau, le procédé suivant :

Soulever la tumeur avec l'une des mains et serrer sa base ou pédicule avec une pince limitative pour l'amputation des oreilles; on pratique l'antisepsie et l'anesthésie avec le *chlorure d'éthyle*, puis on sectionne la peau et la tumeur au-dessus des branches de la pince ; aussitôt après on procède à la ligature des vaisseaux, on lave la plaie avec une solution d'eau bouillie et de sel à 7 p. 100; puis on suture avec des crins de Florence et on applique un pansement ouaté antiseptique (ouataplasme).

Sarcomes.

Les sarcomes, dont nous ne donnerons pas de description spéciale, sont traités comme les adénomes et les carcinomes.

Le Dr Félix Turigano traite les sarcomes par des injections de sel marin.

Fernandez Aldabas annonce la disparition complète d'un sarcome encéphaloïde par un procédé analogue à celui du Turigano, soit : 2 injections par jour, pratiquées : une dans le centre de la tumeur et une sur le côté avec une solution saturée de chlorure de sodium (35,87 p. 100 à 14°).

Il a été recemment établi que les rayons de Röntgen ou rayons X exerçaient un arrêt sur le développement des tumeurs (carcinomes). Ce traitement pourrait être appliqué aux petits chiens ; mais jusqu'à ce jour, on ne lui reconnaît que des effets palliatifs mais non curatifs.

IV. — Engorgement laiteux.

A l'époque de l'accouchement, certaines chiennes présentent quelquefois un gonflement douloureux des mamelles, déterminé par une sécrétion très abondante de lait. Cette suractivité de sécrétion, si utile, si nécessaire même à la multiparité, devient une cause de souffrance et de maladie, lorsqu'un certain nombre de petits meurent en naissant, ou sont séparés immédiatement de leur mère. Ceux qui restent ne tétant pas suffisamment pour dégager toutes les mamelles, il arrive que quelques-unes sont à peu près délaissées ; c'est chez elles que se produit l'engorgement laiteux.

L'engorgement laiteux peut avoir d'autres causes, comme l'action du froid, par exemple, mais il n'est jamais très grave si l'on prend certaines précautions (Voy. *Hygiène de la femelle en état de gestation.*)

Traitement. — Il consiste à traire les mamelles engorgées, de façon à les débarrasser de la presque totalité du lait qui les engorge. On les onctionne ensuite : avec de l'huile tiède, du cérat saturné, de l'onguent populéum, tout en opérant un massage de quelques minutes.

La malade sera tenue chaudement et réduite à la demi-diète. Dans le cas où l'absence complète de nourrissons nécessiterait une suppression de la sécrétion lactée, on administrerait, pendant deux jours consécutifs, un purgatif salin ou huileux, tel que :

Sulfate de soude......
— de magnésie..
Sirop de nerprun.....
Huile de ricin........
20, 30 ou 40 gr. suivant la taille.

et l'on appliquerait sur les mamelles un mélange de vinaigre et de blanc d'Espagne.

V. — **Mammite**.

L'engorgement laiteux peut devenir le point de départ d'une tumeur des mamelles, d'un adénome et même donner lieu à une inflammation réelle du tissu glandulaire de l'organe, déterminant ainsi ce qu'on appelle une *mammite*. Nous ne ferons que signaler cette maladie, car elle est exclusivement rare dans l'espèce canine.

VI. — **Crevasses du mamelon**.

Elles sont rares et ne nécessitent pas, pour être reconnues, de description particulière.

Lorsqu'elles se présentent, avec vive douleur, on placera sur la ou les mamelles qui en sont atteintes, un bandage empêchant la succion, et on pansera avec le glycolé d'amidon, saturné opiacé.

                Amidon en poudre....................... Q. S.
                Glycérine neutre....................... 100 grammes.
                Extrait de saturne..................... 10   —
                Teinture d'opium....................... X gouttes.

Cette formule convient très bien au traitement de toutes les crevasses en général.

CHAPITRE XIV

Maladies nerveuses.

I. — Chorée ou danse de Saint-Guy.

La chorée apparaît le plus souvent, chez le chien, comme une complication de la maladie du jeune âge.

Symptômes. — Les symptômes de cette affection sont : des contractions brusques et involontaires, siégeant dans une région musculaire, un membre, le train postérieur ou antérieur ou tout un côté du corps, à la façon de l'hémiplégie, suivant le cas, et qui débutent et progressent dans l'ordre de notre énumération.

État aigu. — Il est rare, à l'état aigu, que la danse de Saint-Guy se limite à un membre : le train postérieur semble le plus sujet à ces contractions. Celles-ci s'exercent de haut en bas et finissent par être tellement fortes, que l'animal ne peut se diriger dans la marche et que, même au repos, il est à chaque instant l'objet d'une chute. Le sens de contraction change, lorsque l'affection s'étend à l'encolure : celle-ci et la tête sont alors mouvementées latéralement, d'un côté à l'autre (fig. 34).

Si le train antérieur est seul atteint et que les contractions soient très prononcées, la tête participe forcément

13.

aux secousses imprimées, et forme un bras de levier qui facilite les chutes en avant.

Les secousses se montrent ordinairement à intervalles égaux, mais on constate, quelquefois, la rémittence et l'intermittence. Les fonctions générales ne sont nullement entravées, si ce n'est, cependant, la préhension des aliments, qui devient plus longue et plus difficile.

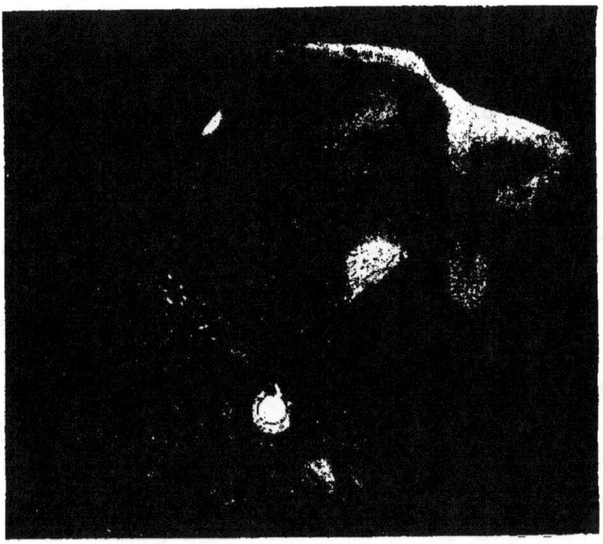

Fig. 34. — Chorée de la face et de la langue avec glossoplégie (Cadéac).

Lorsque l'animal est couché, les contractions se montrent avec autant d'intensité, mais elles semblent moins le fatiguer, de sorte qu'il prend fréquemment cette position. L'état aigu de la chorée dure généralement très longtemps, plusieurs mois, une année même ; le fait est assez difficile à établir, parce que la maladie passe à l'état chronique sans transition appréciable.

État chronique. — Cet état chronique a souvent comme résultat la localisation à un membre ou à un groupe musculaire ; en tous cas, qu'elle ait lieu sur le train postérieur ou antérieur, les phénomènes en sont beaucoup moins accentués.

La violence des contractions ne persiste qu'avec un état grave de la maladie ; alors l'animal reste à peu près constamment couché, il souffre, ne prend aucune nourriture. Ses excréments deviennent rares ; ils sont tantôt clairs et d'une odeur repoussante, tantôt secs, jaunâtres et d'une dureté pierreuse.

Enfin le chien dépérit et meurt dans un état de marasme très prononcé.

Le pronostic de la chorée est toujours très grave ; car si l'on ne parvient pas à l'enrayer à l'état aigu, l'état chronique, qui lui succède, peut persister à un degré tel, que l'animal est inutilisable et, le plus souvent, sacrifié pour ce motif.

Étiologie. — Cette affection est soumise à des causes inconnues. Dans la plupart des cas, comme nous l'avons dit, elle est le résultat de la maladie du jeune âge.

Traitement. — Combattre la constipation par n'importe quel purgatif ou donner deux lavements par jour ainsi composés :

Pour les 2 lavements.	Glycérine................ 50 grammes.	
	Eau de graine de lin..... 200 —	
	Sulfate de soude........ 30 —	

Le traitement interne ne saurait être établi sur ces bases fixes, étant donné le peu de connaissances étiologiques. Il nous a été permis d'obtenir plusieurs guérisons, à une période assez avancée de la maladie, au moyen de l'*arséniate de strychnine* donné à la dose de 1 granule au demi-milligramme toutes les deux heures

(6 par jour) pendant quatre ou cinq jours, jusqu à ce qu'il y ait presque empoisonnement.

Notre but était de provoquer des contractions strychnées plus fortes que celles déterminées par la maladie et d'arriver à une sorte de substitution.

Nous conseillons encore :

| 1 granule toutes les heures. | Bromhydrate de morphine... Bromure de camphre....... Valérianate de quinine...... | 6 par jour : 3 le matin, 3 le soir de chaque alcaloïde. |

Bains froids ; toniques ferrugineux et autres.

II. — Épilepsie.
(Fig. 35).

L'épilepsie est une affection chronique du système nerveux, à siège indéterminé, se présentant surtout comme complication de la maladie du jeune âge.

Symptômes. — Les symptômes se manifestent brusquement, sans que rien dans l'état de l'animal ait pu faire prévoir l'existence de la maladie. Le premier accès peut même, en raison de l'identité des symptômes, être attribué à de l'éclampsie, chez la chienne, à des convulsions vermineuses, à un empoisonnement par la strychnine, voire même à la rage, par toutes personnes incompétentes.

Cependant, si l'on observe le chien à un second accès on remarque que pendant quelques minutes il est comme hébété ; il écarte les membres, baisse la tête, son regard est fixe et il semble en état d'ivresse.

Lorsque l'accès doit être faible, il peut se faire que cette attitude, suivie d'une chute, avec quelques légères contractions et un peu d'excès de salivation, soient les seules manifestations qui se produisent. Mais cette bénignité n'est particulière qu'à une épilepsie légère ou débutante ; dans la majorité des cas, et surtout à mesure que les crises se répètent et deviennent plus fréquentes, les symptômes ont une tout autre intensité.

L'animal tombe, les membres contractés, les yeux hagards, la pupille dilatée, avec un mouvement fréquent des paupières. Les yeux sont renversés, larmoyants ; la salive abondante, filante ou mousseuse. La langue apparaît au dehors, recouverte de cette

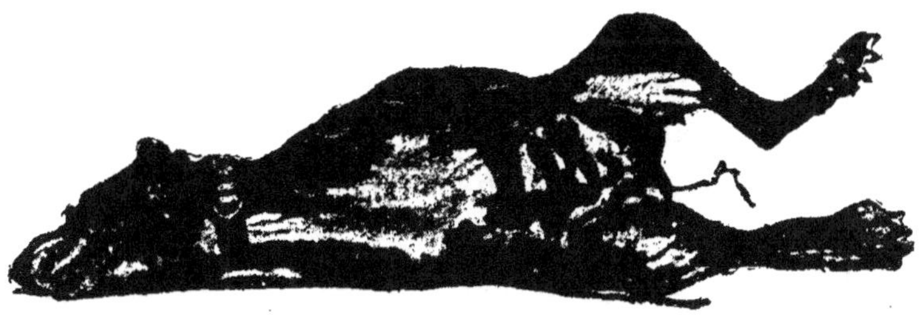

Fig. 35. — Attaque d'épilepsie accompagnée d'expulsion d'urine qui forme un véritable jet, chez une chienne de 12 kilogrammes, après l'injection dans la saphène de 25 centigrammes d'essence d'hysope (Cadéac).

salive, écumante et souvent teintée par le sang, provenant des morsures que déterminent les mouvements désordonnés des mâchoires. Pendant toute la durée de l'accès, la sensibilité générale est totalement abolie, au point que l'animal ne témoigne aucune douleur au contact d'un fer rouge. Les accès peuvent être rares et espacés, ou, au contraire, fréquents et renouvelés plusieurs fois dans la même journée.

L'épilepsie dure généralement toute la vie et, lorsque l'animal est vieux, les accès sont plus fréquents mais plus courts. La mort est le résultat de la prolongation d'un accès, ou de l'un des nombreux accidents que peut entraîner l'inconscience complète dans laquelle se trouve le sujet à ce moment.

Étiologie. — Les causes de l'épilepsie sont absolument obscures. Les chiens de chasse y paraissent assujettis plus que les autres. On accuse aussi le tempérament nerveux et l'hérédité.

Traitement. — Certains auteurs disent avoir vu l'épilepsie guérir spontanément. Nous ne discuterons pas cette affirmation, toujours est-il que la maladie doit être attaquée dès le début, avec toutes les armes ayant quelques chances de la vaincre.

Entretenir soigneusement la liberté du ventre avec des purgatifs salins et administrer alternativement les deux associations alcaloïdométriques suivantes :

1°
Toutes les heures.
{
Valérianate de quinine.. 1 granule.
Bromhydrate de quinine. 1 —
Bromure de camphre... 1 —
}
Jusqu'à concurrence de 4 granules de chaque par jour.

2°
Toutes les heures.
{
Hyosciamine........... 1 granule.
Morphine .... 1 —
Strychnine............ 1 —
}
4 de chaque par jour.

Continuer cette médication jusqu'à effet désiré.

Éviter, pendant les accès, que l'animal se blesse ou se jette dans le feu.

III. — Paralysie. — Paraplégie. — Hémiplégie.

Le mot *paralysie* désigne l'abolition ou la diminution plus ou moins complète des facultés sensoriales et contractiles propres au tissu musculaire. Ces deux facultés peuvent ne pas disparaître à la fois. La paralysie du nerf trijumeau occasionne l'anesthésie unilatérale de la face, de la cavité buccale, de la langue et de l'œil. La paralysie des muscles moteurs est la plus fréquente.

Symptômes. — La paraplégie et l'hémiplégie, qui ne sont que des manifestations localisées de la paralysie, seront décrites avec les symptômes qui appartiennent à celle-ci, envisagée au point de vue général. Nous signalerons, à mesure, les quelques manifestations par-

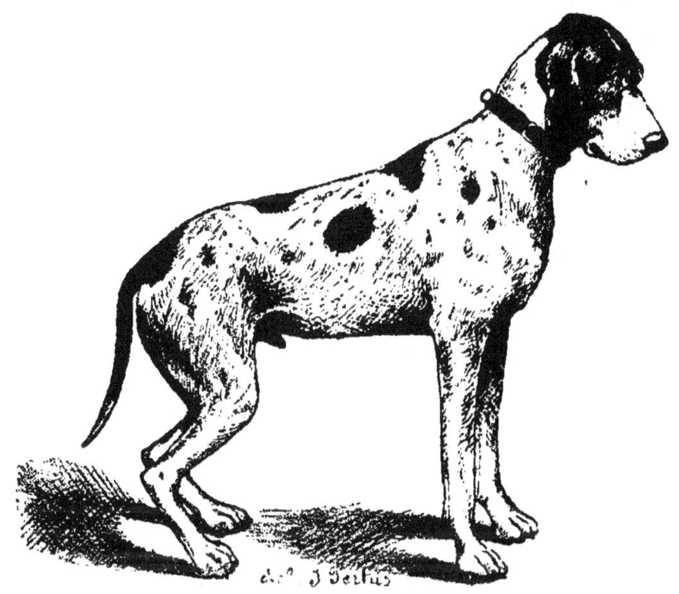

Fig. 36. — Chien atteint d'un commencement de paraplégie.

ticulières à chacune d'elles. Il importe, tout d'abord, de différencier ces deux états pathologiques.

Il y a *paraplégie* (fig. 36) lorsque la maladie siège sur le train postérieur ou sur le train antérieur seulement; cette dernière est plus rare.

L'*hémiplégie* s'étend à tout le système musculaire de la moitié du corps, d'un côté ou de l'autre. Quelle que soit la forme de la maladie, elle débute toujours par une faiblesse musculaire qui rend la marche difficile et incertaine. Après un ou deux jours les membres sont, pendant la station debout, dans une sorte de demi-flexion, et si l'animal veut marcher, il traîne les pattes, fléchit davantage et tombe au moindre obstacle.

Lorsqu'il y a hémiplégie, le sujet a la tête tournée du côté sain et sa marche ne s'effectue que selon une courbe dont le centre serait de ce côté.

Il est facile de s'expliquer toute la difficulté qu'éprouve l'animal, en ce cas, pour boire ou manger, voire même pour rejeter ses excréments, étant donnée, d'ailleurs, la constipation qui existe toujours avec la paralysie. Tous ces symptômes s'accroissent progressivement : l'animal reste couché, ne prend aucune nourriture, perd ses forces et finalement meurt dans un état de maigreur prononcé, la paralysie étant devenue générale.

Étiologie. — Les causes de la paralysie sont très complexes et non moins variées : le froid, les chocs, les fractures du crâne, les embolies ; les compressions à causes variables des nerfs, des vaisseaux, de la moelle épinière et du cerveau, etc., etc., peuvent la déterminer.

Traitement. — Pour nous en tenir aux cas de paraplégie et d'hémiplégie, nous dirons qu'ils réclament une médication énergique, tant interne qu'externe, et comme il n'est pas souvent possible de déterminer la cause des divers cas qui se présentent, le traitement sera forcément entaché de généralité.

On effectuera journellement sur la colonne vertébrale et les membres paralysés, des frictions avec la *teinture de noix vomique* et l'on administrera la *strychnine*, à l'intérieur, à faibles doses, lentement progressives, en même temps que s'opéreront les frictions. Celles-ci peuvent aussi se faire avec le *liniment ammoniacal* ou l'*essence de térébenthine*. Nous conseillons même, pour plus d'efficacité, d'alterner avec chacun des trois médicaments signalés. Des lavements purgatifs seront administrés aussi souvent que le nécessitera l'état de constipation prononcée qui existe toujours, et l'on activera leur action au moyen des purgatifs, administrés en dissolution dans un liquide émollient quelconque, le matin, à jeun, de préférence. Arécoline en injections sous-cutanées ($0^{gr},01$) ou bien encore pour une injection.

Chlorhydrate de cocaïne......	2 centigr.	
— de morphine....	2 —	Contre la douleur.
Eau distillée...............	10 grammes.	

Áprès quelques jours de cette médication et alors même qu'elle paraîtrait donner quelque résultat, il faut lui adjoindre l'action de l'électricité à courant interrompu en employant de préférence les excitations du pôle négatif.

La nourriture doit être bonne et substantielle pendant toute la durée de la maladie.

Lorsque ces moyens n'ont produit aucun résultat, on peut recourir, comme dernière ressource, aux moxas sur les reins, ou au feu au cautère, tout le long de la colonne vertébrale ; mais lorsque les symptômes sont assez graves pour réclamer une semblable médication, la maladie doit être considérée comme incurable, dans la majorité des cas.

Nous croyons devoir signaler, pour l'édification du lecteur, un procédé de traitement d'un cas de paralysie, due à une méningite spinale, chez le chien, qui a obtenu un succès à la fois rapide et merveilleux. Voici textuellement l'exposé de ce cas (1).

« Chien terrier. Paralysie du train de derrière.

« L'urine s'écoule constamment goutte à goutte ;

______
(1) *Bulletin vétérinaire* de décembre 1902.

quelques jours plus tard, l'arrière-train est traîné sur le sol.

« Au matin, injection sous-cutanée de 1 gramme de la solution suivante :

Ésérine......................	5 centigr.
Pilocarpine..................	10 —
Eau distillée................	20 grammes.

La réaction immédiate fut très énergique. Respiration accélérée, rejet d'excréments ; l'animal est couché comme s'il était mort. La réaction terminée, le chien se relève et l'amélioration est sensible. L'après-midi, l'arrière-train est plus dégagé dans la marche, les orteils sont traînés. Troisième jour, injection de 1 gramme et demi de la solution ; l'amélioration s'accentue. Deux jours après, nouvelle injection de 2 grammes ; l'après-midi, le malade court et joue avec les autres chiens. Il subsiste encore une gêne des orteils. Le neuvième jour, dernière injection de 2 grammes ; la guérison est complète les jours suivants. »

CHAPITRE XV

Maladies des yeux.

Les maladies de l'œil et de ses annexes ne sauraient être étudiées d'une façon complète dans un ouvrage ayant les proportions restreintes de celui que nous écrivons ; d'ailleurs, leur variété, chez le chien, n'est pas telle que nous ne puissions limiter notre étude à celles qui se présentent le plus ordinairement ou aux quelques cas spéciaux qu'il nous a été permis de rencontrer au cours de l'exercice de notre art.

Avant de décrire ces diverses affections nous croyons utile de signaler la corrélation intime, la sympathie, qui existe entre l'œil et l'intestin, au point de vue thérapeutique.

Ainsi : une dérivation intestinale est pour les deux tiers dans le résultat curatif, chaque fois que l'œil, ou ses annexes, est sous le coup d'un processus inflammatoire, qu'il soit idiopathique, sympathique, ou même · traumatique.

Conjonctivite.

Il y a conjonctivite, lorsque la muqueuse qui tapisse la face interne des paupières est le siège d'une inflammation plus ou moins intense. Cette coloration inflammatoire particulière, des muqueuses, peut exister en dehors d'une affection locale ; elle est alors une manifestation de divers troubles organiques ou fonctionnels, de désordres circulatoires et reçoit le nom de congestion ou phénomène *symptomatique.*

La conjonctivite *idiopathique* dont nous nous occuperons diffère donc essentiellement de la précédente, en ce qu'elle n'a de points communs avec elle, que l'état congestif.

Son étiologie est établie : sur l'action de l'air froid, des poussières irritantes, des coups, des corps étrangers dans l'œil ou du séjour prolongé de la chassie, dans la maladie du jeune âge.

Les causes déterminantes de la conjonctivite ont un effet presque inévitable de répercussion sur la cornée, ce qui explique la fréquence de la *kérato-conjonctivite,* que l'on observe plutôt dans l'affection idiopathique, que lorsque les causes déterminantes proviennent de l'action directe des agents extérieurs, comme dans les cas de choc, piqûre ou déchirure.

Dans la congestion de la muqueuse palpébrale qui caractérise la conjonctivite, il y a aussi du larmoiement et une forte démangeaison, qui porte l'animal à se frotter avec les pattes, ou contre les objets, à sa portée, susceptibles de la calmer par frottement.

Si la maladie s'aggrave, le larmoiement devient peutêtre moins abondant, mais il change de nature et forme la chassie, que l'on voit séjourner à chaque angle interne des yeux.

Lorsque par négligence, cette chassie n'est pas enlevée soigneusement, son contact prolongé avec la cornée peut déterminer l'inflammation et même l'ulcération de celle-ci ; ou bien, chose plus commune, l'*entropion* ou l'*ectropion.*

Dès l'apparition de la maladie du jeune âge, la muqueuse des paupières prend une teinte rougeâtre, violacée, qui s'accentue très vite, même avant que des symptômes de localisation viscérale soient bien appréciables. Lorsque la suppuration s'établit, la conjonctivite est dite *purulente* ; elle est alors beaucoup plus longue et beaucoup plus grave, car elle entraîne très fréquemment la *kératite ulcéreuse*.

Traitement. — Dès le début : purgatifs salins.

Faire de fréquentes instillations dans l'œil avec l'une des préparations ci-après :

1° Sulfate d'atropine...............	1 centigr.
Chlorhydrate de cocaïne..........	1 —
Extrait de saturne..............	XX gouttes.
Eau boriquée...................	20 grammes.
2° Sulfate de zinc.................	5 à 25 centigr.
Teinture de belladone............	X gouttes.
Eau de roses...................	20 grammes.
Teinture d'opium...............	X gouttes.
3° Eau de sureau.................	20 grammes.
Teinture de cachou.............	X gouttes.
Teinture d'opium...............	X —
Nitrate d'argent..............	5 centigr.

Lorsque la conjonctivite se présente avec la maladie du jeune âge, le *séton* sur le cou est très efficace et aide notablement au traitement local.

Comme dans presque toutes les affections oculaires, l'*iodure de potassium* est avantageusement employé. Enfin si la chronicité tend à s'établir, il faut appliquer sur les joues un petit vésicatoire, ou mieux : de la teinture d'iode, de la pommade mercurielle, etc.

Régime rafraîchissant : soupe au lait et aux herbes.

II. — Blépharite. — Entropion. — Ectropion.

§ 1er. — Blépharite.

La blépharite est une conjonctivite, plus spécialement localisée sur le bord des paupières, à la base des cils.

Symptômes. — Rougeur et gonflement des paupières, chassie, agglutination des cils, larmoiements, formation, à la base des cils, de boutons pustuleux, en un mot conjonctivite grave, pouvant s'accompagner avec le gonflement palpébral, du renversement externe des paupières ou *ectropion*, ou du renversement interne de celles-ci dit *entropion*.

Traitement. — Lotions tièdes, émollientes, de camomille, de lait, onctions de glycérine, saturnée ou opiacée. Instillations selon les formules prescrites pour la conjonctivite.

Nous recommandons les lotions avec une décoction de tan pulvérisé ou de feuilles de noyer ; les badigeonnages avec de la teinture de brou de noix, remplacée, lors de productions pustuleuses, par la teinture d'iode concentrée.

§ 2. — Ectropion.

Dans le cas d'ectropion, on onctionnera les paupières avec

Précipité rouge......................	10 centigr.
Acétate de plomb cristallisé..........	5 —
Axonge nouvelle.....................	5 grammes.
Huile d'amandes douces..............	V gouttes.

ou bien

Précipité rouge......................	15 centigr.
Camphre...........................	15 —
Huile d'olive.......................	V gouttes.

ou encore :

Précipité rouge......................	10 centigr
Acide tannique......................	5 —
Glycérine...........................	10 grammes.
Chlorhydrate de cocaïne..............	1 centigr.

Nous nous sommes bien trouvés de l'emploi de la *gly-cérine* légèrement phéniquée qui évite la dessiccation des paupières au contact de l'air et calme la démangeaison.

§ 3. — Entropion.

Dans l'entropion les cils s'imbriquent et leur contact avec la cornée irrite celle-ci, en même temps que leur point d'insertion, sur l'étendue presque totale du bord des paupières. Il est donc nécessaire d'arracher ceux

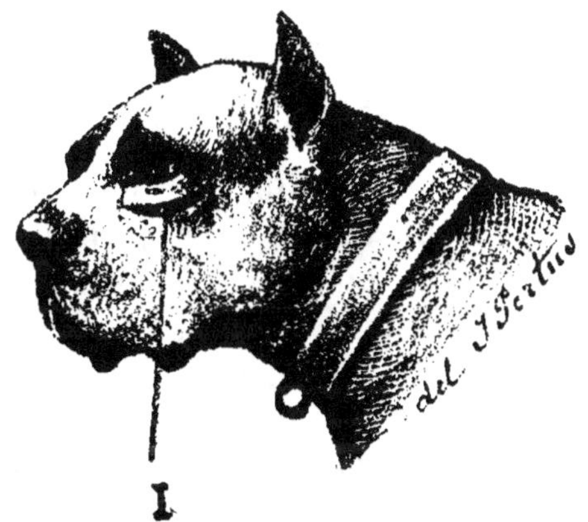

Fig. 37. — Entropion.
I, Incision, du lambeau de peau, qui doit être suivie de suture.

qui semblent vouloir précéder le renversement palpébral. Si le renversement ou l'entropion est peu accentué, le traitement de la blépharite suffira, mais, s'il devient complet, il faut avoir recours à l'enlèvement d'un lambeau de peau, en forme de fuseau (fig. 37) en dessous ou en dessus, suivant que l'entropion existe sur l'une ou l'autre des paupières, quelquefois sur les deux. On rapproche ensuite les bords au moyen d'une suture, qui ramène et maintient celles-ci dans une position normale.

III. — Kératite.

La kératite est constituée par l'inflammation de la cornée. Elle peut être limitée à une partie du globe de l'œil ou s'étendre à toute sa surface.

Elle peut être aussi superficielle, profonde, interstitielle ou parenchymateuse et se compliquer d'abcès, d'ulcères, de staphylome, etc.

Symptômes. — La cornée est le siège d'une vascularisation, d'une rougeur anormale ; il y a douleur, photophobie et larmoiement.

On remarque une opacité, partielle ou générale, occupant l'épaisseur même de la cornée, de couleur verdâtre, roussâtre, jaunâtre ; une injection des vaisseaux superficiels, qui apparaissent plus ou moins nombreux et parallèles, se dirigeant de la périphérie au centre.

Lorsque la kératite est *interstitielle* ou *parenchymateuse* on voit, au centre de la cornée, de petits points ou plaques grisâtres, bleuâtres, sans saillie ni enfoncement ; il y a trouble de la vue, mais pas de douleur, de photophobie ni de larmoiement.

Kératite ulcéreuse. — C'est une complication de la kératite simple, due à peu près aux mêmes causes, mais dont l'origine n'est pas toujours facile à déterminer.

C'est ainsi que nous l'avons observée après la maladie du jeune âge et dans d'autres circonstances où rien ne semblait l'avoir motivée ; enfin, en dehors de toute affection générale.

Traitement. — Le traitement de la kératite franche superficielle sera celui de la conjonctivite qui, d'ailleurs, existe toujours avec elle, d'une façon plus ou moins prononcée ; soit : lotions, instillations, vésicatoires, sétons et purgatifs.

Les abcès seront ponctionnés et, s'il y a ulcération de la cornée, on passera à sa surface, deux ou trois fois par jour, un pinceau trempé dans le collyre suivant :

Acide phénique......................	2 gouttes.
Bichlorure de mercure.............	5 milligr.
Nitrate d'argent....................	5 —
Eau distillée........................	100 grammes.

IV. — Amaurose. — Cataracte.

L'*amaurose* est un affaiblissement ou perte de la vue, sans qu'il y ait obstacle à l'arrivée des rayons lumineux, au fond de l'œil ; soit que cette perte de la vue dépende d'une lésion de la rétine (amaurose idiopathique) ; soit qu'elle dépende d'une altération du nerf optique (amaurose symptomatique), soit qu'elle dépende de lésions étrangères (amaurose sympathique).

L'amaurose est excessivement rare chez le chien ; nous ne connaissons personnellement aucun cas observé sur cet animal, tandis qu'elle n'est pas très rare chez le cheval.

La *cataracte*, comme l'amaurose, ne recevra ici qu'une simple description, car son étude, très longue et très complète, nécessiterait une extension trop considérable : elle a d'ailleurs peu d'importance, en raison de sa rareté dans l'espèce canine, où les opérations qu'elle nécessite sont du domaine des cliniques d'école, et aussi parce que le plus souvent la cataracte est le résultat d'une ophtalmie interne due à la vieillesse et conséquemment incurable. Nous ne citerons pas non plus les nombreuses variétés que comporte cette maladie, dont le traitement consiste dans l'abaissement ou l'extirpation du cristallin.

V. — Blessures. — Piqûres. — Coupures. — Déchirures de la cornée.

Les piqûres, coupures, blessures ou contusions de la cornée, ne prennent de gravité que lorsqu'elles sont profondes. Si elles sont superficielles et déterminées par une contusion assez forte, elles peuvent se compliquer d'une inflammation de l'organe. Ces divers accidents recevront le traitement de la kératite simple.

S'il y a déchirure, l'humeur aqueuse peut s'échapper, s'écouler au dehors, en entraînant le cristallin. Alors l'inflammation est vive, la suppuration s'établit et l'œil est inévitablement perdu. Lorsque le fait se produit, il faut se hâter de placer sur l'organe un pansement légèrement compressif, et, au besoin, recourir à la suture des paupières, puis combattre l'inflammation par l'eau froide ou les cataplasmes et les lotions émollientes. Si l'on ne peut intervenir à temps, le mieux est d'extirper l'œil complètement. Nous avons eu recours, en trois circonstances, à cette opération, dans trois cas d'arrachement presque complet de l'œil, produit par une morsure au cours d'une bataille. Les suites sont des plus simples et l'opération ne cause que peu de douleur.

CHAPITRE XVI

Maladies des oreilles.

I. — Otite. — Catarrhe auriculaire.

On désigne sous le nom d'*otite* l'inflammation du
conduit auditif. L'otite est *externe* ou *interne*, suivant
qu'elle intéresse le conduit auditif externe ou interne.
L'otite chronique constitue le *catarrhe* auriculaire.

§ 1ᵉʳ. — Otite externe.

Symptômes. — L'inflammation du conduit auditif
externe se traduit tout d'abord par une légère démangeaison, qui pousse le chien à se gratter et à secouer
fréquemment les oreilles. Le plus souvent, le propriétaire de l'animal ne tient aucun compte de ces manifestations extérieures qu'il attribue à tout autre cause, et
ce n'est que huit, dix jours après que la fréquence et la
persistance du grattage le poussent à examiner l'oreille.
Il voit alors que l'intérieur de l'organe est le siège
d'une rougeur anormale et d'un léger suintement, en
même temps qu'à l'extérieur, la conque présente, çà et
là, quelques écorchures, quelques croûtes et un peu de
rougeur aussi, accompagnées d'une légère dépilation.
Cette rougeur, ces écorchures, cette dépilation sont
le résultat de grattages réitérés et doivent mettre en

garde contre la maladie qui nous occupe, chaque fois qu'elles apparaissent en dehors de toute affection cutanée.

§ 2. — Otite interne.

Symptômes. — Le plus souvent, l'inflammation du conduit auditif externe s'étend à la partie profonde et constitue l'otite interne, dont la gravité se base sur un état chronique fréquent et sur des complications nombreuses.

Les symptômes sont, avec beaucoup plus d'intensité, ceux que nous venons de décrire. L'animal ne cesse de se gratter et de secouer les oreilles. Si l'affection est unilatérale, il penche la tête du côté malade, pousse de petits cris, voire même une plainte ou un aboiement, chaque fois qu'il y a excès de douleur. Cette douleur est parfois si intense, que le chien cherche à introduire ses griffes jusque dans l'oreille pour calmer par un grattage l'atroce démangeaison qui le torture.

La sécrétion, le suintement signalé dans l'otite externe est ici beaucoup plus prononcé, séro-purulent et de couleur foncée ; son odeur est forte et désagréable. La base de l'oreille est à la fois chaude et douloureuse, la moindre pression provoque des cris. La dépilation de la conque est très accentuée, surtout à la base, en raison de ce que, la démangeaison existant plus profondément, le grattage s'effectue le plus près possible de son siège.

§ 3. — Catarrhe auriculaire.

C'est l'état chronique, avons-nous dit, de l'otite interne. Nous ajouterons qu'elle en est la complication à peu près inévitable, et qu'elle s'en distingue par une diminution notable de la douleur et de la démangeaison, dont quelques exacerbations peuvent être déterminées, par le développement d'abcès, par des œdèmes, des infiltrations séreuses ou séro-purulentes, qui sont, avec la surdité, les complications graves que nous avons signalées.

Quelle que soit la forme qu'affecte l'otite, l'élément douleur est quelquefois assez développé pour entraîner une perte presque complète de l'appétit.

L'irritation nerveuse que provoque la douleur, et la démangéaison inassouvie par le grattage suffisent à motiver la fièvre de la période franchement inflammatoire, la soif qui en est le résultat et l'inappétence.

Lorsque l'otite a été grave, qu'il y a eu abcès, infiltrations, etc., les oreilles restent longtemps le siège d'une sorte d'engorgement œdémateux, qui a pour effet de maintenir la conque écartée de la tête, dans un état de raideur, surtout appréciable sur les chiens à longues oreilles, et qui les fait ressembler à des oreilles de carton, flexibles seulement à leur extrémité.

Étiologie. — A notre avis, bien que le catarrhe puisse être considéré comme une diathèse dartreuse, il n'est pas moins vrai que, dans la majorité des cas, il est dû à une prédisposition à laquelle s'adjoint le manque de propreté. Certains chiens, les épagneuls par exemple, dont les oreilles sont abondamment pourvues de poils, semblent en effet plus spécialement prédisposés à cette affection, bien que celle-ci puisse se présenter chez les animaux à poil ras et même avec une certaine intensité.

Traitement. — La guérison de l'otite s'obtiendra avec d'autant plus de sûreté, que la maladie sera plus hâtivement soumise à un traitement approprié.

Il importe, au début, de combattre l'état inflam-

14.

matoire, tout en entretenant l'oreille dans le plus grand état de propreté. En conséquence, on la lavera soigneusement à l'extérieur et à l'intérieur, avec *de l'eau tiède et du savon noir*, en ayant le soin d'introduire le doigt, un linge ou une petite curette de bois entourée d'étoupes, assez profondément, afin de détacher le plus complètement possible, les croûtes formées par la sécrétion concrétée, qui sont situées dans le fond du conduit auditif ou dans les anfractuosités de la conque.

Ces lavages auront lieu deux ou trois fois par jour et seront suivis de l'injection émolliente et antiseptique suivante :

Décoction de graine de lin...	250 grammes.	
Eau de son.................	250 —	Pour 2 injections.
Laudanum.................	XX gouttes.	
Acide phénique............	X —	

On peut remplacer la graine de lin par la mauve, la guimauve, etc., et l'acide phénique par le *crésyl*, la créoline, l'acide borique, le naphtol, etc., etc. Incliner la tête de façon à laisser séjourner les injections pendant quelques minutes. Employer les injections tièdes, en se servant de la seringue dite à oreilles.

Dès que l'inflammation a disparu, continuer les lavages en employant pour les injections le mélange ci-après :

Sulfate de cuivre.......	10 grammes.	Pour chaque injection.
Décoction de tan.......	250 —	

ou bien :

Eau......................	240 grammes.	
Crésyl...................	X gouttes.	Pour 2 injections.
Extrait de Saturne..........	10 grammes.	
Sulfate de zinc............	1 gramme.	

Le séton sur le cou trouve, dans cette maladie, son application la plus efficace. Une fois la suppuration établie, on devra l'entretenir aussi longtemps que possible. S'il se forme des abcès, il faut les ponctionner, en inclinant la tête de l'animal, de façon à provoquer l'écoulement du pus au dehors. S'il y a œdème, infiltrations séreuses ou purulentes, quelques mouchetures, suivies de frictions résolutives sur la partie, en amèneront la résolution.

II. — Chancre à l'oreille.

Nous décrivons le chancre à l'oreille, immédiatement après le catarrhe, en raison de l'opinion personnelle qui nous fait considérer la première de ces maladies comme le résultat ou la complication de la seconde.

Symptômes. — La dénomination de chancre ne s'applique pas à une lésion de nature cancéreuse, mais à une petite plaie située à l'extrémité d'une ou des deux oreilles, et qui, en raison des secousses continuelles imprimées à ces organes, ne peut arriver à une complète cicatrisation et progresse à la façon d'un chancre.

Étiologie. — Un certain nombre d'auteurs ont considéré et considèrent encore le chancre à l'oreille comme le résultat d'une morsure ; mais nous ne sommes pas de cet avis, du moins dans la majorité des cas. Selon nous, la malpropreté des oreilles, un commencement d'otite interne suffisent, par les mouvements désordonnés qu'elles provoquent, pour déterminer à l'extrémité de la conque une petite plaie initiale, une usure analogue à celle qui se produit à l'extrémité de la mèche d'un fouet actionné.

Il n'est pas nécessaire d'un catarrhe très prononcé,

pour que le chien agite fréquemment les oreilles ; or, la démangeaison interne s'augmente, en ce cas, de la démangeaison propre au chancre lui-même, de sorte, qu'il n'est pas étonnant de voir le fouettement redoubler, et la plaie, déjà recouverte d'une croûte cicatricielle, se rouvrir et saigner à nouveau.

A l'appui de notre opinion contre l'origine du chancre par morsure, nous opposerons : qu'il serait très extraordinaire de voir, durant une bataille de chiens, l'un d'eux saisir et mordre son adversaire *aux deux oreilles à la fois*, et cela juste sur la partie qui est le siège habituel des chancres.

Traitement. — Il semble ressortir, de la description que nous venons de faire, qu'il est indispensable, avant tout traitement médical, d'immobiliser l'oreille. Cela est vrai, en effet et cette immobilisation est même la condition essentielle, sans laquelle toute médication deviendrait inactive. On immobilise donc les oreilles au moyen d'une sorte de bissac particulier appelé béguin (Voy. au chapitre *Pansements*) et l'on emploie sur la plaie la teinture d'aloès, de cachou, de brou de noix, d'arnica, la pommade mercurielle, l'huile de lin, l'onguent égyptiac, le collodion, etc., etc. Chacun de ces médicaments est une panacée entre les mains de tel ou tel vétérinaire.

La nôtre consistera dans l'emploi du collodion, auquel nous accordons la préférence, en raison des nombreux succès que nous avons obtenus avec lui. Voici la façon de procéder à son application.

Détacher délicatement de la plaie, en évitant autant que possible de faire saigner, les croûtes cicatricielles qui semblent vouloir tomber d'elles-mêmes. Faire ensuite une petite cautérisation au moyen d'une dissolution, un peu concentrée, d'acide phénique, et laisser sécher.

Chez le chien à poils ras, ne pas toucher aux poils qui peuvent se trouver dans l'entourage de la plaie. Chez les épagneuls ou autres, ayant, au contraire, les oreilles très garnies, les poils seront coupés, en dessus et en dessous de la conque, tout autour de la plaie sur l'espace correspondant, à peu près, à la surface d'une pièce de deux francs.

On s'est muni d'un flacon de collodion dur et d'un pinceau au moyen duquel on en recouvre le chancre, en dedans et en dehors, dans toute l'étendue de la conque délimitée par la coupe des poils. Il ne faut pas craindre d'étendre le collodion sur une large surface, c'est au contraire assurer la solidité du pansement. Il va sans dire que l'animal est solidement maintenu et que l'opérateur ne quitte pas l'oreille un seul instant.

La première couche de collodion étant bien sèche, on en applique une seconde, puis une troisième et, enfin, lorsque cette dernière a acquis tout la solidité désirable l'animal peut être livré à lui-même. Le résultat de ce pansement est le suivant : modification et aseptisation de la plaie par l'acide phénique, isolement de la plaie du contact de l'air, des poussières irritantes et des mouches. Vernis protecteur solide fourni par le collodion, agglutiné aux poils et durci, qui empêche l'émoussement des oreilles, calme la douleur et la démangeaison de la plaie par l'éther qu'il renferme et, enfin, résiste aux lavages réitérés que réclame l'otite, lorsque le chancre existe concurremment avec elle.

Les trois couches de collodion mettent longtemps à se détacher et lorsqu'elles ont complètement disparu il n'existe plus de chancre.

III. — **Surdité.**

La surdité est l'abolition plus ou moins complète de la faculté auditive.

Symptômes. — Le chien qui est atteint de surdité n'a plus les allures dégagées de ses semblables. Il est indifférent à tout ce qui peut se passer autour de lui, qui n'est pas soumis à l'odorat ou au sens de la vue. Suivant que l'altération organique est plus ou moins complète, les bruits extérieurs ne sont que peu ou point perçus, alors même que ces bruits seraient très forts et produits à proximité de l'oreille.

Étiologie. — La surdité est parfois une névrose passagère, comme celle qui peut survenir pendant le cours de la maladie du jeune âge ; d'autres fois elle est la complication du catarrhe auriculaire ancien.

Enfin elle peut être congénitale, due à la présence de corps étrangers dans l'oreille ou à la concrétion du cérumen, dans les parties profondes, où il forme une sorte de bouchon obturateur qui intercepte les vibrations de l'air. La surdité est l'apanage de la vieillesse.

Traitement. — Cette affection disparaît avec la maladie du jeune âge, lorsqu'elle se développe pendant son cours.

Le traitement approprié au catarrhe auriculaire en amène souvent la guérison. L'extraction, au moyen d'une petite curette, des corps étrangers ou du bouchon de cérumen, précédée et suivie d'injections émollientes, donne de très bons résultats.

L'huile de croton, l'huile sinapisée, le vésicatoire appliqués à la base des oreilles activent la guérison et concourent à son obtention, par la révulsion qu'ils déterminent.

La surdité due à la vieillesse ne cède à aucun traitement.

CHAPITRE XVII

Maladies diverses.

Anémie.

L'anémie est une affection très commune caractérisée par une diminution notable, une altération plus ou moins prononcée des globules rouges du sang.

Elle peut être idiopathique ou symptomatique.

L'*anémie idiopathique* résulte généralement d'une faiblesse héréditaire, ses autres causes sont mal connues.

L'*anémie symptomatique* accompagne toutes les maladies graves et à longue durée ; chez le chien, celle du jeune âge plus spécialement ; les hémorragies abondantes, accidentelles ou résultant d'une opération chirurgicale ; la tuberculose ; les maladies gastro-intestinales, etc., etc.

Symptômes. — Que l'anémie soit idiopathique ou symptomatique, elle se traduit par une faiblesse générale, une pâleur des tissus et surtout des muqueuses qui revêtent une teinte d'ivoire. Il y a des troubles circulatoires consistant en palpitations fréquentes, bruit de souffle au premier temps et à la base dans la région précordiale. La marche est lente, titubante ; l'essoufflement rapide ; l'appétit nul et la digestion lente et difficile.

L'état de constipation est continuel. Il n'est pas rare de

voir survenir des épistaxis et de l'albuminurie. Les animaux meurent dans le marasme.

Traitement. — Toniques de tous ordres : *arséniate de fer, phosphate de fer*, phosphate de chaux, glycérophosphate, cacodylate de soude, quassine, pepsine, vin et teinture de kola, coca, gentiane, quinquina. Huile de foie de morue, sérum artificiel, etc., etc.

Surveiller attentivement le fonctionnement intestinal. Purger selon indication et entretenir une légère laxativité.

Purpura hémorragique.

Les cas de purpura sont excessivement rares chez le chien ; mais il suffit que cette affection ait été signalée pour que nous lui réservions une description, ne serait-ce que pour attirer l'attention des vétérinaires, nos confrères, sur ce point et leur faciliter l'expérimentation d'un traitement, ayant eu des succès entre les mains de quelques favorisés.

Lehmann (1) a eu l'occasion d'observer un cas de cette affection sur le chien (diagnostic post-mortem).

L'animal était, depuis quelques jours, moins gai que d'habitude, il avait peu d'appétit et vomissait les substances ingérées.

Les muqueuses étaient anémiques, le pouls plein, fort, fréquent ; il y avait 120 pulsations et 30 respirations par minute ; la température était peu élevée. A l'auscultation on percevait des souffles systoliques, un murmure vésiculaire au poumon gauche et quelques râles crépitants à droite. La palpation de l'abdomen était douloureuse.

(1) Lehmann, *Clinica veterinaria.*

Au bout de deux jours l'état empira et on soupçonna un empoisonnement par le phosphore. L'animal mourut le lendemain.

Autopsie. — On constata à l'autopsie que le tube intestinal présentait un grand nombre de points hémorragiques de la grandeur d'une pièce de un franc ; il en était de même, sur le pancréas, les reins ; la vessie contenait 20 centimètres cubes d'urine hémorragique ; le lobe pulmonaire droit était infiltré de sang et le reste du poumon était œdématié ; le cœur présentait de nombreux infarctus hémorragiques sous l'épicarde et l'endocarde ; il contenait un sang poisseux et non coagulé.

L'examen chimique du contenu stomacal fit confirmer l'idée d'un empoisonnement par le phosphore et l'arsenic.

Le traducteur de cet article signale qu'il a aussi constaté un cas de purpura hémorragique chez le chien.

Chez cet animal, la peau de la face interne des cuisses et du bas-ventre était presque complètement parsemée de taches hémorragiques, de la grossseur d'un pois à celle d'une pièce de un franc ; quelques-unes de ces taches étaient confluentes et siégeaint dans le derme ou dans le tissu cutané.

L'examen de la muqueuse buccale révéla l'existence de pareilles taches sur le palais et les joues.

Traitement. — Il fut ainsi constitué :

> 1 paquet par jour de salol de 1 gramme.
> 1 paquet matin et soir de seigle ergoté de 1 gramme.

ce dernier fut continué pendant cinq jours après

lesquels les taches avaient disparu; l'appétit et la gaieté de l'animal étaient revenus.

Nous signalerons ces faits et traitement sans commentaires.

Rachitisme.

C'est une maladie assez fréquente sur les jeunes chiens, surtout chez ceux qui, dès leur naissance, présentent des proportions notablement plus faibles que leurs frères de la même portée et qui en raison de cette faiblesse se voient écartés des mamelles maternelles et ne

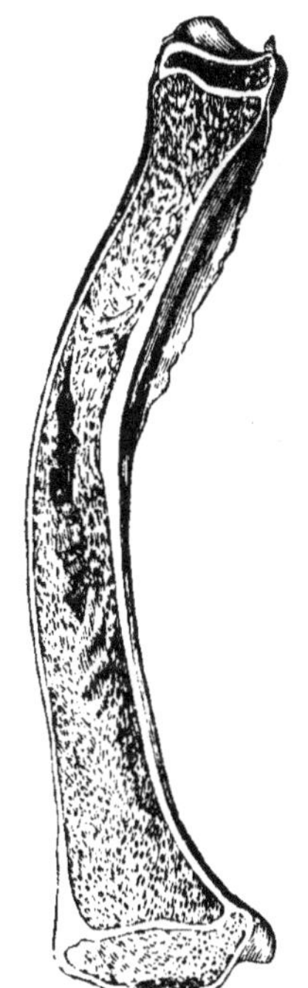

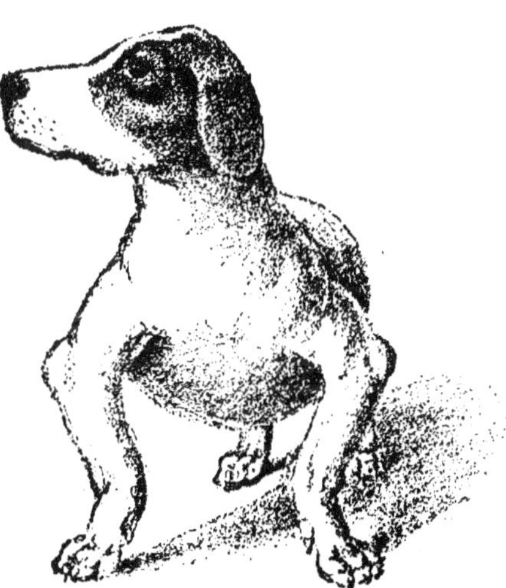

Fig. 38. — Tibia déformé et spongieux.

Fig. 39. — Rachitisme du chien braque de Saint-Germain, âgé de 7 mois (Megnin).

profitent qu'à de rares intervalles d'un lait absolument indispensable.

Le chien rachitique (fig. 39) a un appétit assez bien

conservé, mais il semble que les aliments absorbés ne sont pas assimilés suffisamment et ne fournissent pas, au développement général, l'appoint que l'on serait en droit d'exiger de leur qualité et de leur quantité.

Le rachitisme se traduit par une faiblesse d'un bipède ou d'un membre, un manque d'accroissement, de développement, et surtout par une courbure, une torsion, une déviation d'un ou plusieurs membres (fig. 38 et 40).

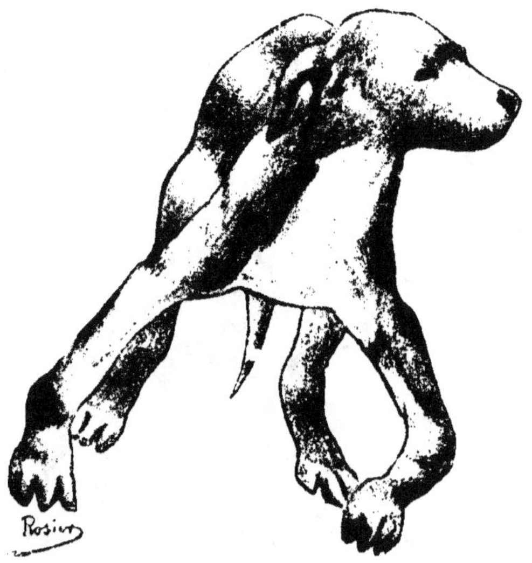

Fig. 40. — Rachitisme du chien (Cadéac).

Si la maladie n'est pas arrêtée dans sa marche, on voit survenir la période de consomption rachitique (Cagny, *Dict.*). « Le gonflement, la déformation se prononcent davantage, les os des membres se fracturent spontanément. La locomotion devient à peu près impossible, ou bien les animaux ne peuvent plus que se traîner péniblement. Dobler a décrit un cas de rachitisme chez le chien, dans lequel la jambe était tellement tordue en spirale de droite en haut et extérieurement,

à gauche en bas et interne autour de son axe, que
l'olécràne s'écartait loin du tronc comme chez les bul-
dogs (fig. 41).

L'articulation carpienne se trouve en flexion; dans

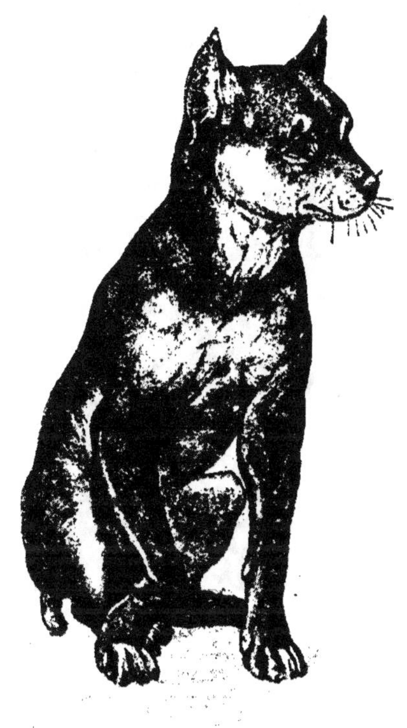

Fig. 41. — Rachitisme chez un chien (Dobler).

la marche, la jambe malade est chargée autant que la
saine; toutefois la jambe malade décrit un petit arc
vers le dehors et recule aussitôt, au moment de l'appui,
dans un plan transversal, par quoi le carpe et les
pointes des orteils sont tordus vers l'extérieur (fig. 42).

Traitement. — Nourriture substantielle; viande de cheval, un kilogramme par jour.

Toniques comme pour l'anémie, mais en insistant

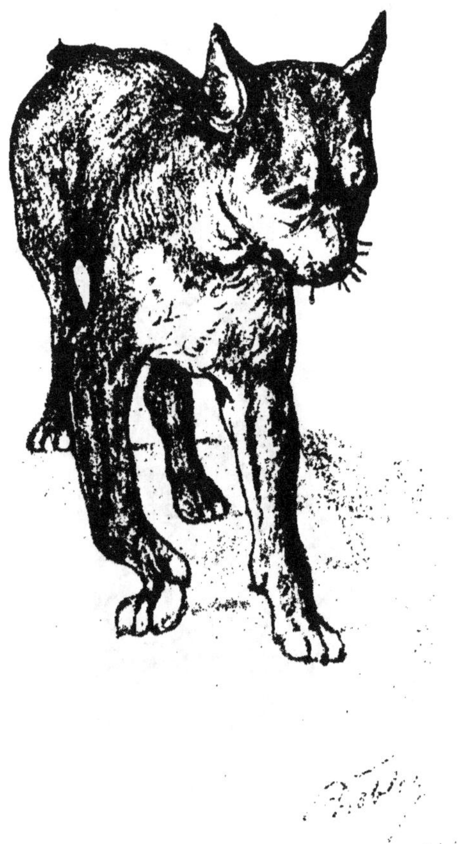

Fig. 12. — Rachitisme chez un chien (Dobler).

plus particulièrement sur les phosphates, les glycéro-phosphates de fer ou de chaux, voire même les deux et *l'huile de foie de morue.*

La guérison peut s'opérer par les seules forces de la

nature. Lorsque les déviations sont peu prononcées et que l'on soumet le sujet au traitement que nous indiquons ci-dessus, le succès est assuré dans un grand nombre de cas.

Rhumatismes.

Le rhumatisme est une affection sur l'étiologie de laquelle on est encore très imparfaitement fixé et qui varie autant dans ses manifestations que dans le choix des divers systèmes organiques qui se ressentent de son influence défavorable. Le rhumatisme est peut-être la maladie de l'espèce humaine qui a le plus de tendance à la vulgarisation, et nous sommes convaincu, que si les observations faites sur les animaux ne sont pas plus nombreuses, cela tient d'abord à ce que, insoupçonné, il ne donna lieu qu'à des investigations fort restreintes, puis et surtout, en raison de la difficulté du dia gnostic différentiel à établir sur une symptomatologie peu déterminée et par trop similaire à celle d'une foule de maladies diverses.

A notre avis et pour rester dans la sphère de l'espèce canine, dont nous nous occupons tout spécialement dans cet ouvrage, le rhumatisme est fréquent chez le chien, même pendant les premiers mois de l'existence et pendant la maladie du jeune âge. Son apparition semble subordonnée, dans la vieillesse, à un ensemble de causes, déterminées par l'appropriation de l'animal, son genre de nourriture et les conditions hygiéniques dans lesquelles il se trouve placé.

Toutes les fonctions vitales peuvent être troublées de son fait ; aussi, limiterons-nous la description des symptômes de cette maladie aux deux types de manifestation les plus fréquents, c'est-à-dire, au rhumatisme *articulaire* et au rhumatisme *musculaire*.

Étiologie. — Nous venons de dire que l'étiologie du rhumatisme était fort mal connue ; on a fait intervenir l'hérédité des refroidissements comme causes prédisposantes ou occasionnelles ; l'idée d'une origine microbienne a même été mise en cause ! Nous **ne** **nous** arrêterons pas davantage sur ce sujet.

Rhumatisme articulaire.

Symptômes. — Fièvre, inappétence, constipation, urines foncées et plus rares, laissant déposer de l'acide urique et des urates, éruptions cutanées de natures diverses ; palpitations, bruits cardiaques, arythmie ou battements tumultueux du cœur pendant la marche ; gonflements articulaires rendant tout mouvement et tout contact douloureux.

Traitement. — La diathèse rhumatismale est combattue en dosimétrie par :

> Salicylate de soude ;
> Benzoate de lithine ;
> Hydroferro-cyanate de quinine ;
> Colchicine.

Quatre granules de chacun des premiers agents et **un** granule du dernier, de trois heures en trois heures.

Triade dosimétrique contre la fièvre. Pour calmer les douleurs, on prescrira le *chlorhydrate de morphine* (un granule de quart d'heure en quart d'heure jusqu'à sédation).

Appliquer en même temps sur les articulations malades une compresse imbibée d'une des préparations suivantes :

> 1° Huile de jusquiame ou baume tranquille.　80 grammes.
> Chloroforme anesthésique............ ⎫ ãã 10　—
> Laudanum de Sydenham............. ⎭

2° Salicylate de méthyle............ ...)
Essence de winter green............ } ãã 50 grammes.
Huile d'amande douce..............)

3°. Acide salicylique.................... 10 grammes.
Teinture de belladone................ 10 —
Alcool à 80°......................... 50 —
Huile de ricin....................... 100 —

Entourer d'ouate l'articulation malade et la maintenir au moyen de bandes de flanelle modérément serrées.

Rhumatisme musculaire.

Il ne diffère du précédent qu'en ce qu'il siège sur un groupe musculaire quelconque. En ce cas, la douleur locale est peut-être encore plus vive et les mouvements plus douloureux.

Traitement. — Il est le même que celui du rhumatisme articulaire, mais il faut insister sur les frictions calmantes.

État chronique. — *Traitement.* — Le D^r Le Gris dit qu'il faut saturer l'économie de *colchicine* qui amène ordinairement une sédation des symptômes en même temps que les effets physiologiques de la saturation, c'est-à-dire les vomissements, des phénomènes d'ébriété cérébrale et de saburration digestive.

Il faut assurer la liberté intestinale par des purgatifs et celle des reins par le *benzoate de soude* et le *carbonate de lithine* (trois ou quatre granules de chaque agent deux fois par jour).

S'il survient une poussée aiguë, appliquer le traitement y relatif.

15.

CHAPITRE XVIII

Maladies chirurgicales.

I. — Abcès.

Les abcès sont produits par l'accumulation du pus dans des cavités accidentelles, déterminées aux dépens de la peau, du tissu cellulaire ou musculaire. Ils ont, comme caractères généraux, une tumeur formée par les parties sous lesquelles le pus s'accumule et la fluctuation appréciable au toucher. La guérison s'effectue par résolution ou par abcédation.

On distingue des abcès chauds ou phlegmoneux et des abcès froids.

§ 1er. — Abcès chauds.

Ils succèdent à une vive inflammation du tissu cellulaire. La région où doit apparaître un abcès est d'abord le siège d'une inflammation avec chaleur et douleur, qui se circonscrit à mesure de son accroissement. Le pus augmente progressivement et se caractérise par une fluctuation de plus en plus évidente, en même temps que la peau s'amincit vers le centre de la tumeur, qui, si elle n'est pas ponctionnée s'ouvre d'elle-même au bout de peu de temps.

C'est la terminaison par *abcédation*.

D'autres fois, il y a seulement phlegmon : les phénomènes inflammatoires cessent peu à peu, la tumeur
diminue pour disparaître entièrement.

C'est la terminaison par *résolution*.

§2. — Abcès froids.

Ils se développent lentement et forment des tumeurs
molles, fluctuantes dans toute leur étendue, mais
presque toujours indolentes et non accompagnées de
phénomènes généraux et de rougeur de la peau.

La gravité des abcès varie avec leurs proportions et
l'importance des régions qu'ils occupent.

Traitement. — Abcès chauds. — Il ne faut pas trop
se hâter de les ouvrir, à moins que l'on craigne qu'ils
s'étendent au loin ou s'ouvrent à l'intérieur.

On cherchera à calmer l'inflammation et activer l'abcédation par des onctions avec les pommades suivantes :
*pommade camphrée, cérat saturné, onguent populéum,
basilicum digestif, résicatoire*, puis on ponctionnera
au bistouri ou au cautère rougi.

Abcès froids. — Contrairement à ce que nous recommandons pour les abcès chauds, il faut toujours débuter avec eux par la ponction, car ces tumeurs résistent
généralement au traitement résorptif. Après la ponction,
avantageusement pratiquée au fer rouge, on appliquera,
sur toute l'étendue de la tumeur, l'une des pommades
suivantes : *onguent mercuriel, onguent résicatoire,
onguent fondant de Lebas, pommade à l'iodure de
potassium, pommade au biiodure de mercure*, etc., etc.

II. — Goitre.

Le goitre est constitué par le développement hypertrophique de la glande thyroïde.

Symptômes. — Il forme, à la partie antérieure du cou (fig. 43) une tumeur de volume variable, allongée ou plus ou moins empâtée, molle, fluctuante ou dure. La pression exercée à sa surface ne provoque que peu ou point de douleur, l'inflammation locale n'existe pas.

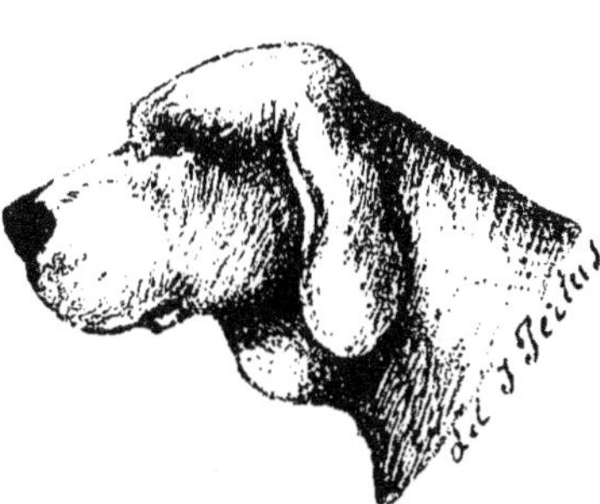

Fig. 43. — Chien atteint de goitre.

Lorsque le goitre est mou, on le dit kysteux et sa guérison est beaucoup plus facile que lorsqu'il y a eu résorption et induration. Sa présence ne cause aucun désordre fonctionnel, la tumeur ne devient gênante que par son développement exagéré qui pourrait amener une compression de la trachée et de l'œsophage.

Il se termine rarement par résolution.

Étiologie. — Chez l'homme, cette affection est attribuée à l'eau chargée de magnésie ou de matières organiques, mais ces causes ne paraissent pas devoir être mises en jeu chez le chien. Le goitre est également héréditaire. L'étiologie vétérinaire se limite à une inflammation chronique de la glande thyroïde.

Traitement. — On peut commencer par des badigeonnages à la teinture d'iode effectués pendant plu-

sieurs jours consécutifs. Mais, à notre avis, ce ne sera
là qu'un traitement temporaire auquel succédera, à
bref délai, l'opération de la ponction au trocart suivie
d'une injection de teinture d'iode, pour tous les cas de
goitre kysteux. Dans ce même cas, le séton de crin est
aussi excellent, qu'il soit simple ou animé.

S'il y a induration de la glande, il faut avoir recours
aux applications de pommades fondantes, telles que :
*pommade mercurielle double, onguent fondant de
Lebas, pommade au biiodure de mercure, pommade à
l'iodure de potassium*, etc. Ce dernier médicament,
administré à l'intérieur, à la dose de 0^{gr},50 à 1 gramme,
aidera l'action fondante des onguents. Les administrations auront lieu une seule fois par jour tous les deux
ou trois jours suivant la dose employée.

III. — Hernie ombilicale.

La seule hernie, observée chez le chien, est la hernie
ombilicale, et encore n'est-elle jamais que fort peu
prononcée et sans conséquence.

Symptômes. — Elle consiste dans une sorte de petite
tumeur arrondie, que l'on observe chez le jeune chien,
au niveau du nombril. Cette tumeur se réduit à la
pression du doigt, et l'on sent, à la place qu'elle occupe
une petite ouverture du diamètre d'une pièce de cin-
quante centimes environ. A mesure que le chien se
développe, la peau prenant un peu plus de consistance,
la tumeur ou hernie disparaît par l'effet de la pression
qu'elle exerce et, dans la majorité des cas, il n'est pas
absolument nécessaire d'avoir recours à un traitement.
En tous cas, il n'y a pas de douleur, ni de symptômes
inflammatoires.

Étiologie. — La hernie ombilicale du chien peut se produire sur l'un des petits, à l'époque de l'allaitement, si la mère se couche sur lui par mégarde, ou si le jeune sujet subit une compression abdominale quelconque. Le plus souvent elle est congénitale.

Traitement. — Nous conseillons de laisser au développement du sujet le soin de faire disparaître cette hernie insignifiante. Si cependant elle persiste, ou si l'on veut quand même lui opposer un traitement, il suffira de mettre l'animal sur le dos, de réduire la hernie soigneusement, de traverser le pli de peau qu'elle occupait, par deux épingles légèrement espacées et de faire une ligature avec du fil ciré. On peut aussi employer la cautérisation à l'acide azotique. Le bandage compressif n'est pas pratique.

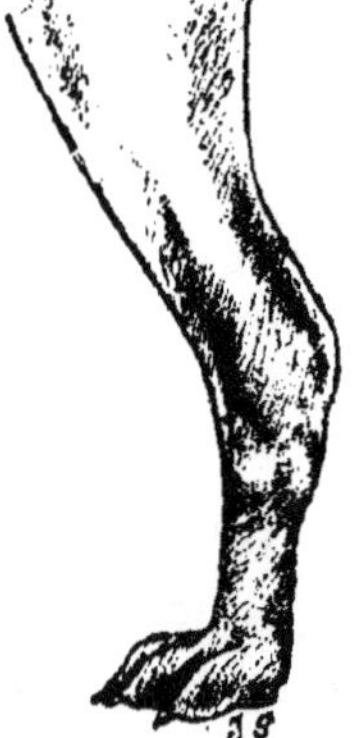

Fig. 44. — Exostoses.

IV. — Exostoses. — Suros.

Ce sont des tumeurs osseuses (fig. 44), formées par la prolifération du périoste, qui se présentent plus spécialement chez les chiens de forte taille. Elles ne sont pas très fréquentes ; cependant le danois et le dogue d'Hulm y sont plus sujets que les autres et les présentent assez souvent. On les observe, de préférence, sur les métacarpiens, dans les membres antérieurs, alors que dans les membres postérieurs elles semblent se localiser au pourtour de l'articulation tibio-métatarsienne et à l'extrémité supérieure des métatarsiens.

Leur développement, dans les deux cas, peut amener une boiterie, en déterminant une gêne dans le fonctionnement des tendons ou des articulations.

Étiologie. — La conformation du sujet, la race, les chocs et enfin l'hérédité favorisent le développement de l'exostose.

Traitement. — Au début : frictions et applications de pommades fondantes, qui réussissent généralement. En cas d'insuccès, le feu en pointes pénétrantes est à la fois le traitement le plus sûr et le plus radical.

V. — Fêlures. — Fractures. — Écrasement.

§ 1er. — Fêlures.

Les *fêlures* sont des fractures incomplètes et déterminées par des chocs d'une intensité insuffisante pour produire la fracture complète. Leur existence passe le plus souvent inaperçue et c'est la contusion qui fait le sujet d'un traitement. Les fêlures très accentuées peuvent, si elles n'ont pas acquis un degré de soudure suffisant, se compléter et constituer des fractures, sous l'influence d'un nouveau choc, insignifiant dans tout autre cas. Un pansement contentif doit donc être posé, toutes les fois que l'intensité de la boiterie peut faire croire à l'existence d'une fêlure, ne serait-ce que par mesure de prudence.

§ 2. — Fractures.

Nous venons de voir que les fêlures peuvent se compléter et déterminer des fractures. Celles-ci surviennent comme celles-là, mais réclament une contusion plus forte, ou, à égalité, une situation particulière des rayons osseux, qui les facilite. C'est ainsi qu'un coup porté sur un membre à l'appui produira une fracture, alors qu'il y aura seulement simple contusion ou fêlure, sur ce même membre au soutien.

Les os longs, l'extrémité des membres sont les parties où se présentent le plus souvent les lésions qui nous occupent (fig. 45, 46). Nous citerons la fracture du tibia, de l'humérus, de l'avant-bras, de la jambe, des métacarpiens et métatarsiens. Quel que soit le siège de cette fracture, son existence est caractérisée par une boiterie très intense ; l'animal ne peut poser à terre le membre qui la présente, et qui, de ce fait, ne peut plus concourir à la locomotion. En explorant la région, on perçoit un craquement particulier très caractéristique et la flexion des rayons osseux peut être déterminée dans tous les sens, ce qui ne saurait se produire à l'état normal.

§ 3. — Écrasement.

La fracture est dite simple, lorsqu'elle ne donne lieu à aucune esquille. Dans le cas contraire, elle est souvent accompagnée de plaie, qui, d'ailleurs, peut être le résultat de la contusion elle-même.

Les fractures peuvent être complètes ou incomplètes (fig. 47), simples ou compliquées, uniques ou multiples, avec ou sans esquilles.

Lorsque le nombre des esquilles est considérable, la fracture est dite comminutive. Parfois l'os est réduit à un certain nombre de fragments, pressés les uns contre les autres avec tassement et disparition du tissu spongieux intermédiaire ; il paraît avoir subi une perte de substance et l'on ne retrouve ni esquille, ni débris :

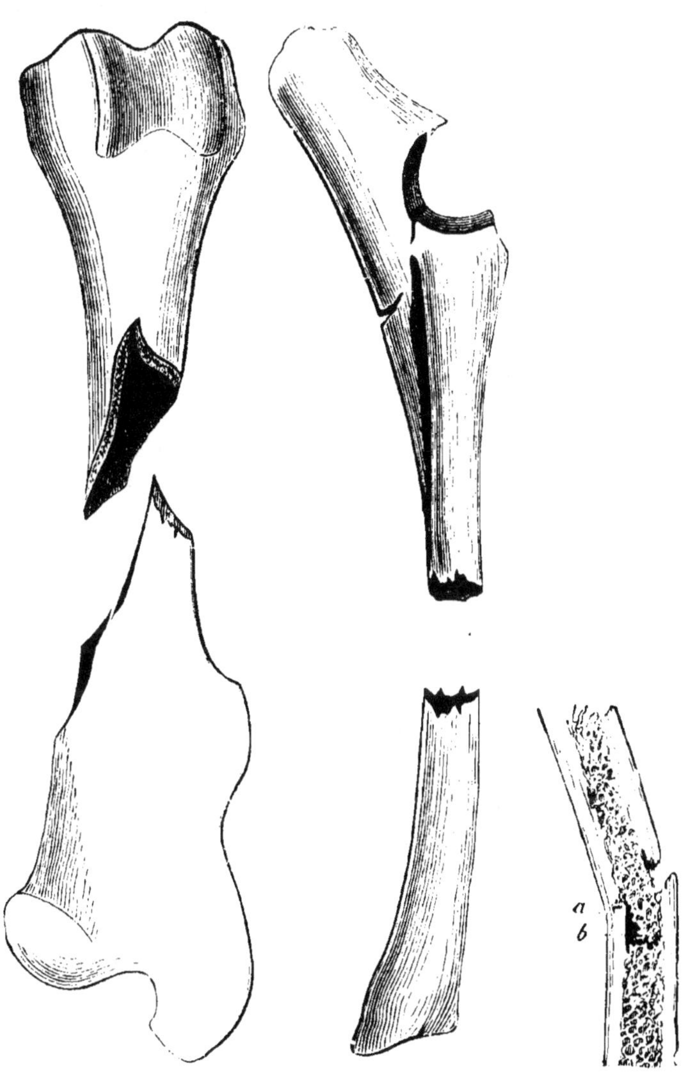

Fig. 45. — Fracture du fémur, oblique ou en bec de flûte.

Fig. 46. — Fracture transversale ou concave du radius et fracture incomplète du cubitus.

Fig. 47. — Fracture incomplète du radius.

c'est la fracture par écrasement, qui doit être accompagnée d'une résection du membre, ou d'une désarticulation lorsqu'elle s'est effectuée à proximité d'une surface articulaire. La gravité de cet accident atteint généralement un degré trop élevé pour qu'un traitement chirurgical soit mis à profit, et l'abatage du chien est motivé.

Traitement. — Dans tous les autres cas de fracture, le traitement consiste dans la contention, devant permettre le contact et la soudure des rayons osseux. Nous décrirons au chapitre des *Pansements et bandages*, ceux qui, parmi ces derniers, réclament une forme spéciale, en même temps que le bandage simple, propre à un grand nombre de fractures.

§ 4. — Complications.

Les fractures peuvent être suivies d'une soudure irrégulière qui se traduit extérieurement par une *déformation du membre*. Nous avons déjà dit qu'il pouvait y avoir aussi des plaies; celles-ci peuvent être simples et alors peu dangereuses; il n'en est pas de même lorsque la solution de continuité est due à une balle, par exemple, qu'il faut extraire tout d'abord, pour combattre ensuite la suppuration, la périostite ou la gangrène qui peuvent en être la conséquence et dont le traitement est spécial pour chacune d'elles.

Citons enfin le *tétanos*, presque toujours mortel, sinon dans quelques rares circonstances où l'amputation du membre a été possible et effectuée hâtivement.

VI. — **Amputations**.

§ 1ᵉʳ. — **Amputation de la queue et des oreilles.**

La queue et les oreilles peuvent être amputées ensemble ou isolément. Cette opération est dite de *convenance* ou de *nécessité*.

Elle est de *convenance*, lorsqu'elle s'exécute dans le but de se conformer à un usage, ou bien parce qu'elle a comme résultat de donner à l'animal un aspect particulier qui plaît à son maître.

Les bouledogues sont plus spécialement soumis à cette double mutilation, alors que les chiens de chasse ne subissent que l'amputation de la queue.

Elle est de *nécessité*, lorsqu'il y a eu déchirure de l'oreille, gangrène ou écrasement de la queue.

I. **Oreilles**. — L'amputation des oreilles s'effectuera suivant les conditions que nous allons déterminer.

1° On attendra que le cartilage qui en forme la base ait acquis assez de consistance pour déterminer à peu près exactement le port de l'oreille.

2° On choisira, comme point de repère, l'endroit où l'organe se replie, à la partie supérieure, et on agira, de bas en haut, à la rencontre de ce point, de façon que le bord amputé ait une forme convexe.

La pince spéciale dite limitative (fig. 48) facilite beaucoup cette opération. On écarte les deux branches dont elle se compose et on fait glisser l'oreille dans cet espace, en ayant soin que la partie convexe de l'instrument se trouve en arrière et que son extrémité supérieure arrive juste au point de repère dont nous avons parlé. Le point inférieur varie avec l'ensemble de la courbe que l'on veut obtenir. Ceci fait, les vis, qui se trouvent à chaque extrémité de la pince, sont mises en action et en rapprochant les deux traverses arrivent à

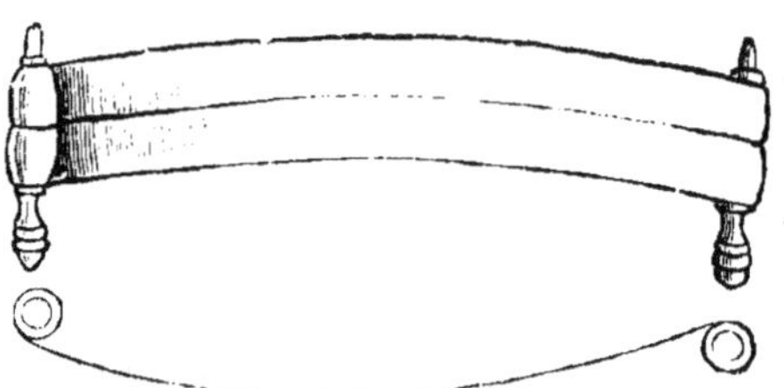

Fig. 48. — Pince limitative (serre-oreilles) pour l'amputation des oreilles du chien.

comprimer la conque à volonté, en déterminant une hémostase utile. L'opérateur n'a plus qu'à enlever le

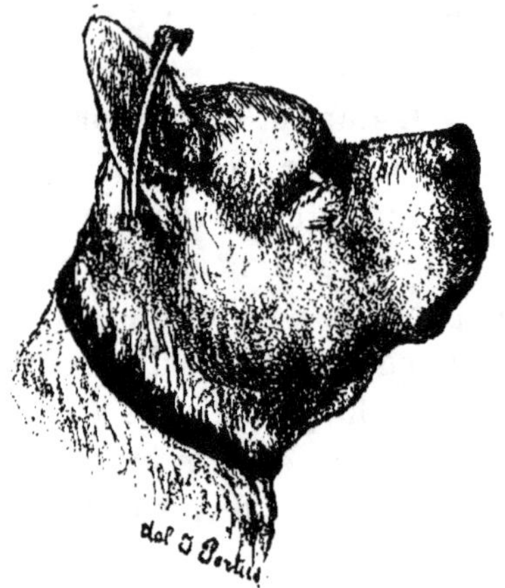

Fig. 49. — Pinces en place pour l'amputation des oreilles.

lambeau qui dépasse, au moyen du bistouri, en suivant très exactement la courbure de l'appareil (fig. 49).

Lorsqu'une oreille est coupée, on applique le morceau amputé sur l'autre, de façon à obtenir la régularité des deux oreilles. L'opération terminée, il suffit de laver les surfaces de section avec de l'eau fraîche ; il y a bien un peu d'hémorragie, mais généralement elle cesse d'elle-même ; dans le cas contraire, on tamponne avec du perchlorure de fer. Certaines personnes ont l'habitude de réunir ensuite les deux pointes au moyen d'un fil, de façon à faire prendre aux oreilles une position régulière. Nous ne critiquons pas cette manière de faire, qui n'a que l'inconvénient de faciliter une double déchirure au cas où, le fil étant solide, le chien en se grattant engagerait la patte dans l'anse qu'il forme, et exercerait sur ce lien une traction assez forte pour la produire.

II. **Queue**. — L'amputation de la queue s'effectue dans les limites de la gangrène ou de l'écrasement, lorsqu'elle est réclamée par l'un ou l'autre de ces cas, et à une longueur variable, lorsqu'elle est de convenance. Il faut serrer l'organe au moyen d'une chevillère, un peu au-dessus de l'articulation coccygienne qui doit être détruite, puis désarticuler, au moyen de forts ciseaux, d'un coupe-queue, etc., etc.

Si malgré la pression de la chevillère, le sang s'écoule en trop grande quantité, on aura recours à la cautérisation au fer rouge. Il faut avoir le soin d'enlever cette chevillère, peu de temps après l'opération, la gangrène pouvant résulter de cet oubli.

Lorsque l'amputation est faite au hasard et que la section, au lieu d'être franche, présente des esquilles, la suppuration peut s'établir, la carie survenir et progresser de telle sorte, que l'on est contraint à une nouvelle opération. Il est donc important de localiser bien exactement la section au niveau d'une articulation coccygienne.

§ 2. — Amputation des ongles.

Par le séjour continuel dans les appartements et l'absence complète de la marche sur un terrain dur, les ongles ne s'usant pas, finissent par atteindre des proportions exagérées qui déterminent une fatigue du pied, une gêne dans la locomotion. Parfois même, ils se courbent contre la face plantaire qu'ils blessent et pénètrent à la façon d'un corps étranger. Il est donc nécessaire de les raccourcir et l'opération, des plus faciles, s'effectue très bien avec des pinces à couper le fil de fer. Nous recommandons seulement de ne pas les couper de trop, car mieux vaut une nouvelle intervention qu'un raccourcissement douloureux.

§ 3. — Amputation d'un membre.

La gangrène développée sur un membre, ou l'écrasement d'un des rayons osseux qui le composent, peuvent nécessiter soit une désarticulation, soit une amputation. Chez le chien, cette opération n'est pas très fréquente et ne s'effectue que sur des animaux de grande valeur ou auxquels on tient beaucoup. Elle n'est pratique d'ailleurs qu'autant qu'un seul membre la réclame ; l'animal est sacrifié dans les autres cas.

Le mode opératoire que nous préférons est celui dit à *deux lambeaux* : c'est-à-dire que, au lieu d'inciser la peau circulairement, à 1 ou 2 centimètres plus bas que le point de résection, l'incision comprend deux lambeaux arrondis qui sont ensuite rabattus sur le tronçon du membre. Ces deux lambeaux étant relevés, et un garrot convenablement placé, on incise les masses musculaires ; celles-ci se rétractent en vertu de leur propriété spéciale et le troncon supérieur remonte au-dessus de l'incision. L'un des côtés du membre étant solidement maintenu, l'autre doit porter sur un plan résistant et alors commence le deuxième temps de l'opération, c'est-à-dire la résection osseuse, au moyen d'une petite scie mince, mais résistante et très bien aiguisée.

L'amputation a ouvert une certaine quantité de veines ou artères qu'il faut ligaturer ou tordre pour arrêter l'effusion du sang; il est même avantageux de ligaturer les petites artérioles, de façon à avoir une place simple sur laquelle aucun tamponnement n'est plus nécessaire. Alors réunissant les différents fils qui ont servi à ces ligatures, on les rassemble à l'extrémité de la plaie en une seule mèche, on ramène les chairs vers l'extrémité du moignon et on les recouvre des lambeaux de peau réservés, que l'on suture ensuite, en ayant le soin de laisser un passage au pus, qui s'échappera en entraînant les ligatures.

On lotionne la plaie avec des solutions phéniquées et on l'entoure d'une bonne étoupade, maintenue par des bandes moyennement serrées. Renouveler le pansement tous les quatre ou cinq jours, et l'arroser journellement avec une solution antiseptique.

VII. — Séton.

Le séton est un exutoire dont on fit autrefois un usage abusif. De nos jours, certains propriétaires de chevaux se croient encore obligés de les faire sétonner deux fois par an, au printemps et en automne, sans que rien dans la santé de ces animaux réclame cette pratique, que nous désapprouvons.

Le chien ne présente que deux ou trois maladies,

pouvant rationnellement motiver son emploi, et, parmi celles-ci, l'*otite*, et le *catarrhe auriculaire* plus spécialement.

Le lieu d'élection est le cou (fig. 50). L'opération est

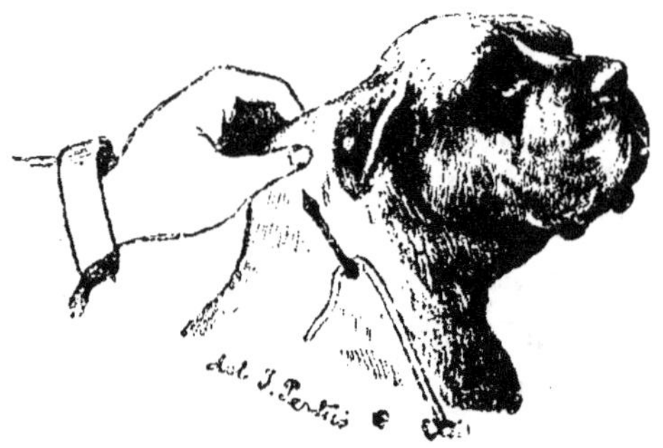

Fig. 50. — Pose d'un séton chez le chien.

simple : il suffit de saisir la peau à quelques centimètres en arrière de la tête et de la soulever de façon à former un pli aussi prononcé que possible, que l'on traverse à sa base au moyen d'une aiguille spéciale, dite aiguille à séton (fig. 51). On a préparé 30 centimètres de

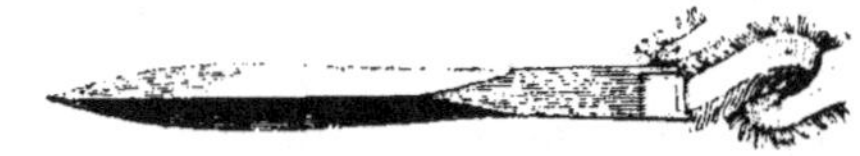

Fig. 51. — Aiguille à séton pour le chien.

chevillère jaune, que l'on enfile sans l'œillet existant à la pointe de l'aiguille, on tire et la mèche vient occuper la place de l'instrument. Il y a à peine quelques gouttes de sang, provenant des incisions de la peau. Les deux bouts de la mèche peuvent être réunis en dessus par un nœud croisé, mais nous désapprouvons complètement ce mode de fixation qui présente l'inconvénient suivant. Les bouts, ainsi réunis, forment une anse dans laquelle peut s'engager un pied de derrière, pendant le grattage ; l'animal, pour le dégager, exerce des tractions dont le moindre effet est d'arracher le séton, mais le plus souvent de déchirer la peau sur une certaine étendue. Mieux vaut donc effectuer, à chaque extrémité de la chevillère, le nœud de séton (fig. 52).

Le séton est dit *animé*, lorsque la chevillère est préalablement enduite d'un corps irritant quelconque devant activer la suppuration. Une très petite quantité de vésicatoire, de teinture d'aloès, une goutte de croton dans 20 ou 30 grammes d'huile, etc., etc., sont autant de substances servant à cette usage. Nous ne conseillons leur emploi, que dans le cas où la suppuration ne s'établirait qu'imparfaitement.

Le séton commence par fournir une sécrétion jaunâtre, plus ou moins colorée en rouge par quelques stries sanguines, vers le deuxième, ou troisième jour, suivant les individus ; puis le pus devient de bonne nature, crémeux et abondant, et s'écoule de chaque côté du cou, par les ouvertures de la peau. Cette sécrétion dure dix, quinze jours, puis diminue progressivement pour cesser tout à fait. Si l'on juge l'effet insuffisant, on défait un des nœuds de la mèche à laquelle on en coud une neuve, et une simple traction suffit pour opérer le remplacement. C'est en ce cas seulement que nous avons recours au séton animé.

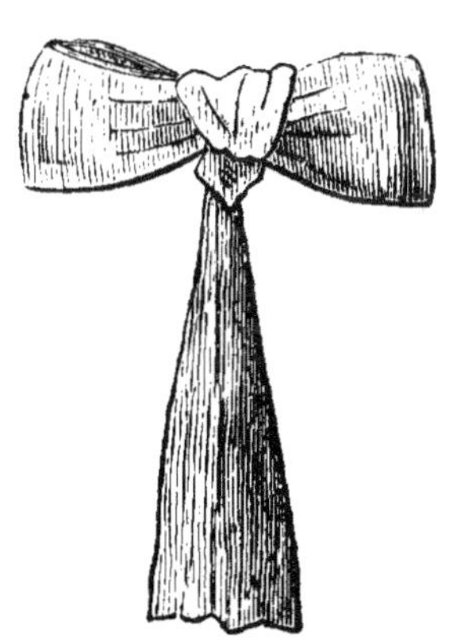

Fig. 52. — Nœud d'une mèche de séton.

Entretien du séton. — Pendant toute la période suppurative, l'exutoire réclame beaucoup de propreté ; la suppuration ne s'écoule pas toujours très bien, il faut en favoriser la sortie, par des pressions fréquentes sur toute l'étendue de son trajet, de façon à éviter des abcès, des décollements, des collections purulentes, voire même la gangrène de la peau. La mèche doit être également nettoyée, au moins une fois par jour ; des tractions, exercées, sur ses extrémités, d'un côté à l'autre, tout en facilitant la sortie du pus en permettent le nettoyage.

Ce nettoyage doit être tout simplement effectué avec de l'eau tiède et absolument pure ; il ne peut être que salutaire cependant de la rendre antiseptique, mais ce n'est pas absolument nécessaire. Les eaux de vaisselle, dont certaines personnes font une panacée, sont plutôt nuisibles qu'utiles, aussi proscrivons-nous sévèrement leur emploi.

Complications. — Les abcès, les décollements ou infiltrations purulentes, la gangrène de la peau sont des complications qui peuvent survenir après la pose du séton, lorsque l'aiguille employée n'est pas propre, lorsque des frottements, des tiraillements de la région ou le manque d'entretien du séton ont déterminé une inflammation locale excessive. Ces diverses lésions nécessitent des ponctions, débridements ou cautérisations, suivant les cas ; leur description sort des limites du travail que nous nous sommes tracées.

VIII. — Castration du chien.

Lorsque les testicules sont le siège d'une orchite chronique simple ou compliquée et que le développement hypertrophique de la glande atteint des proportions gênantes, ou encore lorsque des morsures ou blessures pénétrantes ont déterminé la formation d'abcès, de suppuration ou de gangrène, on a quelquefois recours à l'ablation de l'un ou des deux organes, en un mot, à la castration simple ou double.

Cette opération s'exécute aussi, sur les deux testicules, sans qu'elle soit motivée par aucune maladie et par simple convenance. Nous sommes absolument antipathique à cette manière de faire, car le chien privé de ses testicules n'est plus bon à rien : il perd son énergie, son odorat ; il engraisse d'une façon surprenante et rapide, au point de ne pouvoir se traîner ; enfin il n'a plus la force qu'il aurait sans cette mutilation.

Opération. — L'opération est simple et peu dangereuse, lorsque le sujet est tout à fait jeune. L'animal étant renversé sur le dos et maintenu solidement, par des aides, de façon que les membres postérieurs soient écartés, l'opérateur incise les enveloppes de l'un des testicules, qu'il maintient avec la main gauche et remonte celles-ci autant qu'il est nécessaire pour effectuer la section du cordon. Cette section a lieu, dans le sens horizontal, au-dessus de l'épididyme. Le second testicule est opéré de la même façon, et tout se passe avec une hémorragie insignifiante qui cesse d'elle-même.

Lorsque l'animal est plus fort et plus âgé, il faut tordre le cordon et l'inciser, en raclant avec une certaine lenteur, de façon à éviter l'hémorragie, qui, dans ce cas, serait toujours plus forte. Dans ce même but, chez le chien de très forte taille, on fera bien de ligaturer le cordon. Le sujet, une fois opéré, ne réclame aucun soin spécial ; on le soumettra à la demi-diète pendant un jour ou deux.

IX. — Ponctions

Les ponctions s'effectuent sur des abcès, des tumeurs sanguines, des kystes sur l'abdomen et la poitrine. Cette dernière est désignée sous le nom de *thoracentèse*.

§ 1er. — Ponctions des abcès et des tumeurs sanguines.

La ponction des abcès et des tumeurs sanguines s'effectue au moyen du bistouri. Pour les abcès froids, il faut avoir recours au cautère, qui peut être constitué par un simple tisonnier à pointe plus ou moins effilée, suivant l'ouverture que l'on désire pratiquer. Celle-ci est quelquefois garnie d'un bouchon d'étoupes ou d'un drain, qui favorise l'écoulement du pus à mesure qu'il se produit et empêche la fermeture de l'abcès.

§ 2. — Ponction du goitre kysteux et des kystes.

Le goitre kysteux et tous les kystes en général sont ponctionnés au trocart. L'instrument est introduit sans secousse, sans brusquerie, par un mouvement demi-circulaire de la main, allant de gauche à droite et réciproquement. Chez le chien, il n'est pas nécessaire, comme chez le cheval, de faire une incision à la peau, au point où doit être effectuée la ponction. Dans le cas de goitre kysteux surtout, une échappée est sans danger, si l'on a le soin de ponctionner d'arrière en avant. L'instrument a pénétré dans la tumeur, lorsque la résistance cesse; on retire la tige et la sérosité s'écoule par la canule laissée en place.

Parfois l'écoulement est interrompu par obstruction

de la canule, il faut alors réintroduire la tige pour la déboucher. Le liquide étant en majeure partie écoulé, on injecte par la canule une quantité déterminée d'iode. L'injection iodée est en général composée comme suit :

Iode....................	1 gramme.
Iodure de potassium....	1 —
Eau ou glycérine........	30 grammes.

Cette formule sert aux injections dans l'abdomen et le thorax.

§ 3. — Ponction de l'abdomen ou paracentèse.

Comme la précédente, elle s'effectue au trocart (fig. 53) et a pour effet d'évacuer la quantité, relativement considérable, de sérosité épanchée dans le péritoine, lors d'hydropisie ascite. Cette opération est facile et peu dangereuse, en raison de l'éloignement des organes par la masse liquide. Le trocart est enfoncé d'un coup sec; on laisse écouler la plus grande partie du liquide, sans cependant vider tout à fait la cavité abdominale. Une fois l'injection d'iode ou d'infusion vulnéraire effectuée comme ci-dessus, on roule l'animal dans tous les sens, de façon à permettre au liquide injecté, un contact avec toute la surface péritonéale.

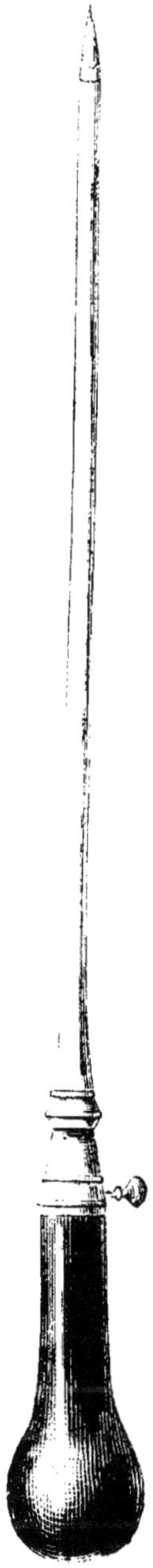

Fig. 53. — Trocart pour injections iodées.

16.

§ 4. — Thoracentèse.

La thoracentèse ou *empyème* est pratiquée dans le cas de pleurésie avec épanchement. C'est la ponction

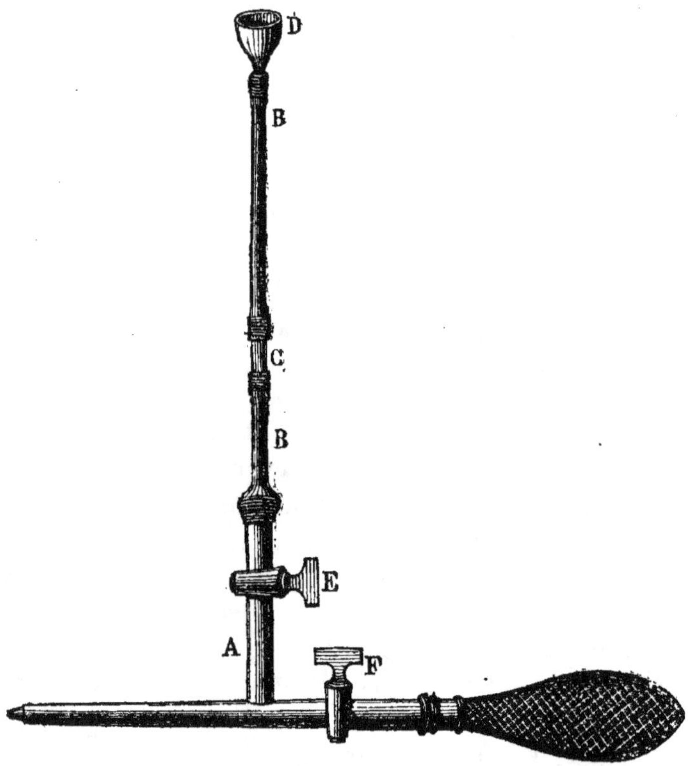

Fig. 54. — Trocart paracento-injecteur de Reul.

de la poitrine, effectuée entre la septième et la huitième côte et suivie, comme dans les autres ponctions que nous venons de décrire, d'une injection de teinture d'iode.

Le trocart à employer doit être de très petites dimensions et il faut tirer la peau, de façon que, l'opé-

ration étant faite, en reprenant sa position l'ouverture
qui l'intéresse ne corresponde plus avec celle des
muscles intercostaux. La canule ayant été préalable-

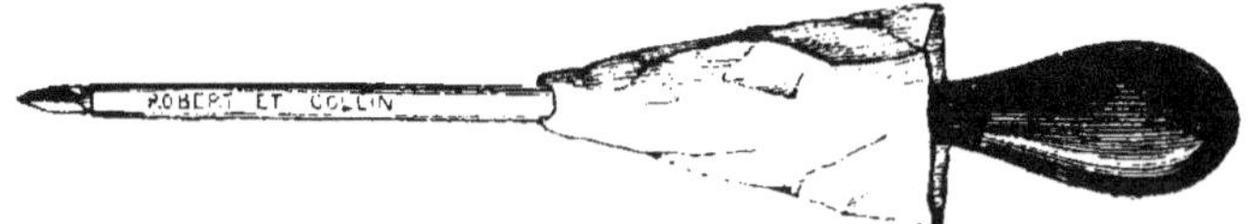

Fig. 55. — Trocart garni de baudruche.

ment recouverte de baudruche (fig. 55), on retire le
trocart en abaissant la baudruche dont l'extrémité
libre plongera dans le vase destiné à recevoir le liquide.

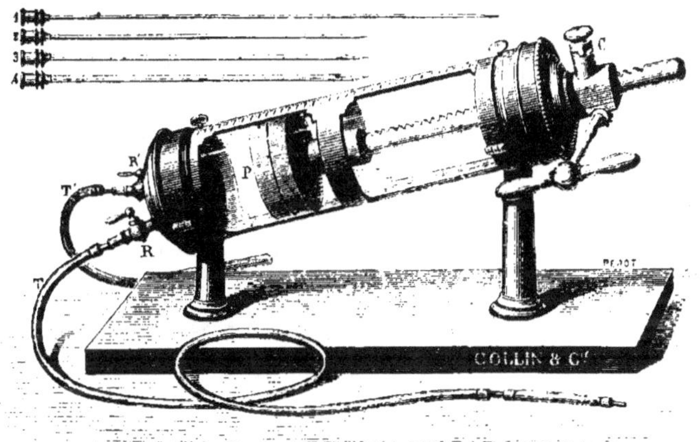

Fig. 56. — Aspirateur à crémaillère de Dieulafoy.
(réduction au dixième) (1).

On presse légèrement le thorax pour faciliter la sortie
de l'épanchement.

Les aspirateurs Dieulafoy (fig. 56) ou Potain sont

(1) *Manuel opératoire.* — Fermer les robinets R, R' en les plaçant
à angle droit; remonter le piston P au moyen de la crémaillère
et la fixer à l'aide du cliquet C; monter l'une des aiguilles 1, 2, 3, 4,
sur le tube de caoutchouc T qui communique avec l'aspirateur par
le robinet R. L'aiguille étant introduite dans la chair, ouvrir le

employés de préférence au trocart, en raison de leur innocuité et de leur commodité. Leur introduction ne nécessite aucune incision de la peau.

X. — Cautérisation.

La cautérisation a pour effet la désorganisation ou destruction plus ou moins complète des tissus.

Elle s'effectue au moyen d'acides nombreux tels que *l'acide phénique, azotique, sulfurique, chlorhydrique,* etc., etc., de cautères affectant des formes diverses et de moxas.

§ 1ᵉʳ. — Cautérisation en pointes pénétrantes.

Dans l'espèce canine, c'est le cautère en pointe effilée qui est le plus souvent mis en usage et la cautérisation pénétrante choisie de préférence (fig. 57). Les cas qui la réclament, d'ailleurs peu nombreux, se réduisent aux kystes, exostoses et suros. Pour l'effectuer, les surfaces qui doivent en recevoir l'application seront tondues, lorsque cette mesure sera commandée par une longueur exagérée des poils. L'aiguille, enlevée sur la masse de fer, a des proportions très réduites ; sa longueur varie avec la pénétration que l'on veut obtenir. L'instrument, chauffé au charbon de bois, est enfoncé dans la tumeur

robinet R et pousser ensuite l'aiguille à la recherche du liquide qui se précipite dans le corps de pompe. — Pour expulser le liquide, fermer le robinet R, ouvrir le robinet R' ; dégager la crémaillère en retirant le cliquet C de son encoche et faire descendre le piston : le liquide s'échappe par le robinet T'.

Pour faire une injection ou laver la cavité, aspirer dans le corps de la pompe, par le tube T', le liquide à injecter, fermer ensuite le robinet R', ouvrir le robinet R et pousser l'injection.

Nota. — S'assurer, avant l'opération, de la perméabilité des aiguilles et du fonctionnement de l'appareil.

et reporté, chaque fois, à un degré de température
suffisant. La disposition des piqûres doit affecter une
régularité aussi complète que possible, de
façon que la tare, bien qu'insignifiante,
avec ce procédé, ne soit pas désagréable
à l'œil. Il suffit de passer une seule fois le
cautère dans chaque trou, quitte à activer
la suppuration,. par une application de
pommade au biiodure de mercure, sur les
trous correspondant à une cautérisation
insuffisante, qui ne donneraient pas lieu à
un suintement satisfaisant. Nous recommandons même la combinaison des deux
effets, dont le résultat est à la fois plus
complet et plus sûr.

Fig. 57.
Cautère.

L'application du feu ne réclame aucun
soin consécutif, mais il est prudent, pour éviter l'action
des dents, de recouvrir la partie d'un pansement protecteur.

§ 2. — Caustiques liquides.

Les caustiques liquides, dont nous avons fait plus
haut l'énumération, ont une action différente et sont
d'un emploi très limité. Ils sont mis à profit, plus ou
moins étendus d'eau, dans le but de modifier la nature
d'une plaie ; l'acide azotique pur s'emploie dans le traitement de la hernie ombilicale, l'acide phénique, l'acide
sulfurique, l'ammoniaque, contre les morsures venimeuses ou rabiques, mais en résumé, ce n'est point, dans
le sens complet du mot, une véritable cautérisation
qu'ils effectuent.

§ 3. — Moxas.

Les moxas se composent d'une substance quelconque
brûlée sur une partie du corps, dans le but de produire

une cautérisation lente et une escarre superficielle. La substance généralement employée est le coton que l'on place sur un instrument spécial nommé porte-

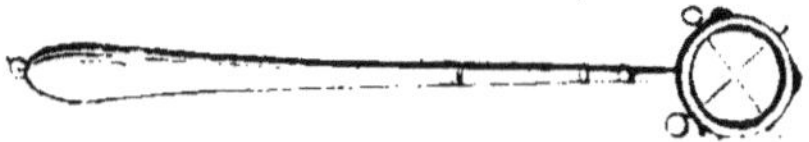

Fig. 58. — Porte-moxa.

moxa (fig. 58). On allume le moxa par l'une de ses extrémités et on l'applique par l'autre.

Ce genre de cautérisation est à peu près complètement délaissé ; aussi ne nous étendrons-nous pas plus longuement à son sujet.

CHAPITRE XIX

Pansements, bandages et sutures.

§ 1ᵉʳ. — Pansements.

On appelle ainsi, l'application méthodique des médicaments, objets de pansement, bandages et appareils destinés à favoriser et activer la guérison.

Nous ne donnerons ici qu'un aperçu très superficiel de ce qu'ils comportent, sans description des nombreux instruments qu'ils nécessitent.

Suivant le cas, le pansement doit être *contentif*, *suspensif*, *compressif*, *expulsif*, etc., etc.

Matières de pansement. — Les matières qui servent aux pansements sont les étoupes, la charpie, l'ouate de tourbe, l'ouate antiseptique, iodoformée, etc., disposées en plumasseaux, en boulettes, en rouleaux, en bourdonnets ou en mèches; le collodion, la pâte de térébenthine, la poix, la cire, etc.

Objets de pansement. — Les bandes et les bandages simples complètent et assujettissent les pansements. Ces bandes ont une largeur variable mais ne dépassent guère 3 ou 4 centimètres. La chevillère de fil, très fréquemment employée et qui sert de mèche aux sétons, n'a guère qu'un centimètre à un centimètre et demi. Quelle que soit la largeur de ces diverses bandes, leur emploi est facilité par la précaution, que l'on doit prendre, de les rouler en un ou deux globes, aussi serrés que possible. Suivant l'effet à obtenir, nous avons dit que le pansement devait être contentif, suspensif ou compressif; dans ce dernier cas, il est prudent de ne jamais exagérer la compression et, d'une façon générale, de s'assurer à diverses reprises, dans le courant d'une journée, que la circulation s'effectue suffisamment, en pinçant l'extrémité de la patte, qui doit manifester une certaine sensibilité.

Pansement des fractures. — Lorsque la fracture se complique d'esquilles, il faut enlever celles dont les

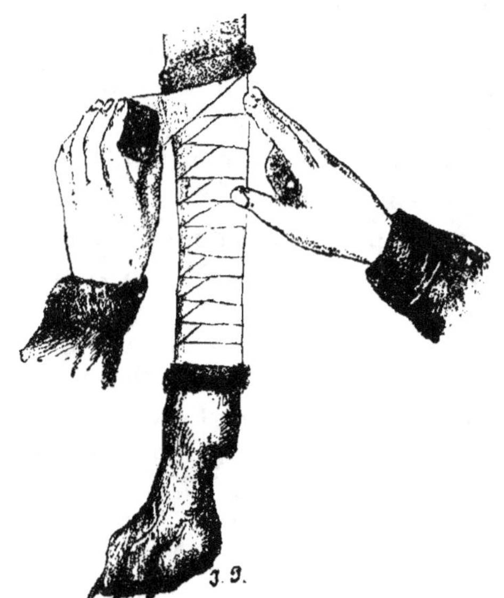

Fig. 59. — Bandage de contention de fracture.

proportions ne permettraient pas l'élimination par la suppuration et alors permettre l'écoulement du pus par une fenêtre laissée dans le pansement.

Les fractures simples, comme les autres d'ailleurs, sont soumises à un traitement comportant trois indications : 1° ramener les fragments dans leur situation normale, c'est-à-dire réduire la fracture ; 2° maintenir exactement ceux-ci en contact ; 3° combattre les accidents locaux.

Il importe, pour remplir la première indication, de bien s'assurer de la bonne situation des surfaces dont

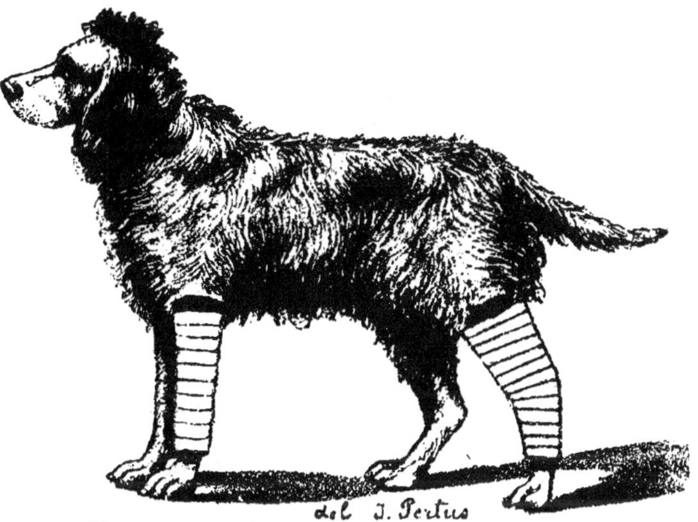

Fig. 60. — Bandages de contention de fractures.

on veut assurer la soudure et de l'ensemble de la position du membre. Le contact, qui constitue la seconde, doit avoir lieu aussi parfaitement que possible. Quant à la contention des rayons osseux, elle s'effectue au moyen de petites planchettes minces ou de gros **carton** très solide, que l'on coupe suivant une forme spéciale à chaque région et que l'on place de chaque côté de la fracture, sur une couche d'étoupes protectrices, dont on a préalablement entouré le membre, sur toute l'étendue qui doit être occupée par le pansement. Puis le tout est fixé solidement, au moyen de bandes ou de chevillères, sans exagération, et comme nous l'avons recommandé plus haut. Les pansements sont quelquefois silicatés ou recouverts d'une couche de plâtre. Les bandages de fracture ne doivent pas être enlevés avant vingt jours, si l'on veut agir en toute sécurité. La contention dans les cas de fracture du scapulum doit être effectuée au moyen des agglutinatifs.

§ 2. — Bandages.

Ils sont nombreux et variés et affectent des formes devant s'approprier aux diverses régions sur lesquelles on les applique (fig. 61).

Béguin. — Il se compose d'une bande de toile large de 5 à 6 centimètres, dont la longueur varie avec les

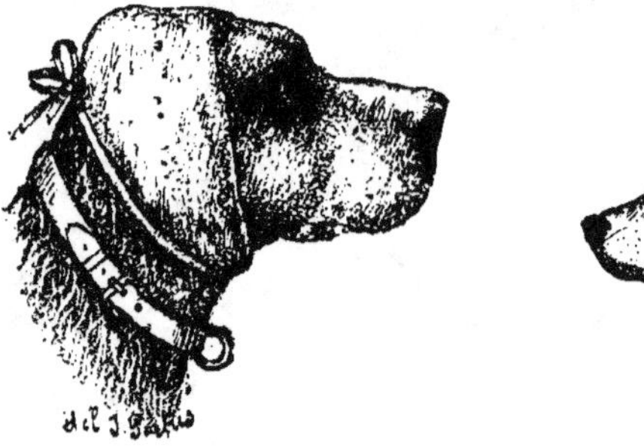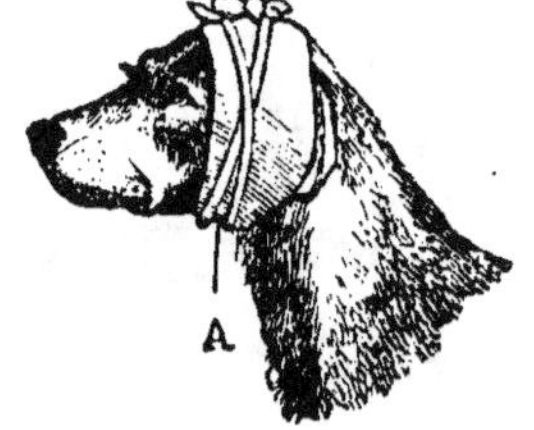

Fig. 61. —Chien coiffé du béguin.   Fig. 62. — Bandage d'oreille.

proportions du sujet, et dont les extrémités arrondies forment deux poches destinées à loger les oreilles. Ces béguins affectent diverses formes ainsi que le représentent les figures 61, 62, 63 et 64. Une chevillère, disposée en boucle et fixée dans le milieu de l'appareil, sert à l'assujettir en arrière autour du cou, ou après le collier, et celle qui figure aux extrémités à serrer le béguin contre la tête et à l'immobiliser le plus complètement possible.

On vend aussi des béguins en ficelle, tressés spécialement dans ce but.

Toile à sinapismes. — La toile destinée à l'application des sinapismes peut servir de pansement, de bandage abdominal et sternal.

Elle a la forme d'un carré long et comporte autant

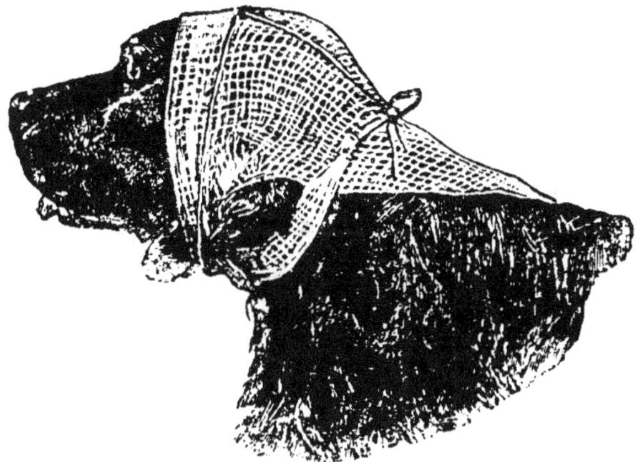

Fig. 63. — Bandage d'oreille.

de contre-sanglons et de boucles qu'il est nécessaire pour la maintenir convenablement; les contre-sanglons

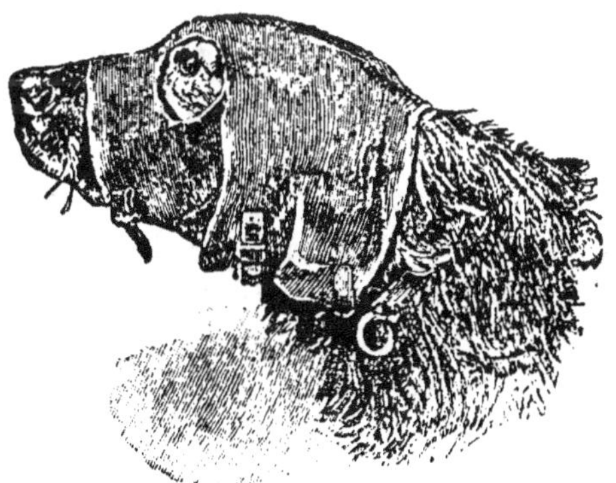

Fig. 64. — Bandage d'oreille.

ont une longueur suffisante pour permettre de serrer plus ou moins, suivant le besoin (fig. 75, p. 313).

La confection des bandages est d'ailleurs une question de coup d'œil que tout le monde possède, à quelque chose près.

§ 3. — Sutures.

Les sutures ont pour but de rapprocher et maintenir en contact les bords d'une plaie, pour en faciliter la soudure et la cicatrisation. Elles ne doivent être effectuées que lorsque les bords de la plaie sont réguliers, car leur emploi dans les cas de plaie par déchirure est quelquefois difficile, ou tout au moins, n'a pas le résultat que l'on désire en ce qu'elles se détruisent au bout de peu de temps. Elles sont contre-indiquées aussi lorsque les plaies sont très enflammées, très étendues et lorsqu'il y a perte de tissu.

Chaque fois qu'il y a lieu d'appliquer une suture, il faut tout d'abord laver la plaie, pour la débarrasser du sang et des corps étrangers qu'elle peut renfermer et la lotionner avec une solution de *sublimé*, de *permanganate de potasse*, de *lysol*, *crésyl*, etc., puis régulariser les bords ou les aviver, s'ils ont commencé à se cicatriser. Avant et après chaque point, il faut affronter les bords pour qu'ils soient bien en contact et éviter de faire faire des plis à la peau ; traverser les téguments presque perpendiculairement et éviter de passer les fils entre les bords de la plaie ; mettre les points à égale distance, afin que chacun d'eux supporte une partie égale de pression et commencer par la partie moyenne de la division. Dans certains cas, la région formant des angles, c'est par les coins qu'il faudra commencer. Les différents fils ne doivent être serrés que lorsque tous sont placés. Les nœuds seront faits de côté, le plus loin possible de la plaie, pour éviter qu'ils soient salis par le pus.

Les objets nécessaires à la suture sont le *fil*, que l'on doit choisir solide, sans de trop fortes proportions cependant. On le recouvre de cire, pour le rendre plus imperméable. On se sert quelquefois de fil de fer recuit ou étamé, parfois de fil de laiton ou de fil de plomb. Tous ces fils de métal ont l'avantage de la solidité et de ne pas être détruits par la suppuration ; de plus, ils ne développent pas beaucoup d'inflammation ; on se sert

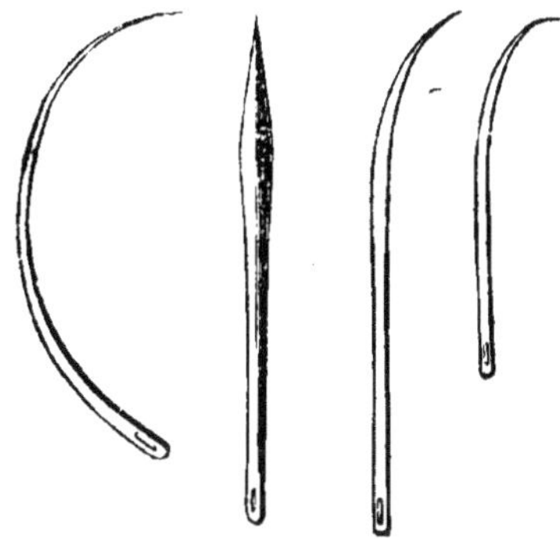

Fig. 65. — Aiguilles à suture.

aussi de crins de Florence, de fil de catgut, etc. Quels que soient les fils employés, ils doivent être trempés dans une solution antiseptique, et, si possible, la suture doit être ensuite recouverte d'ouate également antiseptique (ouataplasme).

Les épingles que l'on emploie dans la suture doivent être en fer ; leur introduction, ou passage à travers la peau, est facilitée par l'emploi du porte-épingle qui sert aussi à passer les aiguilles à suture, lorsque la peau offre trop de résistance.

Quant aux *aiguilles à suture* (fig. 65), elles varient en longueur et grosseur et comme forme suivant la région.

On distingue diverses sortes de sutures ; les figures

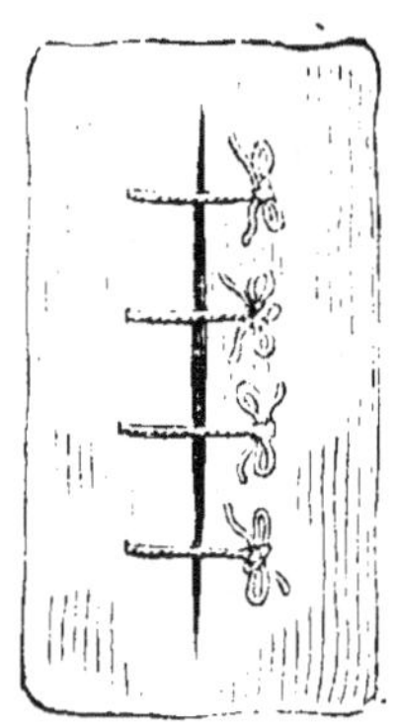

Fig. 66. — Suture à points séparés.

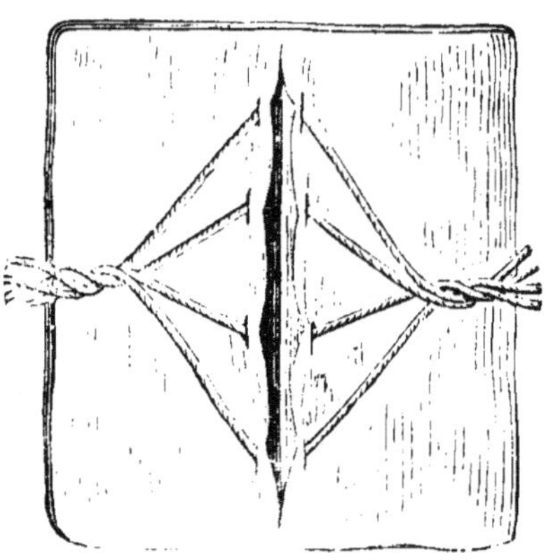

Fig. 67. — Suture à anse.

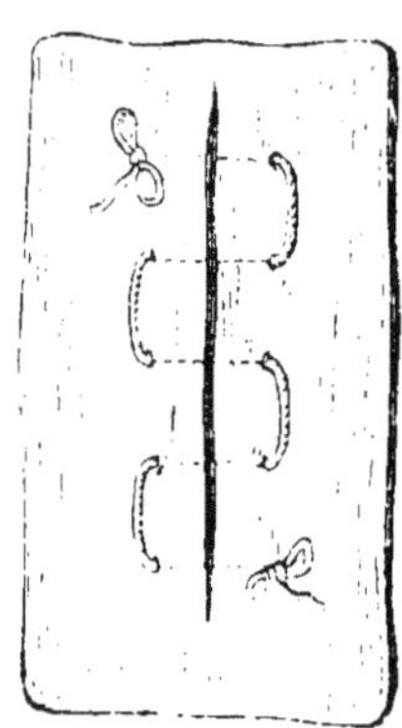

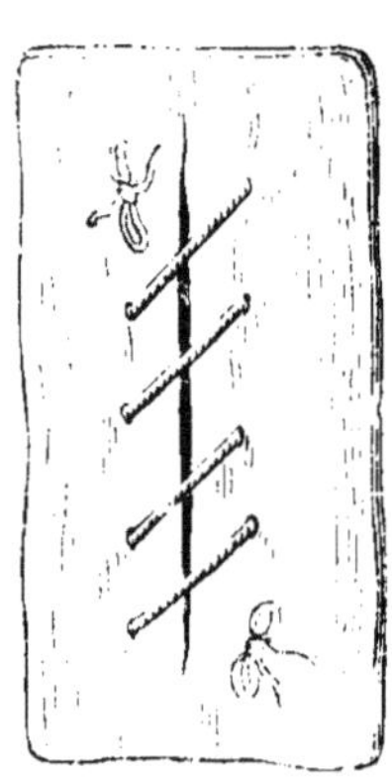

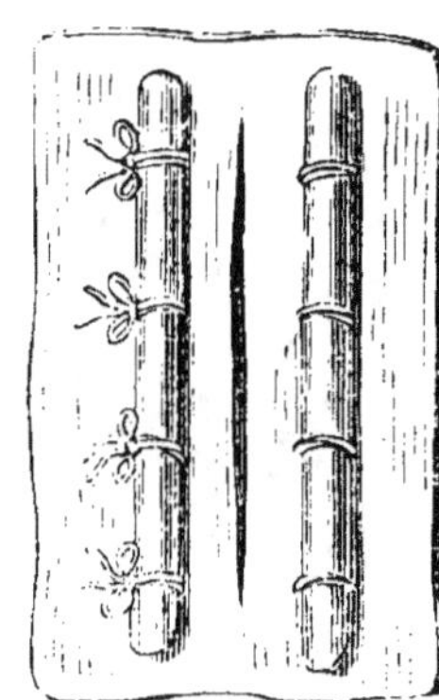

Fig. 68. — Suture à surjet.

Fig. 69. — Suture en faufil.

Fig. 70. — Suture enchevillée.

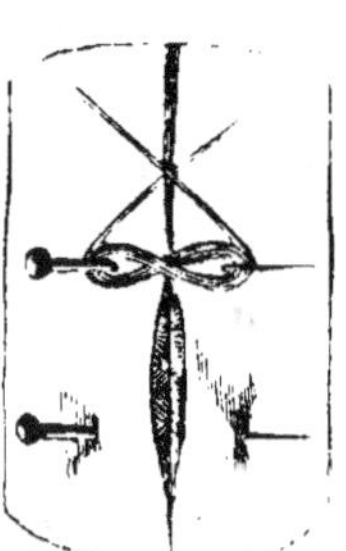

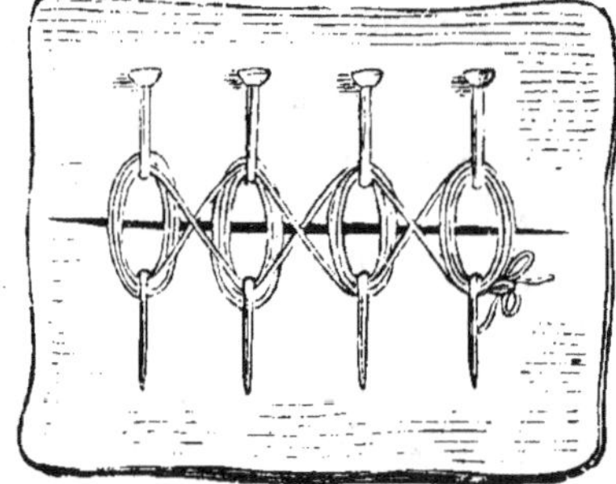

Fig. 71. — Suture à épingle (1er temps).

Fig. 72. — Suture entortillée.

ci-contre expliqueront suffisamment la façon dont elles doivent être effectuées.

Ce sont : 1° La *suture à points séparés* (fig. 66) ; la *suture à anse* (fig. 67) ; la *suture à surjet* ou *des pelletiers* (fig. 68) ; la *suture en faufil* (fig. 69) ; la *suture encheveillée* avec deux petites chevilles en bois ou allumettes (fig. 70) ; la *suture à épingles* (premier temps fig. 71) ; la même entortillée (fig. 72).

Bien que l'on n'ait que rarement recours à la saignée chez le chien, nous indiquons néanmoins la suture spéciale ou nœud de saignée qui s'effectue dans ce cas (fig. 73).

Sur une plaie simple, réunie par première intention, les fils et épingles peuvent être enlevés vers le septième jour ; il est toujours prudent de ne pas le faire trop tôt. Lorsqu'on a affaire à une suture à points séparés, on commence par enlever une des boucles et si la soudure paraît suffisamment établie, il n'y a pas d'inconvénient à enlever les autres.

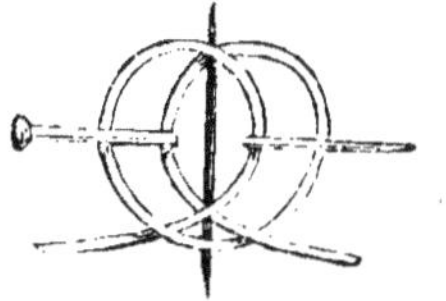

Fig. 73. — Nœud de la saignée.

Pendant la durée de la cicatrisation, les plaies de suture doivent être fréquemment nettoyées pour les débarrasser du pus qu'elles peuvent produire ; il faut agir avec précaution pour ne pas détruire les croûtes cicatricielles qui sont en bonne voie. Il sera même toujours utile de faire suivre les lavages de lotions désinfectantes à base de *lysol*, *crésyl*, *acide phénique*, *eau sublimée*, *tannoforme*, etc.

CHAPITRE XX

Accidents de chasse.

Nous réunissons, sous ce titre, les principales maladies ou accidents, susceptibles de se présenter sur le chien, pendant ou à la suite d'une chasse.

I. — Aggravée.

L'aggravée consiste dans l'inflammation du tissu fibreux plantaire, déterminée par une course longue et continuelle sur un terrain sec, dur et pierreux, ayant pour résultat une usure du pied et l'inflammation consécutive de l'organe.

Symptômes. — Dans la majorité des cas, ce sont les deux pieds antérieurs qui sont seulement atteints ou, tout au moins, c'est chez eux que l'affection présente le plus de gravité. Elle peut être aussi plus accentuée sur l'un que sur l'autre; en tous cas, la face plantaire est le siège d'un gonflement avec rougeur, chaleur et douleur très prononcées. L'animal reste couché le plus longtemps possible et ne cesse de se lécher les pattes. Lorsque l'aggravée débute, le chien fléchit de temps à autre sur l'un ou l'autre membre, et si la marche continue, il se met à boiter d'un côté ou de l'autre, suivant que l'usure est plus prononcée à droite qu'à

gauche et réciproquement. Il arrive même que, l'altération étant égale dans les deux pieds, l'animal, bien que
souffrant, continue à chasser sans paraître trop s'en
apercevoir; c'est qu'alors il est échauffé, mais s'il lui
arrive de se reposer, ne serait-ce qu'une demi-heure,
pour repartir ensuite, la boiterie apparaît en même
temps que la douleur et la marche devient parfois
impossible. Lorsque l'inflammation est très intense,
elle entraîne un peu de fièvre et de perte d'appétit, en
même temps qu'elle se complique d'abcès, de décollements, de nécrose, etc., etc., contre lesquels doit intervenir le traitement chirurgical.

Ces complications graves sont heureusement rares;
le plus souvent l'inflammation est limitée et le repos
joint au léchage en amène la résolution au bout de
quelques jours.

Traitement. — Il doit être prophylactique et médical.
Lorsque le chien doit chasser longtemps sur un terrain
dur, sec, sablonneux, il est utile de durcir la face
plantaire par des bains astringents de *sulfate de fer*,
de *sulfate de cuivre* ou de *tan d'écorce de chêne*, de
feuilles de noyer, etc.

Si la maladie est déclarée, le repos de rigueur est le
point important à observer. On a recours ensuite à des
cataplasmes émollients, de miel et de son mélangés, ou
de farine de lin, de mauve hachée, ayant pour but de
calmer l'inflammation. Ces médicaments n'ont qu'un
emploi de deux à trois jours et doivent être remplacés
par des bains dans :

Eau froide............................ 1/2 litre.
Extrait de saturne.................... 10 grammes.
Lysol................................. 10   —

ou bien dans une dissolution ou décoction de l'un des

médicaments astringents prescrits au traitement prophylactique.

Après les bains, qui dureront au moins un quart d'heure, panser avec de la charpie ou des étoupes fines imbibées de :

Glycérine......................	100 grammes.
Teinture d'opium..................	X gouttes.
Extrait de saturne...............	10 grammes.
Laurénol...	1 gramme.

ou bien

Alun en poudre....................	15 grammes.
Poudre de tannoforme..............	25 —
Teinture de cachou...............	10 —
Glycérine.	Q. S.

Les abcès doivent être ouverts en temps et lieux. Lorsqu'il y a décollement ou carie, il faut débrider, panser à l'égyptiac phéniqué ou faire dans les trajets fistuleux des injections de liqueur de Villatte, de dissolution de sublimé ou de sulfate de cuivre, suivant la nature des lésions observées.

Pour maintenir les pansements ci-dessus et même pour utiliser l'animal qui n'a qu'une aggravée commençante, peu grave, employer un petit bas de cuir ou de toile cirée. Les Anglais, hommes pratiques, vont jusqu'à faire mouler de véritables petites bottes en caoutchouc ayant absolument la forme du pied de l'animal auquel on les destine.

II. — Usure de la queue.

Les chiens à poil ras, pourvus d'un fouet long et mince, après une journée de chasse dans les genêts, les couverts, les coupes ou le bois épais, reviennent souvent avec une queue couverte de plaies saignantes, sur une étendue variable de 5 à 10 et 12 centimètres. Ces plaies sont le résultat du choc continuel de l'organe contre les branches ou tiges à travers lesquelles passe le chien, qui, chacun le sait, agite la queue dans le sens latéral, avec plus ou moins d'activité, pendant toute la durée de la quête et plus spécialement sur le pied frais. Si cette première journée est suivie de repos, la cicatrisation s'opère avec assez de rapidité, mais si, au contraire, comme cela arrive le plus souvent, le chien chasse encore pendant deux, trois jours dans les mêmes contrées, les plaies initiales se ravivent, s'étendent et, finalement, il se produit une inflammation intense et un commencement de gangrène.

Traitement. — Les quelques écorchures qui se présentent maintes fois sont sans importance et le chien en se léchant leur attribue tout le traitement nécessaire. Cependant les plaies pourraient avoir assez de gravité pour que l'on s'occupe d'activer leur cicatrisation.

A cet effet, la teinture d'aloès, d'arnica, le vin aromatique et tous les cicatrisants, y compris la simple eau-de-vie, peuvent être mis à profit. Mais nous recommandons, tout particulièrement, la teinture de brou de noix concentrée, dont on imbibe quelques étoupes fines, que l'on arrose ensuite de quelques gouttes de crésyl, de créoline ou d'acide phénique, le tout maintenu par un fourreau de queue. Ce fourreau de queue, que l'on peut constituer avec un doigt de gant bien nettoyé, peut se fixer soit par un anneau de caoutchouc, soit par le moyen d'attaches sur l'organe même. Tout simple qu'il paraisse, nous l'avons mis personnellement à profit, à notre grande satisfaction, car il nous a permis l'utilisation d'un chien, dont l'état de la queue, peu grave encore, ne lui aurait pas permis de chasser impunément sans cette précaution. Lorsqu'il s'agit de maintenir un pansement, toute substance qui s'y prête peut servir à la confection de ce fourreau, mais nous insistons sur son emploi ; d'abord parce qu'il retient les médicaments et le pansement, puis parce qu'il isole la queue de l'air, des poussières et de tous les agents irritants extérieurs. Le collodion étendu sur toute la surface excoriée, en couche suffisamment épaisse et durcie, est aussi notre favori ; il agit en cette circonstance, comme dans le cas de chancre auriculaire.

Lorsque la gangrène se déclare, le plus simple est de couper la queue.

III. — **Blessures par les armes à feu et par les pièges.**

§ 1ᵉʳ. — **Armes à feu.**

Les blessures par les armes à feu sont d'une gravité variable, suivant les dimensions du projectile, sa force de pénétration et la distance à laquelle l'animal se trouve. La balle et la chevrotine sont autrement dangereuses que le plomb et d'ailleurs les blessures peuvent être superficielles ou profondes, intéresser une région musculaire ou un organe essentiel, fracturer ou fêler des os, etc., etc.

Nous ne nous occuperons que des blessures volontaires ou accidentelles qui peuvent résulter d'un coup de fusil chargé à plomb.

A peu de distance le coup fait balle, et l'importance des lésions est quelquefois supérieure à celle de la balle elle-même, en ce qu'elles se produisent toujours sur un diamètre plus étendu. Quoi qu'il en soit, la blessure est souvent mortelle, d'une façon immédiate ou par les complications qui en résultent. La pénétration peut être notablement diminuée par l'épaisseur des poils ; en tous cas, la charge qui frappe perpendiculairement la surface du corps a toujours plus de conséquence que celle qui frappe obliquement. Quantité de chasseurs ont la funeste habitude, pour châtier un chien insoumis qui court trop ou donne sur l'aile, de lui envoyer un coup de fusil à distance. Si cette distance est suffisante et que le plomb soit menu, il ne se produit qu'une sorte de coup de fouet généralement sans conséquence. Dans des conditions contraires, les grains peuvent pénétrer sous la peau ou rester à sa surface, perforer une articulation, crever un œil, s'introduire dans l'oreille, etc., etc., toutes blessures qui, aussi insignifiantes qu'elles puissent être tout d'abord, peuvent, par la suite, se compliquer d'arthrite, de perte de l'œil, de surdité, etc.

Le plus souvent, cette sorte de châtiment se limite à l'enkystement de quelques grains de plomb que l'on peut d'ailleurs extraire, par une petite incision de la peau, lorsqu'ils sont superficiels ; mais si, par accident, le fait se produit à faible distance et si la plaie saigne beaucoup, on enlèvera le plus de plombs possible et on tamponnera avec de l'alcool, de l'ammoniaque étendu, ou du perchlorure de fer.

Si la blessure a plus de gravité, si une veine ou artère de calibre assez important est ouverte, un débridement suivi de ligature du vaisseau devient nécessaire. En dehors des gros vaisseaux, les artérioles et veinules peuvent également donner lieu à une perte importante de sang, aussi faudra-t-il en ce cas placer un *garrot* en dessus de la plaie de façon à produire un arrêt de circulation, lorsque la chose sera possible, c'est-à-dire lorsque la blessure se présentera sur un membre.

Le garrot est composé d'une corde, que l'on choisit, autant que possible, d'une certaine grosseur, et à laquelle on fait faire un ou deux tours suivant sa solidité, puis on passe un bâton solide, un couteau ou tout autre objet, en dessous de cette corde, que l'on contourne jusqu'à pression suffisante. Sous l'influence de cette pression, l'hémorragie cesse et l'on peut alors panser avec le perchlorure de fer uni à un cicatrisant quelconque comme la *teinture d'aloès*, la *teinture d'arnica*, la *teinture de brou de noix*, l'*alcool*, etc., etc., en ayant soin que ce pansement soit légèrement compressif. Le garrot ne séjournera que juste le temps nécessaire à l'action hémostatique.

§ 2. — Pièges.

Les blessures produites par les pièges tendus au renard, au loup ou autres animaux dangereux ou malfaisants, qui se détendent quelquefois au passage d'un chien, sont tantôt une simple contusion, si le piège n'est pas dentelé, tantôt une fêlure ou une simple fracture, suivant les régions sur lesquelles ils se ferment et la force du ressort qui commande la détente. Chacune de ces diverses lésions nécessitera un traitement particulier, pour lequel nous renvoyons le lecteur aux articles qui leur sont spéciaux.

IV. — Empoisonnement par la strychnine ou l'acide arsénieux.

Dans le même but que les pièges, des boulettes empoisonnées par la strychnine ou l'arsenic, sont quelquefois placées sur les passages fréquentés par le loup et le renard.

Le chien qui suit la piste d'un de ces animaux, ou d'un gibier quelconque, peut rencontrer un de ces appâts, généralement composés de viande, l'absorber et avec lui le poison qu'il renferme.

La strychnine et l'arsenic étant les deux substances toxiques le plus fréquemment employées, notre description se limitera exclusivement aux symptômes particuliers à ces deux sortes d'empoisonnement.

§ 1er. — Arsenic.

L'arsenic est classé parmi les poisons hyposthénisants. Son absorption est suivie d'une forte salivation, avec douleur de la gorge, nausées et vomissements, douleur abdominale, prostration des forces, grande oppression et discordance des mouvements du cœur. Respiration vite tout d'abord puis bientôt frappée d'impuissance. Refroidissement de la peau, teinte rouge-safran des conjonctives, soif ardente, urine rare et, finalement, affaissement général suivi de mort. Les phénomènes que nous venons de décrire se produisent généralement trois ou quatre heures après l'absorption et, sauf les cas de dose excessive, la mort survient au bout de douze à vingt-quatre heures.

Traitement. — Le traitement comporte trois indications :

1° *Empêcher l'absorption de la portion d'agent toxique qui est encore dans le tube digestif;*

2° *Neutraliser l'effet du poison absorbé;*

3° *Hâter l'élimination des molécules toxiques.*

Pour remplir la première de ces indications, on

aura recours aux vomitifs : l'émétique, l'ipéca, etc., etc.

La *neutralisation du poison* s'effectue généralement d'une façon incomplète, mais elle transforme la plus grande portion du toxique absorbé de façon à permettre l'élimination de la faible quantité qui subsiste. L'albumine ou blanc d'œuf, facile à se procurer, sera administrée avec de l'eau, en abondance; on peut donner aussi le lait, l'hydrate de magnésie ou l'hydrate de peroxyde de fer. Quand on croit avoir à peu près neutralisé le poison, on l'expulse avec l'huile de ricin. Après la période du traitement chimique, préparations toniques, infusions chaudes aromatiques.

§ 2. — Strychnine

La strychnine est un poison névrosthénique dont l'absorption est à peu près toujours mortelle et dont les symptômes ont un caractère particulier. C'est un état tétanique de tout le corps, des membres, de la tête, de l'encolure, de la colonne vertébrale, etc., rendant tout mouvement et la station debout impossibles. Il y a hyperesthésie générale, et la dilatation fort restreinte des parois costales, que détermine l'état de contracture musculaire, rend la respiration difficile et bientôt impossible. La mort, nous l'avons dit, est la terminaison fatale 99 fois sur 100.

Traitement. — On peut toujours tenter la seule chance de guérison qui reste, en administrant comme pour l'arsenic et tous les poisons en général, un vomitif; puis, toutes les dix minutes, 5 à 6 gouttes de teinture d'iode dans de l'eau; du tanin, 10 centigrammes à

1 gramme; du café, du chloroforme 1 gramme ou du chloral à la dose de 4 grammes.

V. — Morsures venimeuses.

Les morsures venimeuses pouvant entraîner la mort, ou, tout au moins, pouvant mettre la vie en danger, ne sont déterminées, dans nos climats, que par deux espèces de vipères: l'aspic et la péliade.

Bon nombre de chasseurs ont perdu des chiens par suite de morsures et beaucoup de cultivateurs savent que les moutons, chevaux ou vaches au pâturage ne sont pas plus épargnés.

Les bestiaux couchés dans les champs sont mordus aux naseaux, ou au flanc; les chiens de chasse : au nez ou aux pattes.

Les départements les plus infestés de vipères, sont : le Puy-de-Dôme, la Haute-Saône, le Doubs et le Jura. Les vipères aiment les collines rocailleuses, les terrains sablonneux, couverts de bruyères et de genêts; elles se tiennent de préférence sur la lisière des forêts, dans les clairières, les murs en pierres sèches, les buissons ou les terrains en pente, plantés de vignes et sortent de leur repaire au printemps, pour s'exposer au soleil dans un endroit découvert. C'est à cette époque qu'elles sont le plus dangereuses.

Notre confrère et ami M. Kauffmann, professeur à l'école vétérinaire d'Alfort et auteur d'un ouvrage sur les vipères et leur venin, parlant des expériences du Dr Calmette, dont le sérum antivenimeux a donné d'excellents résultats, apprécie ce mode de traitement de la façon suivante :

« Le sérum antivenimeux du Dr Calmette est « réellement efficace, quand le traitement intervient

« immédiatement après la morsure. Il résulte d'expé-
« riences très précises, qu'il empêche à peu près sûre-
« ment la mort, s'il est injecté en moins d'une demi-
« heure après la morsure. »

Injecté un peu plus tard et en cas de morsure grave, il n'enrayerait plus les accidents qui auraient commencé à se produire.

D'après M. Kauffmann, voici comment il convient de traiter les morsures de vipères.

1° Faire sortir des piqûres, autant de venin que l'on pourra et, pour cela, sucer énergiquement la plaie et la faire saigner abondamment.

La succion avec la bouche, n'offre aucun inconvénient, car le venin peut être avalé impunément ; néanmoins, une bonne précaution consiste à le cracher.

2° Pour retarder l'absorption du venin et éviter qu'il se répande dans l'organisme, il est utile de ligaturer modérément, avec un mouchoir ou une corde, le membre, entre le point mordu et le cœur : par exemple, si la morsure est à la cheville, ligaturer au-dessus du genou.

3° Faire, aussitôt que possible, une injection de sérum antivenimeux.

4° Qu'on ait pu faire ou non cette injection, ne pas attendre plus longtemps pour laver les plaies faites par les crochets, avec une solution de perman-ganate de potasse à 1 p. 1000 ou d'acide chromique à 10 p. 1000.

Il est toujours facile d'avoir un flacon de l'un ou de l'autre de ces produits dans sa poche, et on ne doit pas craindre de faire pénétrer profondément le liquide dans la plaie. A ce moment, et si toutes ces opérations, très simples d'ailleurs, ont été faites avec sang-froid, pré-sence d'esprit et rapidité, tout danger est écarté.

Ce traitement, institué en vue des cas relatifs à l'espèce humaine, peut parfaitement s'adapter au chien, moins la succion des plaies que nous conseillons de remplacer par l'application d'une ventouse locale, *si possible*, ou par des débridements favorisant un écoulement sanguin abondant.

Gsell (1) a publié un article également très intéressant, sur les morsures des vipères, contre lesquelles il prescrit d'agir rapidement au moyen de la succion soit avec la bouche, soit avec une ventouse et de la ligature, soit au moyen de débridements suivis d'une cautérisation au fer rouge ou au moyen de caustiques tels que : *l'acide phénique*, *l'acide nitrique*, *sulfurique*, etc.

Il conseille des injections iodées de 1 à 5 grammes chacune, suivant la taille des animaux, effectuées de façon à baigner en quelque sorte les tissus enflammés et à circonscrire leur étendue.

Si l'amélioration tarde trop à se produire, on doit employer une *solution d'iode* au dixième, soit une partie pour 10 grammes d'eau distillée.

L'iode exerce sur l'empoisonnement venimeux, une action spécifique en neutralisant le poison. On complète cette médication, par une friction vésicante, faite sur les tissus œdématiés ou des mouchetures, faites quelques heures après les injections hypodermiques, afin de donner écoulement à la sérosité jaunâtre qui y est extravasée.

Lorsque la température morbide, engendrée par l'empoisonnement, devient trop élevée, il faut la combattre par les défervescents.

<table>
<tr><td rowspan="3">1 granule
de chaque.</td><td>{</td><td>Aconitine ;</td></tr>
<tr><td>}</td><td>Digitaline ;</td></tr>
<tr><td>(</td><td>Strychnine,</td></tr>
</table>

(1) Gsell. *Bulletin vétérinaire*.

administrés à intervalles rapprochés (de quart d'heure en quart d'heure).

Pour combattre efficacement l'empoisonnement général, administrer à doses filées, la *quinine* et le *sulfure de calcium*.

M. de Lacerda, médecin brésilien, recommande ses injections sous-cutanées de *permanganate de potasse*, contenant 1 à 5 grammes de ce sel pour 10 à 20 grammes d'eau ; la solution étant préparée juste au moment de s'en servir.

M. le professeur Kauffmann titre cette solution à 1 p. 100 et injecte 1 gramme à chaque piqûre, tout autour de l'engorgement.

D'autres morsures, n'ayant pas la gravité de celles des vipères, peuvent se présenter et parfois inquiéter à juste titre les propriétaires de chiens, en raison de l'œdème rapide qu'elles déterminent. Elles sont produites par des belettes (fig. 75), des fouines ou des couleuvres.

Il ne faut pas, en ce cas, faire tabler le pronostic sur les proportions de l'œdème ; la gravité de l'accident est peu prononcée et l'œdème se résout presque aussi vite qu'il s'est produit après quelques mouchetures et des frictions résolutives à *l'alcool camphré*, *l'eau phéniquée*, *le vinaigre*, etc.

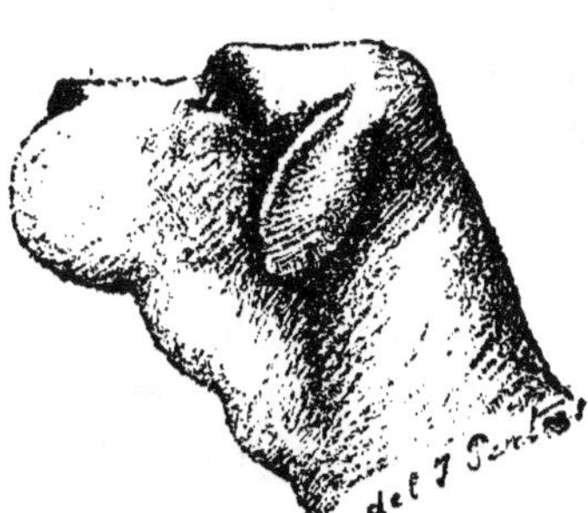

Fig. 74. — Œdème des lèvres et du cou survenu à la suite de morsure par une belette.

Il faut, néanmoins, cautériser légèrement les plaies déterminées par ces morsures et administrer 10 à 15 gouttes d'ammoniaque dans un tiers de verre d'eau.

CHAPITRE XXI

Allopathie et alcaloïdothérapie dosimétrique.

Le lecteur a pu s'assurer par la lecture de la deuxième édition de notre ouvrage sur le chien, que le traitement *alcaloïdothérapique dosimétrique* s'y est vu réserver une large place, alors qu'il ne figurait tout d'abord que comme une indication propre à faciliter les timides essais d'une méthode, à laquelle nous n'étions encore qu'incomplètement initié et pour laquelle le monde médical conservait une répugnance, instinctive, une crainte et l'opposition involontaire ayant tendance à se trahir, chaque fois qu'il s'agit de renoncer à des habitudes anciennes, à une routine invétérée.

Depuis longtemps l'usage des alcaloïdes s'était répandu dans le thérapeutique allopathique, mais ces agents très actifs n'avaient été l'objet que d'une étude et d'une expérimentation incomplètes et leur action surprenante, maintes fois accusée par de nombreux succès consécutifs, a seule pu triompher de l'indifférence médicale.

Si quelque chose est nouveau dans l'acaloïdothérapie dosimétrique, ce n'est point la nature des médicaments, ni leur mode de fabrication, mais la façon de les administrer.

D'ailleurs, bien que dosimètre convaincu, nous n'acceptons aucune idée d'exclusivité, car beaucoup d'affections et plus spécialement celles qui sont du domaine chirurgical ne sauraient être traitées dosimétriquement, et nous reconnaissons que, aussi approprié et efficace que puisse être ce genre de traitement, il ne saurait avoir d'effet curatif complet, dans tous les cas, sans l'aide d'une foule de moyens allopathiques.

Alors que la potion devient intolérable par son excès de volume, par la quantité à absorber et son goût désagréable, le granule facilement dissimulé et d'ailleurs enrobé dans une certaine quantité de sucre de lait, est entraîné par la déglutition sans avoir le temps d'impressionner le sens du goût.

Il est vrai que les administrations alcaloïdiques, effectuées selon la méthode dosimétrique, sont quelque peu suggestives, mais l'assujettissement qu'elles entraînent est compensé par l'absence à peu près complète de toute résistance de la part du sujet, résistance qui devient souvent dangereuse chez les grands animaux.

La méthode dosimétrique consiste dans l'emploi des alcaloïdes, des substances actives et des produits chimiques bien définis, administrés sous forme de granules, à doses réfractées et jusqu'à effet, ce qui permet cet emploi, à des doses relativement élevées, d'une manière absolument inoffensive.

La *triade dosimétrique : aconitine, digitaline, strychnine* est constituée par ceux des alcaloïdes dont l'action est la plus sûre. L'administration de ces trois médicaments est justifiée dans toutes les maladies aiguës ou chroniques, quand la température dépasse 38°. Il faut les administrer jusqu'à effet thérapeutique (état nauséeux).

Enfin, la dosimétrie a comme principe d'intervenir dès les premiers symptômes pour arriver à la jugulation de la maladie.

CHAPITRE XXII

Administration des médicaments.

Granules. — L'administration des granules est facile ;
on creuse un morceau de viande, de foie, de gruyère,
ou autre aliment que l'on sait devoir être préféré du
malade et on place dans ce creux le ou les granules à
administrer, en ayant le soin de réduire ce véhi-
cule improvisé aux proportions les plus minimes. Le
tout est généralement avalé sans difficulté, sans même
avoir été mâché.

Si l'absorption par les voies digestives ne pouvait
être obtenue, on aurait recours aux injections sous-épidermiques (ou intraveineuses dans certains cas).

L'administration des médicaments, en général, est
soumise à des règles importantes, qui, non seulement
en assurent le maximum d'effet, mais encore pré-
viennent les complications qui pourraient naître d'un
usage intempestif.

Parmi ces médicaments, les uns sont liquides, les
autres solides ; ceux-ci doivent être administrés à l'intérieur, ceux-là à la surface de la peau ; enfin d'autres
sont tributaires d'une opération chirurgicale, comme
certaines injections précédées de ponctions.

Révulsifs.

Nous commençons notre description par les révulsifs, en raison de l'importance qu'ils acquièrent dans le traitement de toutes les maladies graves à caractère congestionnel ou inflammatoire.

Sont compris dans cette série :

La moutarde,

Le vésicatoire,

La teinture d'iode,

La pommade stibiée,

Les feux liquides,

Et tous les mélanges irritants.

Moutarde.

Les sinapismes sont constitués par la farine de moutarde délayée que l'on applique en couches plus ou moins épaisses et à demeure, sur différentes parties du corps, comme la gorge, le plat des cuisses, le ventre ou plus spécialement sous la poitrine, en raison de la facilité de son maintien, dans cette région, au moyen d'un bandage (fig. 76).

La farine de moutarde doit, autant que possible, être nouvelle, ou tout au moins avoir été conservée dans des boîtes en fer-blanc, fermant hermétiquement. La quantité à employer, qui varie suivant la gravité du cas et la taille du sujet (100 à 300ᵍʳ), doit être versée dans un vase approprié puis arrosée, par petites quantités, d'eau chaude ou simplement tiède, plutôt que d'eau froide, parce que l'action est beaucoup plus prompte.

Lorsque le sinapisme est prêt, on l'étend sur une toile épaisse, qui ne laisse échapper qu'une faible quan-

tité de liquide et on place, à défaut du tablier de cuir
spécial, une couverture ou un morceau d'étoffe de laine
que l'on serre au moyen de petits surfaix ou de cordes,
assurant bien le contact de la farine de moutarde avec
la peau. Le sinapisme ne doit être enlevé que lorsqu'il
a produit un effet suffisant, c'est-à-dire, lorsqu'il s'**est**
formé sous la peau un œdème accentué. Pour en faciliter le développement il est bon, au bout d'un certain

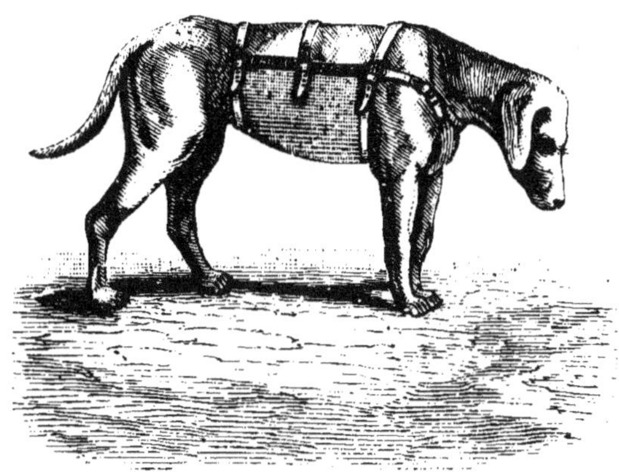

Fig. 75. — Bandage pour sinapisme.

temps, de relâcher légèrement les liens qui soutiennent
la toile à sinapisme.

L'appareil doit être immédiatement remplacé par une
couverture chaude, de façon à éviter l'action de l'air
froid sur l'engorgement œdémateux et sa résorption
possible, qui aurait les plus fâcheuses conséquences.

Il y a toujours avantage, même lorsque le poil de la
région n'est pas très long, de le couper à la tondeuse,
car le contact avec la peau est plus parfait, plus immédiat.

Lorsqu'il s'agit de *frictions sinapisées*, le mode de
préparation ne diffère qu'en ce que la pâte est délayée

plus claire, et la farine de moutarde étendue sur tout le corps avec une friction énergique.

Ces frictions ne déterminent pas, à proprement parler, une dérivation ; en cette circonstance, la moutarde agit à la façon d'un mélange irritant faible, en rétablissant la circulation cutanée et en ravivant le fonctionnement de la peau. Ces frictions sinapisées sont rarement utilisées chez le chien.

L'*huile sinapisée* concentre sous un petit volume l'action d'une quantité importante de farine de moutarde. Elle est appliquée à peu près exclusivement sur les parois costales ou sur la gorge. Il faut tondre le poil et employer cette préparation avec réserve et modération ; il suffit en effet d'en étendre une légère couche. Le manque d'habitude dans l'emploi de l'huile sinapisée peut entraîner une chute de peau.

Teinture d'iode.

Elle est employée comme révulsif et comme fondant sur la gorge, sur les mamelles, sur le ventre ou sur le plat des cuisses ; elle s'étend au moyen d'un pinceau.

Avoir le soin : 1° d'agiter le flacon avant le badigeonnage pour bien dissoudre les parcelles d'iode qui auraient pu se déposer au fond ; 2° de n'employer que de la teinture conservée dans des flacons de couleur hermétiquement bouchés, et de fabrication aussi récente que possible.

Huile de croton.

La moutarde a une activité incontestable, mais elle ne produit pas une révulsion suffisamment prompte et intense dans certains cas ; aussi la remplace-t-on souvent par l'huile de croton.

L'huile de croton est très irritante, aussi ne l'emploie-t-on qu'étendue d'une huile quelconque, d'olive, d'œillette, d'arachide, etc. Vingt gouttes de croton dans 50 grammes d'huile (pour les deux parois costales) suffisent à produire une bonne révulsion. Il faut simplement étendre le mélange sur la partie, préalablement tondue, à rebrousse-poil et revenir au point de départ. Une friction de quelques secondes déterminerait une action irritante tellement forte et douloureuse, que l'animal pousserait à tout instant des cris affreux et chercherait par tous les moyens à arracher son pansement.

Il faut même avoir la précaution de bien isoler la partie frictionnée, au moyen d'un bandage, de façon à éviter que l'animal le lèche ou se morde, car ces agissements auraient des conséquences funestes pour la muqueuse buccale.

Vésicatoires. — Feux liquides.

Les vésicatoires vétérinaires sont à base d'euphorbe et de cantharides. Leur action est beaucoup plus énergique que celle des sinapismes ; aussi s'emploient-ils pour compléter l'action de ces derniers.

Ils sont contre-indiqués dans les affections de l'appareil urinaire. Ils peuvent être appliqués en frictions sur la peau tondue très ras, ou placés en couches, à la façon d'une mouche, sur du diachylon.

L'effet du vésicatoire se traduit par la production d'une cloque remplie de liquide, que l'on perce, pour évacuer la sérosité contenue à son intérieur et que l'on panse ensuite au moyen d'un papier spécial enduit de vaseline.

Les vésicatoires sont quelquefois saupoudrés de

camphre ou de *laudanum* pour atténuer la douleur qu'ils provoquent. Pendant la période irritante, la douleur pousse le chien à se mordre et arracher son vésicatoire; il faut, en raison de cela, le recouvrir d'un bandage protecteur et au besoin museler l'animal. Cette précaution évite aussi que le chien s'empoisonne avec l'onguent qui resterait attaché après ses dents par le fait des morsures, ou sur sa langue à la suite du léchage continuel auquel il se livrerait.

L'application réitérée de ces révulsifs ou leur emploi en trop forte quantité, peuvent amener des chutes de peau et la destruction des follicules pileux ; il faut donc en faire usage modérément.

Si le vésicatoire est destiné à favoriser l'abcédation d'une tumeur, ou s'il doit être mis sur une partie du corps où un pansement serait difficile à fixer, il suffit de l'étendre et de museler le chien. Quelquefois l'onguent est préparé depuis quelques jours ou bien il a durci par l'action du froid; il faut alors le mettre à une douce température, au bain-marie par exemple, jusqu'à ce qu'il acquière le degré de liquéfaction nécessaire à son emploi.

L'onguent vésicatoire a été tellement discrédité en raison des désordres qu'il provoquait sur l'appareil urinaire, par absorption de la cantharidine, qu'il n'est presque plus employé.

Ce que nous venons de dire de ce révulsif s'applique aux feux divers, qui ne diffèrent de celui-ci que par la suppression de l'un ou l'autre des principes qui en forment la base ou l'adjonction d'une certaine quantité d'essence de térébenthine.

Nous ne ferons que citer, pour mémoire, la *pommade stibiée*, d'une affectation assez rare et toute spéciale, ainsi que le liniment ammoniacal et les *charges* diverses.

Administration des boissons, tisanes et potions.

L'administration des boissons purgatives, ou astringentes, des tisanes et potions, peut devenir, chez certains sujets, d'une difficulté d'autant plus grande, que l'on est peu renseigné sur la façon particulière et commode d'y procéder.

Pour peu que le liquide soit d'un goût amer ou

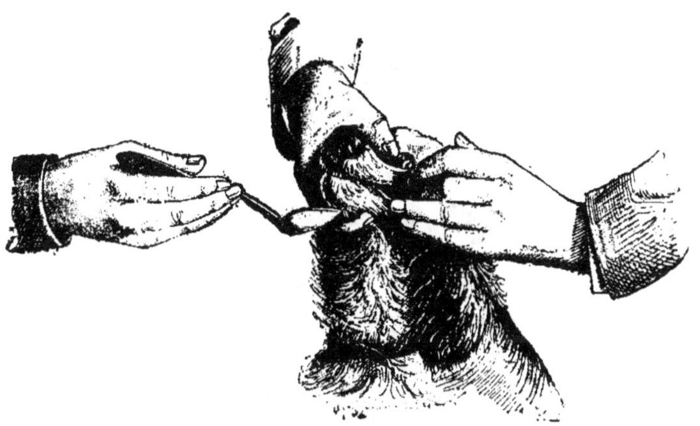

Fig. 76. — Administration des boissons.

repoussant, si l'on se contente d'écarter les dents et de verser au hasard dans la bouche, non seulement l'animal n'avale pas et laisse répandre la totalité de ce qui a été versé, mais encore il peut arriver qu'en lui pressant la gorge ou en lui serrant la bouche et le nez, comme bon nombre de personnes en ont la funeste habitude pour le forcer à boire, le liquide fasse fausse route et tombe dans les bronches, en provoquant une suffocation passagère, souvent suivie d'une irritation de celles-ci, voire même d'une pneumonie grave, compli-

18.

quée de gangrène, suivant la nature des agents en suspension ou en dissolution dans le liquide. Ces inconvé-

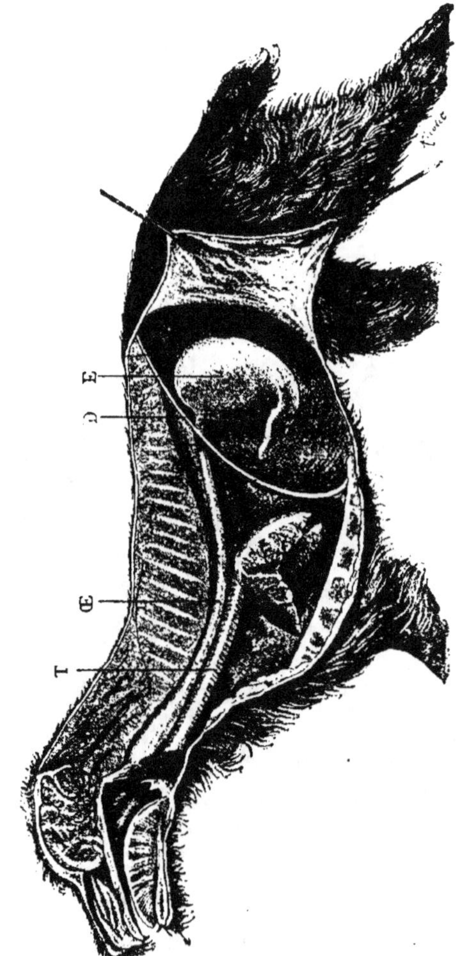

Fig. 77. — Administration des breuvages chez le chien.

Schéma montrant quel doit être le vrai trajet des liqueurs. — T, trachée, trajet défendu ; Œ, œsophage, conduit le breuvage dans l'estomac ; D, diaphragme ; E, estomac.

nients sont évités et l'administration devient commode en procédant de la façon suivante :

Un aide tient l'animal entre ses jambes et d'une main

lui maintient les pattes de devant pendant que de l'autre il immobilise la tête, sans danger de morsure, en saisissant en arrière de cet organe un large pli de peau, avec les oreilles, si la chose est possible. La personne qui doit administrer le breuvage, tient d'une main le flacon ou la cuillère ; de l'autre elle saisit la commissure des lèvres (fig. 76) avec deux doigts introduits entre cette commissure et les dents, de façon à former une sorte d'entonnoir dans lequel est versé lentement le breuvage ou la potion à administrer. Il est à remarquer que lorsque la douceur, l'absence de brusquerie dans les préliminaires de l'immobilisation sont strictement observées, l'animal ne prévoyant pas ce qui doit arriver, se prête beaucoup mieux à ce qu'on exige de lui. Il est bien entendu que la tête doit être renversée et la commissure maintenue jusqu'à complète déglutition.

Le résultat de cette façon de procéder, en dehors de la facilité d'absorption qu'il procure, permet d'effectuer celle-ci d'une façon presque totale, au lieu que la contrainte que nous critiquons plus haut fait perdre la majeure partie de la préparation pharmaceutique. Quoi qu'il en soit, le vétérinaire tient toujours compte de cette déperdition en augmentant de moitié la quantité de liquide a administrer périodiquement ; son ordonnance fixe, d'autre part, le degré de température et l'heure à laquelle chaque distribution doit être faite. La figure 77 montre le trajet qu'effectuent les liquides et aliments depuis la bouche jusqu'à l'estomac.

Purgatifs.

En ce qui concerne les purgatifs, nous dirons qu'ils doivent être donnés à jeûn et d'une façon particulière. Ainsi, les dissolutions de *sulfate de soude*, de *sulfate de magnésie*; les tisanes à *base de séné* et autres purgatifs administrés à l'état liquide, comme aussi l'huile de ricin, le sirop de nerprun, etc. ne sont pas donnés autrement que les boissons ou potions ; mais s'il s'agit de faire absorber une poudre comme *l'aloès*, la *scammonée*, la *rhubarbe*, la chose est bien plus difficile en raison de la saveur amère de ces médicaments, trop longtemps perçue par la langue.

Il est donc nécessaire de masquer leur présence en les mélangeant à du lait, à de l'eau sucrée, du beurre, des confitures ou toute autre substance que la gourmandise du chien sera susceptible de lui faire avaler, parfois même sans mastication.

Lavements.

Certaines affections gastro-intestinales, surtout accusées par une intolérance stomacale, ne permettent pas l'administration des médicaments purgatifs par la bouche, parce que ceux-ci provoquent, dès leur absorption, des efforts de vomissement qui les fait immédiatement rejeter et rendent ainsi l'intervention médicamenteuse absolument inutile. D'autres fois, il faut combattre un état inflammatoire, opposer au durcissement des matières excrémentitielles accumulées dans le rectum, ou dans les dernières portions de l'intestin, un liquide propre à les diluer, à les désagréger et faciliter leur expulsion. Enfin dans une foule de circonstances, les lavements doivent être émollients et même purgatifs ; simples ou composés ; chauds ou froids.

Ces lavements sont administrés soit au moyen d'un clysopompe, soit avec la seringue dite à chien, d'une capacité de 250 grammes environ et d'un calibre approprié (fig. 78).

Le *modus faciendi* est vulgaire ; nous recommandons seulement d'éviter toute brusquerie [pouvant blesser ou irriter le rectum.

Si le liquide n'est pas toléré et rejeté immédiatement,

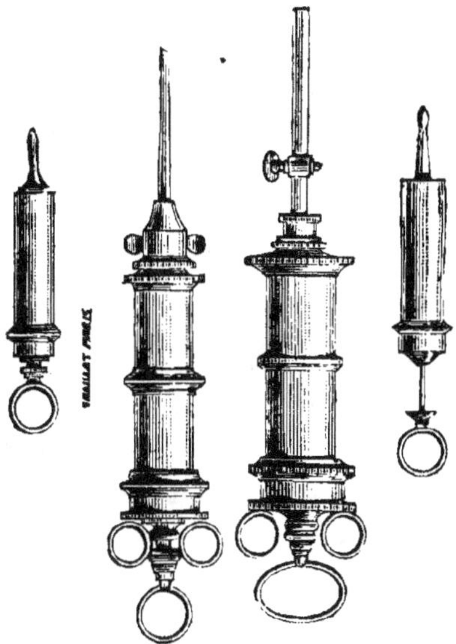

Fig. 78. — Seringues de Graillot.

il n'exerce aucune action efficace ; aussi faudra-t-il réitérer les lavements d'autant plus qu'ils seront moins longtemps conservés ; la tolérance s'obtiendra presque toujours, si l'on persiste dans l'administration.

Injections.

Nous ne décrirons que celles qui doivent être effectuées dans l'oreille, l'urètre ou la vulve.

Celles de l'*oreille* (fig. 79) sont prescrites dans le cas d'otite ou de catarrhe auriculaire, et doivent s'effectuer au moyen d'une seringue spéciale, dite à boule, dont la forme spéciale préserve l'organe des blessures fréquentes qui pourraient résulter des mouvements brusques, auxquels se livre l'animal pour se soustraire à l'opération, si l'injection s'effectuait avec la seringue ordinaire à bout pointu, surtout lorsque cette extrémité est plus ou moins émoussée comme dans les seringues

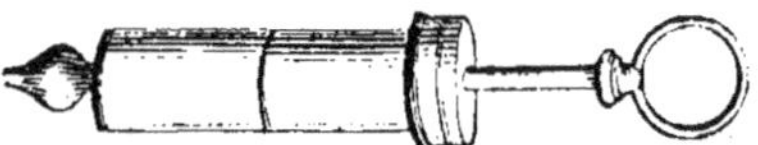

Fig. 79. — Seringue à injections.

en verre, et d'une fragilité qui expose à une fracture facile.

L'*urètre*, en raison de ses proportions exiguës, réclame, au contraire, une seringue effilée, dont l'introduction sera toujours effectuée avec précaution. Il faut s'assurer, en semblable occurrence surtout, que l'extrémité de la seringue est parfaitement mousse et lisse, en un mot, qu'elle ne présente aucune irrégularité pouvant blesser le canal.

Il est d'ailleurs indiqué d'en faciliter l'introduction par une onction d'huile.

Lorsque l'injection doit être poussée énergiquement pour que le liquide atteigne les parties profondes du canal, il faut limiter la progression de l'instrument avec les doigts et pour permettre le séjour du liquide injecté, retirer vivement la canule et comprimer le méat urinaire avec le doigt.

Pour les injections vaginales, nous recommandons la seringue à boule (fig. 79), ou l'irrigateur, bien que la seringue ordinaire puisse être employée sans danger, surtout si elle est en métal.

Instillations.

Elles sont particulières à l'œil et exécutées sur cet organe dans la majorité des affections qu'il présente.

Pour les effectuer, on se sert d'un compte-gouttes ou d'une plume de volaille que l'on charge en les trempant dans le liquide prescrit. La tête étant renversée et les paupières maintenues dans l'écartement, on laisse tomber sur l'œil quelques gouttes du collyre dont on facilite le séjour et l'action, en maintenant l'animal dans sa position pendant une ou deux minutes. L'opération se répète autant de fois que le prescrit l'ordonnance.

Fomentations.

Les fomentations constituent, chez les animaux, un traitement hydrothérapique analogue aux bains de caisse ou de vapeurs chez l'homme.

Elles consistent dans la production de vapeur d'eau que l'on maintient en contact avec tout ou partie du corps, de façon à combattre une inflammation locale, ou provoquer, par une température élevée, une suractivité dans les fonctions cutanées, une sudation abondante. Les fomentations sont rarement prescrites chez le chien et sont plutôt remplacées par des bains généraux ou des applications émollientes.

Dans le cas où l'on désirerait les mettre à profit, voici comment il faudrait procéder.

Placer entre les jambes du chien, un large vase rempli d'eau chaude dont on peut, comme dans les fumigations, augmenter l'action émolliente en y ajoutant des fleurs de bourrache, de mauve, etc.

Agiter de temps à autre cette eau, de façon à faciliter l'échappement de la vapeur. Cette vapeur diminuant avec le refroidissement du liquide, ce dernier peut être maintenu à la température voulue au moyen de briques ou de morceaux de fer rougis, que l'on plonge et laisse éteindre dans le vase.

Les fomentations doivent durer de quinze à vingt minutes et réclament beaucoup de travail ; aussi les a-t-on à peu près abandonnées.

Il faut entourer l'animal de couvertures pour éviter la dispersion des vapeurs.

Lotions.

Les lotions sont des sortes de lavages, dans lesquels la partie lotionnée n'est sujette qu'à un attouchement léger et sans frottement. Elles s'effectuent en général sur des plaies et l'eau qui en forme la base est toujours une décoction émolliente, astringente ou antiseptique. Quand on fait usage de l'éponge pour lotionner, celle-ci doit être fine, débarrassée de tout corps étranger, et de la plus grande propreté. Mieux vaut encore employer le coton aseptique, l'ouate ou la charpie, les tissus de fil ou de coton, mais jamais de laine. Si la plaie ou partie à lotionner est recouverte de pus, il est nécessaire de le faire disparaître par un lavage à l'eau tiède boriquée avant de mettre en usage la lotion médicamenteuse.

Frictions.

Les frictions peuvent être sèches ou liquides. Elles sont sèches, lorsqu'elles s'effectuent au moyen de la main, du gant de crin, d'une brosse, ou de l'un des divers instruments usités dans l'espèce humaine ; ce sont en réalité des massages fort efficaces dans certains cas d'entorses, foulures, tiraillements ligamenteux, articulaires, etc.

C'est une méthode de traitement qui jouit d'une grande faveur auprès des gymnasiarques et dont l'application est aussi pratique que rationnelle sur le chien.

Les frictions à base liquide sont d'un emploi fréquent ; leur composition varie avec le but que l'on se propose d'atteindre. Tantôt, en effet, elles sont calmantes, émollientes ; tantôt résolutrices, irritantes, fondantes, etc.

Dans tous les cas, ces deux genres de frictions, quoique distinctes, doivent, par une communauté d'action, assurer le maximum de résultat. Nous entendons par là, que toute friction effectuée au moyen d'un liquide ou mélange quelconque, pénètre et est absorbée d'autant plus facilement, que la circulation locale aura été primitivement activée par une friction sèche.

Nous déduisons de ces connaissances, que pour obtenir un bon résultat, il est important, avant de se servir de la mixture prescrite, de bien frictionner la partie sur laquelle elle doit être mise en usage.

La durée de la friction dépend de l'activité du médicament que l'on emploie. Les pommades demandent généralement une friction prolongée et, pour qu'elles soient efficaces, il est nécessaire de ne les employer que par petites quantités, que l'on fait absorber successivement.

L'huile de croton, l'huile sinapisée, les feux, ne réclament au contraire qu'une friction rapide ou tout au moins très limitée.

Hydrothérapie.

L'hydrothérapie est très limitée en médecine vétérinaire comme traitement à approprier aux maladies de l'espèce canine.

Les *douches* peuvent cependant être mises à profit lors de plaies, déchirures, blessures pénétrantes, mais l'*irrigation continue*, si heureusement employée dans une foule de maladies du cheval, n'a pas encore reçu d'application sérieuse chez le chien. Les douches vaginales ont été employées quelquefois pour combattre le spasme du col utérin.

Bains locaux.

Ces bains sont limités aux extrémités des membres, des oreilles ou de la queue. Ils sont chauds ou froids ; simples ou composés ; hygiéniques ou médicamenteux.

Bains généraux.

Les bains généraux simples, dans l'eau de rivière, ont une influence heureuse sur l'économie ; les avantages qu'ils procurent font l'objet d'une description particulière au chapitre *Hygiène générale ;* nous y renvoyons le lecteur pour ne nous occuper que des bains généraux médicamenteux. Ces derniers ont une composition très variable, qui devient dangereuse lorsque l'acide arsénieux, le sublimé ou toute autre substance toxique en forme la base. C'est un point sur lequel toute l'attention doit se porter, afin que, soit volontairement, soit involontairement, l'animal ne puisse absorber la moindre quantité de liquide.

A cet effet, il ne faut pas quitter le chien un seul instant, pendant toute la durée du bain, maintenir la tête élevée et le nez aussi élevé que possible de son niveau.

CHAPITRE XXIII

Diverses manières de tuer les animaux.

Lorsque le propriétaire d'un chien se voit dans la
triste obligation de lui donner la mort, soit : à cause
de sa vieillesse et des infirmités qui l'accompagnent ;
de l'incurabilité d'une maladie douloureuse dont il est
atteint ; d'un accident grave ; soit enfin pour se soumettre aux lois et règlements de police sanitaire, relatifs à la rage ; il est du plus grand intérêt, au point de
vue humanitaire, qu'il connaisse les différents moyens
à employer pour cette exécution sommaire, et parmi
eux, celui qui est le plus susceptible d'agir avec sûreté
et promptitude.

Les moyens ordinaires, comme la pendaison et la
noyade, sont longs et peuvent avoir un résultat incomplet, ou négatif, qui oblige d'y recourir à nouveau ;
puis ils sont d'une influence fâcheuse sur l'entourage,
sur les gamins qui n'ont que trop de tendance à trans-
former en jeux le supplice d'un pauvre animal et sont
excités davantage aux mauvais traitements, dans les
circonstances ordinaires et en dehors de toute exécution.

L'*arsenic* et la *strychnine* ont été à peu près aban-
donnés en raison des vomissements qu'ils provoquent
dans beaucoup de cas et qui rendent l'empoisonnement insuffisant, l'intervention inutile et sont causes de
souffrances terribles, car leur action est lente.

Toute la faveur est réservée au *cyanure de potassium*, et c'est notre moyen favori. Nous donnons 1 à 2 grammes de cyanure, suivant la grosseur du chien, dans 50 grammes d'eau; mais nous avons pour habitude de ne verser ce liquide dans la bouche du chien, qu'immédiatement après lui avoir fait avaler un peu de *sirop de citron* étendu de son tiers d'eau (sirop 30 grammes, eau 10 grammes). Ainsi employé, le cyanure de potassium est bien plus actif, et la mort de l'animal survient en deux ou trois minutes. Quand le chien est enragé, il suffit d'imbiber une éponge avec la dissolution, cette éponge ayant été préalablement fixée au bout d'un bâton, et de présenter celui-ci à l'animal qui de lui-même se précipite dessus; sinon d'essayer de lui en imbiber la muqueuse buccale ou de lui en introduire dans l'œil.

Une manière également rapide est de charger un fusil de chasse avec du plomb n° 4 et de tirer à un mètre de distance en visant l'animal en arrière et à hauteur du coude, c'est-à-dire à la partie moyenne de la cage thoracique; la mort est foudroyante.

Nous déconseillons l'usage du revolver, qu'il faut être très habile à manier pour réussir à donner la mort, dès le premier coup, même à une petite distance.

CHAPITRE XXIV

Antiseptiques.

Pour faciliter le choix des antiseptiques, nous les classons dans un chapitre spécial, et les divisons en deux catégories : ceux qui sont généralement affectés à l'usage interne et ceux qui s'emploient de préférence pour l'usage externe, bien que dans ces deux classifications certains antiseptiques puissent recevoir les deux affectations.

Usage interne.

Acide borique, acide salicylique, benzo-naphtol, benzoate de soude, créosote, gaïacol, iode, iodure de potassium, monosulfure de calcium (sulphydral), naphtol, salicylate de bismuth, salicylate de soude, salol, tannoforme.

Usage externe.

Acide phénique, créoline, crésyl, chrysoforme, dermatol, hyposulfite de soude, icthyol, laurénol, lysol. permanganate de potasse, phénol, sublimé, sulfate de cuivre, sulfate de fer, sulfate de zinc, etc., etc.

CHAPITRE XXV

Injections hypodermiques.

En principe, tous les alcaloïdes peuvent être employés en injections sous-cutanées; nous ne nous occuperons que de celles dont l'usage est le plus répandu.

Aconitine.

Antidote. — Ammoniaque.

Peu soluble dans l'eau. Ses sels sont très solubles.

Pour obtenir une bonne solution aqueuse avec l'aconitine elle-même, il faut ajouter à l'eau quelques gouttes d'acide *azotique* ou d'acide *sulfurique*.

Effets variables, recommandant l'emploi de très faibles doses pour commencer.

Dose de l'injection. — 2 millièmes de milligramme à 1 milligramme.

Atropine.

Antidotes. — Ésérine et pilocarpine.

Peu soluble dans l'eau. Ses sels sont très solubles. Le plus usité est le sulfate d'atropine.

Dose de l'injection. — Solution au 1/100ᵉ, 1 centimètre cube.

Caféine.

Très soluble dans l'eau chaude, peu soluble dans l'eau froide.

Formule de l'injection :

    Benzoate de soude.................... 2 grammes,
    Caféine.............................. 2   —
    Eau distillée........................ 6   —

Cocaïne.

Ses sels sont très solubles dans l'eau ; le chlorhydrate est le plus employé.

Injection. — Dosée au 1/50°, 1 centimètre cube par injection.

Ésérine.

ANTIDOTE. — Atropine.
Injection de 1 à 5 milligrammes.

Morphine.

Surtout employée à l'état de chlorhydrate.
Injection. — Titrée au 1/20° ; dose de 1 à 5 centigrammes.

Pilocarpine.

ANTIDOTE. — Atropine.
On emploie ordinairement l'azotate ; quelquefois le chlorhydrate.
Injection. — Titrée au 1/20°, dose 1 à 5 centigrammes.
Nous conseillons de n'employer pour commencer que

1 ou 2 centigrammes, quitte à faire une nouvelle injection après une heure ou deux.

Strychnine.

ANTIDOTES. — Chloral et chloroforme.

La strychnine est très peu soluble dans l'eau et dans l'alcool; ses sels sont le chlorhydrate, l'azotate, le sulfate et l'arséniate. Ces deux derniers sont les plus employés.

Injection de 1 à 3 milligrammes.

Vératrine.

Elle est insoluble dans l'eau; ses sels le sont et notamment le sulfate.

Injection. — Solution alcoolique au 1/20ᵉ, 0,01 centigramme.

L'injection est douloureuse.

CHAPITRE XXVI

Sérums artificiels.

De nombreux résultats heureux ayant été obtenus au moyen des sérums artificiels, un chapitre spécial doit leur être réservé dans cet ouvrage pour en faciliter la vulgarisation et mettre notre œuvre à la hauteur des connaissances médicales du jour.

Les sérums sont de deux sortes : concentrés (de Trunecek) ou sérums dilués (sérum physiologique, de Hayem) : ces derniers sont les plus employés.

Ils sont indiqués :

1° Lors de maladies infectieuses graves dans lesquelles la thérapeutique ordinaire est impuissante.

2° États typhoïdes.

3° Paraplégies infectieuses.

4° Ictère grave.

5° Entérites (le sérum de Hayem est ici recommandé parce que le sulfate de sodium en injection intraveineuse a une action constipante).

6° Pleurésies.

7° Urémie.

8° Éclampsie.

9° Intoxications médicamenteuses.

10° Brûlures étendues.

11° Hémorragies graves et anémies qui leur sont consécutives.

19.

Contre-indications. — Elles sont contre-indiquées, dans les affections du myocarde et des reins.

Technique. — On procède de préférence par injection intraveineuse, bien que sa technique soit plus difficile, surtout chez les petits animaux.

L'injection se fait dans la veine jugulaire ; voici comment on procède.

Prendre un flacon fermé par un gros bouchon de caoutchouc percé de deux trous. L'un de ces trous est traversé par un tube ne plongeant pas dans le liquide et communiquant avec une poire ; l'autre donne passage à un tube, formant siphon, plongeant jusqu'à la partie inférieure du liquide et muni d'un tube de caoutchouc qui porte une canule s'adaptant au trocart.

Cet appareil rempli de liquide est stérilisé à l'eau bouillante.

Si on veut employer la méthode par *injection sous-cutanée*, il faut se servir d'un bock ordinaire placé à une certaine hauteur ($2^m,50$ à 3 mètres) muni d'un tube de caoutchouc suffisamment long.

Il faut avoir le soin de faire tiédir le liquide si l'on veut utiliser les voies veineuse ou péritonéale.

Quand on injecte sous la peau, on peut se dispenser de cette précaution.

Pour l'injection hypodermique, le lieu d'élection est le flanc ou l'encolure.

FORMULES :

1º *Sérum physiologique.*

Chlorure de sodium..................	8 grammes.
Eau pure...........................	1 litre.

2º *Sérum de Hayem.*

Chlorure de sodium..................	5 grammes.
Sulfate de sodium...................	10 —
Eau distillée........................	1 litre.

Au sérum physiologique et au sérum de Hayem, il est recommandé d'ajouter de la *caféine* (10 centigrammes par 100 centimètres cubes) et autant de benzoate de sodium. La caféine vient ajouter son action tonique.

Voici la formule du sérum caféiné :

```
Chlorure de sodium..................   7 grammes.
Caféine.............................   1 gramme.
Benzoate de sodium..................   1   —
Eau stérilisée......................   1 litre.
```

On peut utiliser dans le traitement de la pneumonie du chien, le sérum de Desoubry à la spartéine.

Sérum à la spartéine.

```
Chlorure de sodium........ ...... .   7 grammes.
Sulfate de spartéine................  25 milligr.
Sulfate de strychnine...............   1 centigr.
Eau stérilisée......................   1 litre.
```

Comme excitant de la nutrition, injecter sous la peau le sérum de Truneck.

```
Sulfate de sodium...................  44 centigr.
Chlorure de sodium..................  4gr,92
Phosphate de sodium.................  15 centigr.
Carbonate de sodium.................  21   —
Sulfate de potassium................  40   —
Eau distillée et stérilisée.........  Q. S.
                          Pour 100 cent. cubes.
```

Les divers sérums dont nous avons donné la formule, s'injectent, chez le chien, à la dose de 100 à 500 centimètres cubes, suivant la taille.

Sérum anti-venimeux. — Il est fourni par l'Institut Pasteur et s'emploie chez le chien en injection sous-cutanée ou, dans les cas urgents, dans la saphène, à la dose de 10 centimètres cubes, quand la morsure est récente et 20 centimètres cubes lors d'intervention tardive.

CHAPITRE XXVII

Anesthésie.

L anesthésie est assez fréquemment mise en usage dans le traitement d'un certain nombre de maladies, de l'espèce canine, appartenant au domaine chirurgical, et parfois même, sans que l'opération soit très douloureuse ou de grande importance, mais parce qu'on a affaire à un petit animal douillet, hyperesthésique, ou à un sujet fort et méchant.

L'anesthésie peut être générale ou locale; dans le premier cas, elle s'applique à une opération sérieuse, longue et délicate, au cours de laquelle une immobilité complète est nécessaire; la seconde est limitée à une surface restreinte, à une intervention chirurgicale de beaucoup moins d'importance et pour laquelle il suffit d'atténuer la douleur.

Anesthésie générale. — Elle s'obtient par des inhalations d'*éther*, de *chloroforme*, de chloral; ou par une association de *chloral et chloroforme*, *chloral et morphine*, de *bromure d'éthyle et chloroforme*, de *spartéine-morphine et chloroforme*, d'*atropine, morphine et chloroforme*, etc.

Citons l'analgésie cocaïnique par voie rachidienne qui est dangereuse et constitue plutôt un procédé de laboratoire.

Nous insisterons surtout sur le procédé par inhalations de chloroforme, d'éther, ou du mélange de ces deux anesthésiques, car il est de beaucoup le moins dangereux tout en produisant l'effet désiré, bien qu'avec un peu plus de lenteur peut-être que certains autres.

Pour obtenir l'anesthésie, il faut placer, à 4 ou 5 centimètres des cavités nasales, une éponge imbibée de chloroforme ou d'éther très purs, et ne pas rapprocher davantage cette éponge du nez, de façon à permettre à l'air extérieur de pénétrer dans les voies respiratoires en même temps que les vapeurs anesthésiques et dans des proportions suffisantes. L'anesthésique doit être versé goutte à goutte, cependant, si l'animal semble vouloir rester trop longtemps dans la période d'excitation, comme cela est assez fréquent avec l'éther, on augmente rapidement la dose.

On est assuré que l'anesthésie est suffisante, lorsqu'il y a suppression du réflexe oculo-palpébral, c'est-à-dire insensibilité de la cornée au contact du doigt. Il faut ensuite maintenir l'anesthésie par un rapprochement de l'éponge, effectué à de courts intervalles et surtout si on s'aperçoit que la sensibilité renaît. Durant le sommeil, il ne faut gêner en rien les phénomènes respiratoires et surtout l'expiration.

Divers appareils ont été imaginés pour la commodité des inhalations. L'un d'eux, représenté dans la figure ci-contre (fig. 80), est composé d'une boîte, formant une cage métallique fermée à ses deux extrémités par un grillage et adaptée à une muselière : c'est dans cette boîte que l'on introduit l'éponge imbibée de chloroforme ou d'éther.

Lorsque des syncopes se produisent, soit du côté de l'appareil respiratoire, soit du côté du cœur, il faut avoir immédiatement recours à la respiration artificielle et aux tractions rythmées de la langue et, s'il y a obstruction des voies respiratoires, pratiquer la trachéotomie.

Pour obtenir l'anesthésie chez le chien, au moyen du chloroforme, il faut environ de 10 à 20 grammes de ce liquide; avec l'éther, de 10 à 50 grammes; le temps nécessaire à obtenir le sommeil varie avec la pureté de

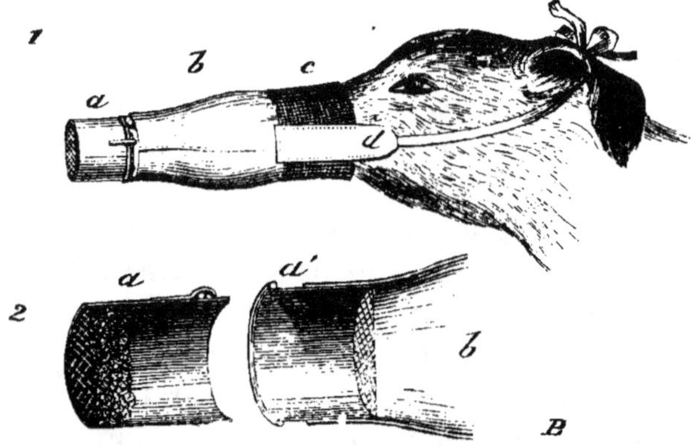

Fig. 80. — Muselière pour l'anesthésie du chien. — 1, la muselière est appliquée à l'animal; 2, son extrémité est vue en coupe.

a, boîte destinée à recevoir l'éponge imbibée du chloroforme; *b*, corps de la muselière; *d*, prolongement portant le lien qui sert à la fixer. Le détail de cette partie, figuré à part, montre que cette boîte se compose de deux pièces : l'une (*a'*) qui fait corps avec la muselière, l'autre (*a*) mobile et qui peut être enlevée à volonté; *c*, partie en cuir.

ces produits et le tempérament du chien; il peut être de 5 à 10 et parfois davantage.

Moyens mixtes. — Ils ont pour but d'éviter une imprégnation trop complète de l'organisme par l'agent principal et de rendre l'anesthésie plus rapide et plus régulière. Ce but s'atteint en associant deux anesthésiques ou un anesthésique et un hypnotique.

1° *Éther et chloroforme.*

<pre>
Éther.......................... 2 grammes.
Chloroforme................... 1   —   (Guinard).
</pre>

2° *Atropine-morphine et chloroforme* ; méthode de Claude Bernard à laquelle l'atropine a été associée dans le but d'éviter les syncopes.

Injecter, un quart d'heure avant l'opération, 1/4 de centimètre cube par kilogramme d'une solution de :

<pre>
Chlorhydrate de morphine.......... 2 grammes.
Sulfate d'atropine................. 2 décigr.
Eau distillée...................... 100 grammes.
</pre>

D'après Kauffmann, il faudrait injecter 2 centimètres cubes de la solution ci-dessus et l'inhalation de quelques grammes de chloroforme suffirait pour obtenir une anesthésie complète et durable.

3° *Morphine-chloroforme* ou *morphine-éther.*

L'anesthésie par le chloroforme ou l'éther est précédée d'une injection sous-cutanée de *morphine*, à raison de 5 milligrammes par kilogramme d'animal.

Anesthésie locale. — Elle s'obtient au moyen de la glace, des mélanges réfrigérants, appliqués sur la région ou par le froid que produit l'évaporation de divers liquides volatils tels que : éther, chloroforme, chlorure et bromure d'éthyle, acide carbonique liquide et solide, réduits à l'état de poussières fines, au moyen de pulvérisateurs.

Ces pulvérisations ne déterminent qu'une analgésie superficielle, qui peut dans certains cas être inapplicable ou insuffisante ; il faut, en ce cas, avoir recours à des injections de *cocaïne* autour de la partie à anesthésier.

Ne pas dépasser 5 centigrammes pour la totalité des injections effectuées d'une seule séance.

Voici la formule du *sel anesthésique de Schleich* :

Chlorhydrate de cocaïne,......... 10 à 20 centigr.
    —   de morphine........   25 milligr.
Chlorure de sodium..............   20 centigr.
Phénol à 5 p. 100................ II à X gouttes.
Eau distillée...................   100 grammes.

L'aiguille de la seringue, enfoncée tout autour de la partie, doit être dirigée dans des sens divers pour que le liquide soit bien disséminé.

L'insensibilisation dure de quinze à vingt minutes (1).

La formule la plus employée, d'après Cagny (2), est la suivante :

Chlorhydrate de cocaïne............. 10 centigr.
Sublimé corrosif....................   2 milligr.
Eau distillée....................... 10 grammes.

3 à 5 centimètres cubes de cette solution suffisent largement pour le chien.

Eucaïne. — Employée sous forme de chlorhydrate en solutions à 2 p. 100 en injections hypodermiques (analgésique).

Holocaïne. — Anesthésie très rapidement l'œil sans déterminer de dilatation pupillaire. Employer la solution de chlorhydrate à 1 p. 100 à raison de 4 ou 5 gouttes d'abord, puis 3 ou 4, une minute avant l'opération.

Gaïacol. — Son action anesthésique est lente, mais durable ; on l'emploie pour les brûlures, soit en badigeonnages, soit en injections sous-cutanées.

Dans ce dernier cas, on se sert de la solution d'André :

Gaïacol,............................. 1 gramme.
Huile neutre stérilisée....... ..... 20 cent. cubes.

L'effet anesthésique s'observe, chez le chien, dix minutes après l'injection.

(1) Mollereau, Porcher, Nicolas, *Vade mecum*. Paris, Asselin et Houzeau.
(2 *Dictionnaire vétérinaire* de Cagny et Gobert. Paris, 1902, t. I, art. Anesthésie.

CHAPITRE XXVIII

Posologie spéciale du chien dans la médication interne.

Acétanilide	0,25 à 1 gr.		Glycéro-phosphate de chaux en sirop	10 à 12 gr.
Acétate d'ammoniaque.	5 à 15 —		Grenadier (écorce) en poudre	30 à 50 gr.
Acide arsénieux (arsenic)	0,01 à 0,05		Huile de foie de morue	50 à 100 gr. par jour.
— chlorhydrique...	0,50 à 1 gr.		Huile de ricin	15 à 50 gr.
— lactique	2 à 5 —		Iode	0,10 à 0.25
— salicylique	1 à 2 —		Iodoforme	0,10 à 0.25
Aconit (teinture)	1 à 2 —		Iodure de potassium.	0,50 à 1 gr.
Alcool (eau-de-vie)	20 à 50 —		Ipécacuanha	0,05 à 0,30
Aloès (teinture)	15 à 25 —		Kamala (poudre)	2 à 15 gr.
Ammoniaque	V à X gout.		Kermès	1 à 3 —
Antipyrine	1 à 3 gr.		Kousso (poudre)	10 à 15 —
Arécoline	2 à 6 mill.		Magnésie	0,50 à 3 —
Sous-nitrate de bismuth	4 à 6 gr.		Naphtol	0.10 par kilo de poids de l'animal.
Azotate de potasse (sel de nitre)	0,50 à 2 —		Nerprun (sirop)	30 à 100 gr.
Benzoate de soude suivant la taille	0,05 à 0,50		Phosphate de chaux.	1 à 4 —
Par 24 heures	0,25 à 2,50		Podophyllin	0,05 à 0.15
Bicarbonate de soude	1 à 5 gr.		Quassia (teinture)	10 à 20 gr.
Bromure de potassium.	1 à 6 —		Quinquina (teinture).	10 à 20 —
Cacodylate de soude	0,02 à 0,10		Quinine (sulfate)	0,05 à 2 —
Camphre	0,05 à 2 gr.		Ratanhia (extrait)	2 à 4 —
Carbonate de chaux	0,50 à 1 —		Rhubarbe (teinture).	5 à 25 —
Carbonate de fer	0,50 à 1 —		Salicylate de soude.	0,50 à 2 —
Chlorate de potasse	0,50 à 2 —		Salicylate de bismuth	2 à 10 —
Chloroforme	1 à 4 —		Salol	0,25 à 1 —
Citrate de magnésie	30 à 60 —		Santonine	0,10 à 0,20
Colchique. { Poudre	0,05 à 0,30		Scille (poudre)	0 05 à 0,40
{ Teinture	X à XXX gout.		Séné (feuilles)	5 à 15 gr.
Créosote	0,20 à 1 gr.		Soufre	10 à 30 —
Croton (huile)	1 à IV gout.		Sulfate de magnésie.	10 à 25 gr.
Jamais plus de	VI —		Sulfate de soude	30 à 100 —
Digitale (teinture)	V à X —		Sulfonal	1 à 2 —
Emétique	0,10 à 0,30		Tannin (poudre)	1 à 5 —
Essence de térébenthine	2 à 5 gr.		Tannoforme	1 à 5 —
Éther	1 à 5 —		Terpine	2 gr. dans un sirop.
Extrait éthéré de fougère mâle	0,50 à 5 gr. suivant la taille.		Valériane (teinture)	X à XXX gout.
Gaïacol	0,50 à 2 gr.			

CHAPITRE XXIX

Thérapeutique dosimétrique.

La thérapeutique dosimétrique, contrairement à celle qu'institue l'allopathie, n'a pas, à proprement parler, de doses absolument déterminées, étant donné que le titre de chaque granule est excessivement faible et que l'activité d'action de chacun d'eux, s'enchaîne, en tant que fréquence et quantités à administrer, avec chaque cas particulier, avec l'intensité des phénomènes morbides et ce qu'on appelle la main du médecin.

Nous laissons donc au médecin traitant, le soin de régler lui-même l'administration alcaloïdique en prenant pour base les renseignements qui lui seront fournis par l'étude thérapeutique suivante.

Aconitine.

GRANULÉ AU 1 2 MILLIGRAMME.

Principe actif de l'*aconit napel*.

Substance blanche, grenue, âcre, très amère, très soluble dans l'alcool et le chloroforme ; peu soluble dans l'eau et l'éther, formant avec les acides des sels solubles dans l'eau.

Le granule constitué par l'aconitine amorphe, incorporée au sucre de lait, est assez soluble dans l'eau et facilement absorbable.

Effets physiologiques. — Sédatif puissant des centres vaso-moteurs, l'aconitine produit d'abord une accélération du pouls, qui devient ensuite plus rare et plus faible, et une diminution de la tension artérielle, par suite des ralentissements des mouvements du cœur et de la dilatation des vaisseaux périphériques.

A dose faible, cet alcaloïde produit du ptyalisme, de la diaphorèse et de la diurèse ainsi qu'une augmentation de la sécrétion des larmes et du mucus nasal; il diminue en même temps la fréquence des mouvements respiratoires, qui acquièrent plus d'amplitude, si la dose est plus forte, on constate une légère modification du rythme respiratoire, consistant en une pause plus ou moins longue, se faisant toujours en expiration, pause précédée et suivie de deux ou trois respirations régulières. L'aconitine abaisse la température rectale et augmente la température cutanée. Son élimination a lieu principalement par les reins.

Indications thérapeutiques. — C'est un antipyrétique puissant, employé surtout dans les affections du système respiratoire : la gourme, la courbature générale avec fièvre, la congestion de la moelle épinière et, en général, dans toutes les maladies fébriles. Dans ces derniers cas, elle est presque toujours associée à la digitaline, qui agit spécialement sur le pouls et les mouvements du cœur ; à la vératrine lorsque l'élément rhumatismal vient compliquer une affection aiguë, comme la pneumonie infectieuse, par exemple ; enfin à la strychnine, qui agit sur le système nerveux souvent déprimé, et augmente singulièrement la puissance d'action des médicaments auxquels elle est adjointe.

Posologie. — La dosimétrie n'admet pas de dose minima et maxima; cependant, dans certaines maladies chroniques, le traitement devant être prolongé, on doit fixer approximàtivement la dose journalière.

Lorsque la température dépasse 41° nous donnons 2 granules, toutes les demi-heures et parfois tous les quarts d'heure. Entre 40 et 41°, toutes les heures. Nous cessons l'administration au-dessous de 39°, soit en moyenne 20 à 25 granules par jour.

Acide tannique.

GRANULÉ A 1 CENTIGRAMME.

Extrait de la noix de Galle par Pelouze ; c'est une substance solide, d'un blanc jaunâtre, en écailles ou en masses boursouflées, d'une saveur forte, astringente, très soluble dans l'eau et dans l'alcool et assez dans la glycérine ; sa solution précipite les sels métalliques et les alcaloïdes.

Effets physiologiques. — Il produit sur la langue une certaine sécheresse, mais il ne précipite pas la pepsine et les peptones de l'estomac, grâce à l'action de l'acide chlorhydrique ; il ne détermine donc pas de troubles digestifs. C'est un puissant astringent, s'éliminant par les urines sous forme d'acide gallique et aussi avec les fèces quand on le donne à haute dose (tannates et gallates d'albumine).

Indications thérapeutiques. — Il est surtout employé, en vétérinaire, dans le relàchement, l'atonie de la muqueuse gastro-intestinale et l'hypersécrétion de toutes les muqueuses. On l'administre dans la diarrhée, la dysenterie, la balanite et l'urétrite ; sur les plaies à titre d'absorbant et d'antiputride.

Posologie. — De 5 à 20 granules suivant la taille du chien.

L'acide tannique ne doit pas être administré avec les

sels de fer, d'antimoine, les acides minéraux, les alcalis, avec lesquels il est incompatible.

Arséniate d'antimoine.

GRANULÉ AU MILLIGRAMME.

Ce composé, combinaison bien définie de l'arsenic et de l'antimoine, est un précipité blanc, assez soluble dans l'eau. Il est mieux toléré dans l'estomac que les autres sels d'arsenic et se combine très bien avec l'alimentation. C'est un excellent modificateur du sang auquel il rend son activité pour l'oxygène, et par suite, sa rutilance, d'où son emploi dans les dyscrasies, les anémies, etc. Ses propriétés les plus importantes, sont d'activer les fonctions de la peau, et surtout d'être un expectorant de premier ordre, d'autant plus précieux, que, contrairement aux autres préparations antimoniales qui sont contro-stimulantes, il est, lui, reconstituant et antidyscrasique, comme les arsenicaux en général.

Indications thérapeutiques. — On l'emploie avec avantage contre le rhumatisme articulaire ou musculaire, et comme puissant modificateur des muqueuses, dans la bronchite, la bronchite chronique ou catarrhe bronchique, surtout quand ces affections sont accompagnées de faiblesse musculaire, de maigreur, de consomption, comme dans la maladie des chiens, par exemple ; dans ce dernier cas, il peut remplacer le sulfure de calcium ou, mieux, lui être associé, ainsi qu'à l'iodoforme.

Posologie. — 4 à 8 granules par jour.

Dans les cas d'intolérance, suspendre momentanément l'usage du médicament.

Arséniate de fer.

GRANULÉ AU MILLIGRAMME.

Sel obtenu par la double décomposition d'un arséniate alcalin et du protosulfate de fer; blanc mais se colorant rapidement à l'air, en devenant vert sale; soluble dans l'eau.

Effets physiologiques. — Cette substance, qui a l'avantage sur presque toutes les autres substances ferrugineuses, d'être soluble, produit une excitation légère de la muqueuse intestinale et gastrique, se traduisant par une augmentation de l'appétit.

Indications thérapeutiques. — Jouissant de la double propriété de l'arsenic et des ferrugineux, c'est le reconstituant par excellence du sang et, par conséquent, de la fibre musculaire. On l'associe dans différents cas à la strychnine et à la quassine, pour stimuler la vitalité des fonctions digestives.

Posologie. — De 1 à 5 granules chez les petits chiens et de 5 à 10 chez les gros.

Arséniate de soude.

GRANULÉ AU MILLIGRAMME.

Produit de la combinaison de l'acide arsénieux avec l'azotate de soude et formant la base de la liqueur de Pearson.

Arséniate de soude	5 centigr.
Eau distillée	32 grammes.

Ce sel cristallise en hexaèdres irréguliers, brillants, très hygrométriques et très solubles dans l'eau.

Effets physiologiques. — Ce sont les effets de l'acide arsénieux et de ses composés, que nous allons rappeler brièvement afin de pouvoir y renvoyer lorsqu'il s'agira de substances dont les propriétés participent de celles des arsenicaux en général, ce qui évitera des répétitions.

Antiputrides, arrêtant la pullulation des parasites et des germes figurés, ils diminuent l'exhalation de l'acide carbonique, abaissent la température en modérant les combustions organiques, ralentissent le pouls, tout en fortifiant les mouvements du cœur, facilitent la respiration, tonifient l'organisme en général et augmentent l'embonpoint. Ils s'éliminent par les urines et la peau.

Indications thérapeutiques. — L'arséniate de soude est un médicament héroïque dans l'emphysème pulmonaire du cheval et du chien ; la bronchite, la pneumonie chroniques, l'anorexie, l'épuisement et les affections cutanées anciennes ou récentes.

Posologie. — De 1 à 3 granules et de 5 à 15 suivant la taille.

Atropine (sulfate d').

GRANULÉ AU MILLIGRAMME.

L'atropine, principe actif de la belladone, est un corps solide, en cristaux blancs et prismatiques, sans odeur, d'une saveur amère et nauséeuse, peu soluble dans l'alcool et l'éther ; elle forme avec les acides, des sels cristallisables et solubles dans l'eau, dont le plus employé en médecine est le sulfate.

Effets physiologiques. — Absorbée, l'atropine diminue ou tarit les sécrétions salivaire, gastrique et intestinale, en paralysant les extrémités intraglandulaires des nerfs sécréteurs.

A faible dose, elle produit d'abord une accélération des mouvements du cœur, lesquels deviennent moins énergiques en même temps que le pouls devient petit et faible. Sous son influence, les muqueuses se congestionnent, la respiration s'accélère, les mouvements péristaltiques gastro-intestinaux s'arrêtent, les sphincters se dilatent plus facilement. Des doses faibles produisent de l'excitation et une augmentation de la sensibilité générale ; des doses fortes produisent de l'agitation d'abord, puis de la somnolence ; chez les herbivores, on remarque des hallucinations ; les chevaux poussent au mur, comme atteints de vertige et paraissent au réveil frappés d'immobilité. A faible dose, la température rectale s'élève considérablement, tandis que les doses fortes produisent une élévation puis une diminution pouvant aller jusqu'à 3 degrés. L'atropine s'élimine par les reins.

Antidotes. — Suivant M. Kauffmann, ce sont : l'*éserine* et la *pilocarpine* dont les effets sont exactement inverses. Du reste, administrée dosimétriquement, l'atropine ne produit jamais d'empoisonnement, non plus que la sécheresse de la gorge et ce sentiment de constriction pénible particulier à la belladone.

Indications thérapeutiques. — Le sulfate d'atropine est très utile dans le traitement des nombreuses maladies des yeux, soit pour provoquer la dilatation de la pupille et faciliter l'examen de l'œil, soit pour calmer la douleur et diminuer les hypersécrétions. On l'emploie aussi dans les cas de spasme du col utérin ou de spasme vésical, etc., etc.

Posologie. — De 5 à 10 granules par jour. Diminuer un peu cette quantité quand l'atropine est donnée avec la morphine, l'hyosciamine, etc.

Brucine.

GRANULÉE AU 1/2 MILLIGRAMME.

La brucine, principe actif de la noix vomique comme la strychnine, est blanche, cristallisée en prismes ou lamelles, inodore, âcre et amère, très soluble dans l'eau ; elle peut former des sels solubles et cristallisables, comme le chlorhydrate par exemple.

Effets physiologiques.—Ce sont ceux de la strychnine (Voy. *Arséniate de strychnine*), mais beaucoup moins accusés (5, 10, 15, 20, 25 fois moins suivant les auteurs.

Indications thérapeutiques. — (Voy. les indications de l'*Arséniate de strychnine.*)

Posologie. — De 10 à 15 granules. Lorsqu'il s'agit de très petits et très jeunes animaux, des oiseaux, on peut faire dissoudre un granule dans l'eau et administrer la solution en plusieurs fois.

Caféine.

GRANULÉE AU MILLIGRAMME.

Principe actif du café et du thé, la caféine est en cristaux blancs, à aiguilles très fines, inodore, d'une saveur amère, peu soluble dans l'eau froide et l'alcool, très soluble dans l'eau chaude.

Effets physiologiques. — A doses modérées, elle augmente sensiblement l'activité cérébrale et la tension vasculaire ; à plus fortes doses, elle produit l'exagération de la sensibilité, qui peut aller jusqu'à la convulsion tétanique, surexcite l'activité vitale et augmente les sécrétions, etc. C'est un tonique général, un tonique spécial du cœur et un diurétique.

Indications thérapeutiques. — Le café et la caféine

sont indiqués dans toutes les maladies qui amènent la dépression des forces, un état comateux, un affaiblissement des fonctions cardiaques. Ils sont précieux dans l'anémie et l'hydroémie, les affections catarrhales des voies respiratoires, les indigestions, la pneumonie infectieuse, la maladie des chiens. Ce sont les antidotes des narcotiques et les alcooliques.

Posologie. — De 2 à 5 granules à la fois; 30 à 40 dans la journée.

Camphre monobromé.

GRANULÉ A 2 CENTIGRAMMES.

Obtenu par l'action réciproque du camphre et du brome, dans des tubes scellés à une température de 100 degrés, ce corps solide en cristaux transparents dégageant une odeur de camphre, presque insoluble dans l'eau, soluble dans l'alcool et l'éther, contient un tiers de brome.

Effets physiologiques. — Il modifie l'état des centres nerveux, surtout lorsque les réflexes produisent des manifestations morbides exagérées et possède, par ce fait, une action sédative très marquée caractérisée par un abaissement de la température, une diminution des battements du cœur, de l'hypnotisme, etc. Il exerce sur les organes génitaux, dont il est un sédatif puissant, une action élective ; à doses fortes, il provoquerait des accès convulsifs analogues à ceux produits par la strychnine.

Indications thérapeutiques. — Le camphre monobromé est indiqué dans toutes les affections des organes génito-urinaires d'origine fonctionnelle, organique ou médicamenteuse : satyriasis, nymphomanie, chaleurs persistantes, blennorragie, néphrite, cystite, urétrite.

Il est conseillé également dans la plupart des névroses :
chorée, épilepsie, tétanos, etc.

Posologie. — De 10 à 20 granules.

Dans les maladies aiguës on en donne 2 ou 3 à la fois
depuis une demi-heure jusqu'à toutes les deux heures
suivant le cas. Il est souvent associé aux défervescents :
vératrine, digitaline et dans les affections nerveuses,
au valérianate de zinc.

Digitaline.

GRANULÉE AU MILLIGRAMME.

Il ne sera question ici que de la digitaline amorphe,
la seule employée pour les préparations dosimétriques.
Ce glycoside, isolé par Homolle et Quevenne, est une
substance solide, blanchâtre, sans odeur, très amère,
insoluble dans l'eau, très soluble dans l'alcool 1/25 et
dans le chloroforme beaucoup plus encore. Les granules dosimétriques sont assez solubles dans l'eau froide
et surtout dans l'eau à 50° ou bouillante.

Effets physiologiques. — A doses faibles, ralentissement des battements du cœur, puis retour insensible
à l'état normal; à doses moyennes, ralentissement
d'abord, puis accélération et retour à l'état normal.

A fortes doses, ralentissement passager, puis accélération de longue durée et retour très lent à l'état physiologique. A doses très fortes, accélération immédiate,
intense, puis ralentissement arythmie et mort. La
digitaline augmente l'énergie du cœur en même temps
qu'elle modifie le nombre de ses battements. M. Kauffmann a constaté que, pendant son action, il y
a toujours augmentation de pression intracardiaque
systolique. C'est donc un puissant tonique du cœur,

produisant, en outre, de fréquentes modifications dans le rythme des battements consistant en intermittences assez régulièrement espacées, intermittences que nous avons assez fréquemment remarquées nous-mêmes, chez les animaux sains ou malades et qui n'offrent jamais de danger avec la médecine dosimétrique, car elles disparaissent presque immédiatement, lorsque l'administration des granules est suspendue ou même simplement diminuée ou plus espacée.

La digitaline augmente la tension artérielle et modifie le pouls comme le cœur; le pouls présente également des intermittences et de l'arythmie dans les mêmes circonstances. Les modifications importantes produites dans la circulation sont dues à l'action de cet alcaloïde sur le système modérateur cardiaque; l'augmentation artérielle, la tension, est due au rétrécissement des petits vaisseaux qui opposent un obstacle à l'écoulement du sang à la périphérie, la constriction vasculaire périphérique. La constriction vasculaire périphérique est due à l'excitation centrale et périphérique des vaso-moteurs (Kauffmann). A faible dose, la digitaline produit un abaissement marqué de la température. Elle n'est pas diurétique sur les animaux sains, mais dans certains cas, comme les hydropisies par exemple, elle provoque la diurèse en augmentant la pression sanguine.

Indications thérapeutiques. — Elle est indiquée quand il y a irrégularité fréquente et tumulte des contractions cardiaques ou palpitations désordonnées; toutes les fois que dans une affection cardiaque, l'artère est petite, molle, qu'il y a anurie, anémie et tendance à l'hydropisie; comme puissant antifébrile, elle fait partie des granules défervescents employés dans toutes les maladies caractérisées par une élévation de température, une accélération du pouls et de la respiration.

Elle est indiquée comme diurétique dans toutes les affections dépendant d'une affection cardiaque. *Elle est contre-indiquée*, quand la pulsation cardiaque est forte et vigoureuse, quand l'artère est dure et pleine, quand le pouls est fort, concentré et vibrant, quand il y a congestion des muqueuses et une accélération marquée de la respiration.

Posologie. — C'est l'état du cœur et du pouls qui règle la quantité de granules à employer, quantité qui, suivant le cas, peut être notablement augmentée ou diminuée. De 5 à 10 granules en 24 heures.

Émétine.

GRANULÉE AU MILLIGRAMME.

Principe actif de la racine du *Cephelis ipecacuanha*, cet alcali végétal se présente sous forme de poudre blanchâtre, sans odeur, d'une saveur amère et désagréable assez soluble dans l'eau froide, davantage dans l'eau bouillante et très soluble dans l'alcool; suivant certains auteurs, l'émétine est susceptible de se combiner avec des acides, mais des travaux effectués dans ces derniers temps paraissent démontrer qu'elle est incapable de former des sels bien définis.

Le granule dosimétrique est préparé avec de l'émétine pure.

Effets physiologiques. — A l'intérieur et à dose modérée, elle augmente la sécrétion de la salive ainsi que des mucus bronchiques et gastriques ; à dose moyenne, elle amène des vomissements, par suite d'une action stimulante locale sur les nerfs de l'estomac; c'est pourquoi cet alcaloïde ne possède ni la violence, ni les propriétés contro-stimulantes du tartre stibié et de l'apomorphine, dont l'action se porte sur les centres nerveux. Elle convient surtout aux jeunes sujets. A dose moyenne ou forte, l'émétine produit la diaphorèse, assez rapide et assez abondante ; elle provoque ou augmente la sécrétion biliaire.

En injections hypodermiques, elle amène le vomissement, par son action certaine sur l'estomac, mais plus tardivement que lorsqu'elle est administrée par la bouche.

Indications thérapeutiques. — Comme évacuant mécanique comme fluidifiant et comme modificateur des muqueuses, l'émétine est indiquée dans certaines inflammations catarrhales des voies respiratoires, concurremment avec le sulfure de calcium, l'iodoforme, l'arséniate d'antimoine. Elle est indiquée dans les cas d'empoisonnement ; il faut, cela se conçoit, l'administrer jusqu'à l'obtention du vomissement.

Posologie. — De 4 à 6 granules par jour.

Ergotine.

GRANULÉE AU CENTIGRAMME.

L'ergotine, l'un des principes actifs de l'ergot de seigle, est une substance amorphe, d'un rouge brun, soluble dans l'eau et d'une odeur rappelant celle de la calabre.

Effets physiologiques. — L'ergotine produit la sédation des centres circulatoires et une action très prononcée des centres nerveux ; son action a été très bien résumée par notre distingué confrère M. Lefèvre, que nous citons textuellement.

1° Elle provoque les contractions des membranes musculeuses de la matrice ;

2° Elle hâte le travail des parturitions laborieuses sans obstacles matériels;

3° Elle favorise le détachement du placenta chez les solipèdes et des cotylédons placentaires chez les ruminants dont l'engrènement avec ceux de l'utérus est si intime, ainsi que l'expulsion des débris qui suivent, tels que : caillots sanguins, lochies, etc. ;

4° Elle arrête par son action sur le système circulatoire et par son action constrictive sur les radicelles artérioso-veineuses les hémorragies redoutables après le part;

5° Elle hâte le travail d'évolution utérine, c'est-à-dire le retrait de l'utérus sur lui-même ;

6° Enfin elle provoque l'avortement prématuré et laborieux et celui qui est nécessaire dans certains cas particuliers.

M. Gsell conseille les injections hypodermiques d'ergotine dans les cas de non délivrance et dans la métrorragie; il a obtenu des succès avec l'injection d'ergotine dialysée associée à la strychnine.

Posologie. — De 15 à 20 granules par jour.

Ésérine (sulfate d').

GRANULÉ AU MILLIGRAMME.

L'ésérine ou physostigmine est l'alcaloïde de la fève de Calabar; elle se présente sous forme de cristaux en lamelles, très solubles dans l'alcool, l'éther et le chloroforme, peu solubles dans l'eau ordinaire, plus solubles dans l'eau acidulée. Cet alcaloïde forme avec les acides, des sels solubles dans l'eau, dont l'un des plus employés est le sulfate. Les solutions aqueuses s'altèrent assez rapidement et se colorent en rouge foncé.

Effets physiologiques. — Le sulfate d'ésérine produit un effet myotique très accusé, que l'on a essayé d'utiliser concurremment avec le sulfate d'atropine pour produire alternativement la contraction et la dilatation de la pupille et prévenir les adhérences (synéchies) de l'iris et du cristallin dans le cas de fluxion périodique. Il active les sécrétions salivaires, intestinales, cutanées et bronchiques, augmente la sensibilité et l'excitabilité et produit, quand la dose est forte, des tremblements musculaires et des convulsions cloniques. Sous son influence, les muscles de la vie organique, et principalement ceux de l'intestin, de la vessie et de la matrice, se contractent énergiquement, ainsi que le prouve, pour le gros intestin, l'expulsion fréquente des matières excrémentielles après son administration.

A doses faibles, l'ésérine influence peu la respiration et la circulation et diminue légèrement la tension artérielle ; à doses plus fortes, la respiration s'accélère d'abord, puis se ralentit et devient plus difficile et plus bruyante, le cœur se contracte plus énergiquement, en même temps que ses mouvements deviennent plus rares, et enfin la tension artérielle est augmentée par suite de la tension des petits vaisseaux due à l'excitation du centre vaso-moteur et de la forte contraction intestinale.

Indications thérapeutiques. — C'est un myotique. Il convient, d'après M. Kauffmann, dans toutes les inflammations du globe et surtout de la cornée.

1° Il est surtout utilisé comme excitant des contractions intestinales, dans les coliques produites par les pelotes stercorales, ou un embarras intestinal provenant d'une parésie de l'intestin ; dans le cas présent, on l'associe souvent à la pilocarpine (nitrate), à la morphine (chlorhydrate) et à la strychnine (sulfate ou arséniate).

2° Comme anémiant dans les coliques dues à la congestion intestinale produite surtout par l'ingestion d'eau trop froide.

3° Comme hypersécrétoire dans les constipations qui précèdent ou accompagnent les maladies aiguës.

4° Comme excitant de la matrice dans les cas de non délivrance.

Posologie. — 1 granule toutes les heures dans le cas de constipation opiniâtre ; ne pas dépasser 5 granules dans la journée (Voy. *Injections hypodermiques*).

Hyosciamine.

GRANULÉ AU 1/2 MILLIGRAMME.

C'est l'alcaloïde de la jusquiame (*Hyosciamus niger*), découvert par Geiger et Hesse, en 1838. Il est solide, incolore, sans odeur, s'il est sec, d'une odeur vireuse s'il est humide ; il cristallise en aiguilles transparentes, à éclats soyeux, groupés en étoile ; peu soluble dans l'eau, très soluble dans l'alcool et l'éther ; il neutralise les acides et forme des sels.

Effets physiologiques. — Narcotique et antispasmodique puissant, les effets de cet alcaloïde ont beaucoup d'analogie avec ceux de l'atropine (Voy. *Sulfate d'atropine*).

Il a sur la morphine l'avantage de ne pas plonger les malades dans l'assoupissement.

Indications thérapeutiques. — Coliques violentes, spasme intestinal, parturitions laborieuses, cystite, néphrites, dysurie, toux spasmodique, tétanos, épilepsie et en résumé dans toutes les circonstances où il y a douleur ou spasme.

Posologie. — De 10 à 15 granules dans les vingt-quatre heures,

L'état de la pupille, c'est-à-dire son degré de dilatation, sera un guide précieux.

Iodoforme.

GRANULÉ AU MILLIGRAMME

Découvert par Sérullas, en 1822, et obtenu en faisant agir l'iode sur une solution de potasse dans l'alcool, ce produit contient plus de 9/10 de son poids d'iode, lequel est mis en liberté dans l'estomac, lorsque l'iodoforme est administré par cette voie. Il est en cristaux hexagones, d'un jaune brillant, d'une odeur de safran, d'une saveur assez désagréable, à la fois âcre et douceâtre ; insoluble dans l'eau froide, soluble dans l'alcool, dans l'éther et surtout dans les huiles et les essences ; il se volatilise à l'air, sous l'influence de la chaleur, sans laisser de résidu ; la forme granulaire empêche cette volatilisation et permet une longue conservation du médicament.

Effets physiologiques. — Ingéré sous forme de granules, l'iodoforme est facilement supporté par l'estomac ; quelques heures après son administration par cette voie, on peut constater sa présence dans les urines.

C'est un stimulant diffusible et calmant en même temps ; c'est, à proprement parler, un anesthésique (Burggraeve).

L'absorption un peu prolongée de l'iodoforme rend le sang plus fluide et amène de l'amaigrissement.

A dose faible, c'est un sédatif cardiaque ; il produit une hypersécrétion de toutes les muqueuses, principalement de la muqueuse bronchique, qui est sa principale voie d'élimination ; il s'élimine du reste avec toutes les sécrétions.

Indications thérapeutiques. — Inflammations aiguës des voies respiratoires simples ou symptomatiques avec toux spasmodique et douloureuse. Dans l'inflammation lente et chronique des premières voies respiratoires, lorsque les sécrétions sont viciées, il les ramène à leur état physiologique par une action à la fois substitutive et antiseptique. Contre l'obésité (4 à 8 granules par jour), continués jusqu'à intolérance.

Enfin il est antiseptique et cicatrisant.

Posologie. — De 1 à 5 granules au centigramme dans la journée, ou de 1 à 25 au milligramme.

Morphine (chlorhydrate de).

GRANULÉ AU MILLIGRAMME.

Il est produit en traitant la morphine par l'acide chlorhydrique étendu d'eau et possède les propriétés de l'alcaloïde pur, sur lequel il a l'avantage d'une solubilité beaucoup plus grande (il se dissout, en effet, dans 20 parties d'eau froide); il est en prismes blancs, soyeux, inodores et d'une saveur très amère. Injecté dans le tissu sous-cutané, sa solution produit d'abord de la douleur, puis une diminution de la sensibilité. Si l'injection est faite sur le trajet d'un nerf sensitif, il se produit une sorte d'anesthésie locale.

Absorbé, il produit la stupeur et un engourdissement des facultés intellectuelles avec conservation de la sensibilité qui est seulement émoussée. Sous son influence, la respiration se ralentit et devient irrégulière.

La température de la peau augmente sensiblement et il se produit une diaphorèse souvent abondante. Les doses faibles ralentissent le pouls en le rendant plus fort; les doses fortes le ralentissent d'abord, puis l'accélèrent. Introduit par la voie buccale, il provoque la salivation, puis l'arrêt de la sécrétion salivaire ; il diminue sensiblement les mouvements péristaltiques de l'intestin, trouble la digestion et produit parfois le vomissement. Il s'élimine principalement par la sueur et les urines.

Indications thérapeutiques. — Ce médicament, sédatif, antispasmodique et antisécrétoire, a été recommandé dans la gourme et les affections respiratoires, contre la toux spasmodique, les douleurs musculaires ou articulaires, les maladies nerveuses convulsivantes, l'éclampsie, etc.

Il est *contre-indiqué* dans la congestion des centres nerveux, les fièvres intenses et la constipation.

Posologie. — De 20 à 30 granules par vingt-quatre heures.

Pilocarpine (nitrate de).

GRANULÉ AU 1/2 CENTIGRAMME.

La pilocarpine est extraite des feuilles de Jaborandi (*Pilocarpus pinnatus*) et a été découverte par le Dr Hardy, en 1875. Il se présente sous la forme de cristaux blancs, très solubles dans l'eau. Ses deux principaux acides sont le chlorhydrate et le nitrate dont les solutions peuvent se conserver longtemps sans altération.

Effets physiologiques. — Ce sont ceux de l'ésérine : hypersécrétion intestinale et glandulaire, contractions intestinales, stomacales et vésicales, élévation de la cmpérature jusqu'à 1°, 1°,5. Sous son influence, le pouls s'accélère d'abord et devient plus ample, pour se ralentir ensuite, s'affaiblir jusqu'à devenir filiforme et se relever ensuite graduellement.

Indications thérapeutiques. — Coliques, indigestions stomacales, comme l'ésérine ; mais l'ésérine est un puissant excitant des mouvements péristaltiques de l'intestin, tandis que la pilocarpine constitue plus particulièrement un agent hypersécrétoire, salivaire, intestinal, bronchique, etc. D'après M. Kauffmann, elle est indiquée dans la maladie des reins, de l'œil et de la peau, ainsi que dans la non-délivrance, pour faciliter l'expulsion des enveloppes fœtales.

Posologie. — De 1 à 4 granules dans la journée. Employée dans les instillations à 20 p. 100.

Quassine.

GRANULÉE AU MILLIGRAMME.

Principe actif du Quassia Amara, substance cristallisée de couleur brunâtre, d'une saveur très amère, mais moins persistante que celle de la strychnine, elle ne se combine pas aux acides pour former des sels.

Effets physiologiques. — C'est un puissant stimulant de l'estomac et un précieux tonique ; même à doses faibles, elle augmente l'appétit, excite les mouvements péristaltiques de l'estomac et de l'intestin, rétablit ou rend plus abondantes les sécrétions gastro-intestinales, excite la production de la bile et son écoulement dans le duodénum.

Indications thérapeutiques. — Inappétence, dyspepsie, gastrite, gastro-entérite, maladie des chiens, état adynamique avec anorexie, et d'une façon générale toutes les fois que l'organe est épuisé par des maladies débilitantes, ou des opérations spoliatrices, accompagnées d'inappétence persistante.

Posologie. — On l'associe le plus souvent aux toniques

ferrugineux; selon nous, la dose journalière peut être portée de 1 à 10 granules.

Quinine (arséniate de).

GRANULÉ AU MILLIGRAMME.

Obtenu par la combinaison de l'acide arsénieux et de la quinine, ce sel cristallise en prismes incolores, peu solubles dans l'eau et de saveur amère. Le granule d'arséniate de quinine se dissout assez facilement, quoique lentement dans l'eau froide; il est plus soluble dans l'eau bouillante ou simplement à 40° ou 50°. La solution reste légèrement opaline en raison des particules très ténues qui restent en suspension. Introduit dans la bouche, il disparaît rapidement sous l'influence de la salive.

Effets physiologiques. — Ses effets sont ceux de l'arsenic et de ses sels, auxquels s'ajoute la tonicité de la quinine. L'arséniate de quinine est donc tonique, reconstituant, plus puissant que le sulfate de quinine seul, et fébrifuge par excellence. A doses faibles, il accélère et augmente les mouvements du cœur ou plutôt, la pression artérielle ; à doses fortes, effets inverses.

Après absorption, il provoque d'abord une période d'excitation suivie, deux heures après, de sédation avec diurèse abondante. La température rectale s'abaisse, en général, notablement, surtout lorsqu'il y a hyperthermie morbide, la diapédèse est rendue très difficile en raison de son action sur les leucocytes, ce qui a pour conséquence d'arrêter les processus pyogéniques. La rate devient de plus petit volume; toutes les sécrétions sont rendues plus rares, sauf celle de l'urine.

Indications thérapeutiques. — Pneumonie chronique, infectieuse, maladie du jeune âge, anémie, affections chroniques intestinales, etc.

Posologie. — 20 à 30 granules par jour.

5 à 10 au plus si le traitement doit se prolonger.

Strychnine (arséniate de).

GRANULÉE AU 1/2 MILLIGRAMME.

La strychnine alcaloïde, extrait de la noix vomique, est incolore, inodore, très amère, très peu soluble dans l'eau, dans l'éther et les corps gras ; soluble dans l'alcool ordinaire et les essences ; elle s'offre en cristaux prismatiques, inaltérables à l'air et neutralise les acides, avec lesquels elle forme des sels cristallisables très solubles, très amers et très toxiques (sulfate, chlorhydrate, arséniate).

Effets physiologiques. — A faible dose : grande amertume dans la bouche, salivation, excitation de la muqueuse stomacale, augmentation de l'appétit, augmentation de la sensibilité générale et de l'impressionnabilité des sens, contraction de la pupille.

Des doses plus fortes rendent l'hyperesthésie plus intense et déterminent une vive excitabilité, de la frayeur, de l'agitation, des tremblements musculaires, de la raideur.

Si l'on augmente ces doses, ce sont des phénomènes tétaniques, raideur extrême des membres, flexions brusques et saccadées, encolure tendue, convulsions, dilatation de la pupille.

La strychnine est éliminée lentement par la salive et les urines ; il faut, en conséquence, que les doses administrées viennent se substituer à celles qui sont éliminées de façon à maintenir l'organisme d'une façon constante sous l'action du médicament sans danger d'empoisonnement.

Indications thérapeutiques. — On emploie avec succès l'arséniate de strychnine, dans les maladies des voies respiratoires, sporadiques ou infectieuses, la fièvre typhoïde, la gourme, dans les coliques d'indigestion, de congestion ou de météorisme ; dans tous les cas de paralysie ou de parésie, dans l'emphysème pulmonaire et toutes les affections aiguës et même chroniques des voies respiratoires et du tube digestif. Chez le chien nous la préférons en ces derniers cas à la brucine, dont nous limitons l'emploi aux cas qui réclament plutôt une stimulation de tout l'organisme, en général, et à ceux où la médication par les strychnés doit être de longue durée.

Posologie. — Très variable : en général, de 6 à 15 granules par vingt-quatre heures.

Sulfure de calcium.

GRANULÉ A **1** CENTIGRAMME.

Composé de chaux et de soufre sublimé, ce sel se présente en cristaux peu solubles dans l'eau, d'une saveur désagréable et présentant l'odeur de l'hydrogène sulfuré. Les granules dosimétriques sont très solubles dans l'eau et les liquides digestifs.

Propriétés physiologiques. — A petites doses il produit une légère excitation de l'estomac, à doses massives, il produit le vomissement et la diarrhée.

Après avoir pénétré dans le sang, il abandonne l'organisme par toutes les voies à l'état de gaz sulphydrique.

On sait le parti qu'a tiré le Dr Fontaine de son élimination par la voie broncho-pulmonaire, pour la destruction des germes diphtériques et pour les autres maladies infectieuses. C'est un excellent expectorant, un diaphorétique et un diurétique.

Indications thérapeutiques. — Médicament précieux dans la diphtérie, surtout fréquente chez les animaux de basse-cour, les affections aiguës ou chroniques des voies respiratoires, en facilitant et hâtant l'expectoration, en calmant la toux et en détruisant les germes morbides. Ses propriétés reconstituantes et antidyscrasiques en font un agent précieux dans la gourme du cheval et la maladie du jeune âge chez le chien.

Posologie. — De 15 à 20 granules par jour. Dans la maladie des chiens il est donné de 10 à 15 granules seulement, parce qu'on l'associe à l'iodoforme (6 granules au centigramme) et à la brucine ou à la strychnine (6 granules au milligramme).

Vératrine.

GRANULÉE AU 1/2 MILLIGRAMME.

Principe actif de l'Hellébore blanc (*Veratrum album*), cet alcaloïde se présente sous la forme d'une poudre blanche, incristallisable, d'une saveur âcre et amère, insoluble dans l'eau, soluble dans l'alcool et l'éther : elle forme avec les acides, en les neutralisant incomplètement, des sels incristallisables, très actifs et solubles dans l'eau, dont le plus employé est le sulfate. Les granules dosimétriques sont préparés avec la vératrine amorphe.

Effets physiologiques. — Appliquée sur la peau ou sur les muqueuses, la vératrine produit une assez forte irritation ; introduite dans la bouche, elle provoque la salivation et, sur la pituitaire, l'éternuement ; de petites doses, comme celles que l'on peut administrer au

moyen des granules dosimétriques, produisent simplement une hypérémie de la muqueuse gastrique ou
intestinale, dont elles augmentent les contractions en
stimulant l'appétit et en favorisant la digestion ; des
doses plus fortes accentuent ces phénomènes, amènent
des coliques, une salivation abondante, le vomissement,
la purgation, etc. Sous l'influence de la vératrine, la respiration devient irrégulière, le cœur bat avec moins
d'énergie, le pouls devient faible, intermittent ; la tension artérielle, d'abord plus élevée, s'abaisse ensuite
notablement.

La vératrine produit un abaissement de la température
rectale et détermine la pâleur des muqueuses en vertu
d'une action constrictive sur les vaisseaux ; cette propriété, qui devrait amener une élévation de la tension
artérielle, ne produit pas ce résultat, en raison de l'affaiblissement concomitant des contractions cardiaques,
et c'est l'effet inverse qui se manifeste. A doses modérées, cet alcaloïde a une action élective très prononcée
sur les fonctions cutanées en calmant l'irritabilité des
nerfs périphériques de la peau (Burggrave). Il a en outre
une action calmante très nette sur le système nerveux
sensitif.

Indications thérapeutiques. — La vératrine est un
excellent antifébrile que l'on associe fréquemment aux
défervescents, dans la pneumonie, la pleuro-pneumonie,
la bronchite, la gourme, la fièvre typhoïde, le rhumatisme, la maladie du jeune âge, etc., etc. Elle est indiquée dans l'atonie intestinale avec constipation, les
pelotes stercorales, dans les démangeaisons, le prurit, etc.

En vertu de son effet analgésiant elle convient dans
les boiteries rhumatismales.

Posologie. — De 1 à 5 granules par jour.

CHAPITRE XXX

Associations alcaloïdiques.

Dans le but de faciliter au vétérinaire et au lecteur de notre ouvrage, l'application ou l'expérimentation de la thérapeutique alcaloïdothérapique dosimétrique, nous donnons, dans ce chapitre spécial, la formule des associations, constituant le traitement à opposer, en vue de l'obtention d'un résultat déterminé, qui peuvent être appropriées à des cas de pathologie canine.

1° *Contre la fièvre* (triade dosimétrique).

Aconitine, digitaline, strychnine.

2° *Fébrifuge antipériodique.*

Sulfate de quinine, arséniate de strychnine, caféine.

3° *Antistrumeux reconstituants* (dans maladie du jeune âge, le rachitisme).

Iodoforme, phosphate de fer, quassine.

4° *Antituberculeuse.*

Arséniate de strychnine, hélénine, sulphydral, tannin.

5° *Contre l'état nerveux.*

Bromhydrate de cicutine, hyoscyamine, camphre monobromé.

6° Contre les spasmes douloureux.

Bromhydrate de cicutine, chlorhydrate de morphine, valérianate de quinine.

7° Contre la toux nerveuse.

Codéine, sel de Grégory, camphre monobromé.

8° Stimulantes digestives.

Quassine, arséniate de fer, arséniate de strychnine, papaïne.

9° Contre les affections du cœur.

Arséniate de strychnine, digitaline, arséniate de fer.

10° Contre le catarrhe des bronches.

Iodoforme, codéine, émétine, sulphydral.

11° Contre l'emphysème pulmonaire.

Arséniate de strychnine, hyoscyamine, lobéline.

12° Diurétiques et antispasmodiques.

Scillitine, hyoscyamine, digitaline, bromhydrate de cicutine.

13° Antiherpétiques.

Sulphydral, arséniate de soude, vératrine.

14° Contre la diarrhée.

Cotoïne, sel de Grégory, salicylate de bismuth.

15° Contre la constipation.

Podophyllin, pilocarpine, strychnine.

CHAPITRE XXXI

Urologie.

L'urine du chien est d'une couleur qui, à l'état normal, varie du jaune au jaune rouge; elle est limpide, d'une odeur rappelant le bouillon de viande; sa réaction habituelle est acide.

Un chien de 25 kilos, émet en vingt-quatre heures de 500 à 1500 centimètres cubes d'urine; mais ce volume varie avec la quantité de liquide absorbé.

La sécrétion urinaire diminue dans la période aiguë des maladies fébriles, et sous l'influence de l'administration des sels de fer. Elle augmente vers le déclin de fièvre et sous l'action de certains médicaments comme l'alcool, la digitale, le nitrate de potasse, la caféine, la térébenthine, etc.

Aspect. — Consistance. — Chez le chien, comme chez l'homme, il se forme au bout de quelques heures, un dépôt floconneux constitué par des cellules épithéliales desquamées.

Le refroidissement après l'émission d'urines chargées en urates, détermine la précipitation de ces sels, peu solubles à froid ; le trouble ainsi produit, disparaît par le chauffage (1).

Les expressions de *trouble, épaisse, chargée,* souvent

(1) Renseignements empruntés au *Vade-mecum* de Mollereau, Porcher et Nicolas (Paris, Asselin et Houzeau).

employées pour caractériser une urine, par des vétérinaires dans l'esprit desquels l'urine en question est
pathologique, n'ont aucune signification : il ne s'agit là
que de caractères très normaux.

COULEUR. — Elle est jaune ambré avec une fluores.
cence verdâtre assez marquée.

Une teinte *jaune foncé*, devenant verte à l'air,
indique la présence de la bile.

Une teinte *rose ou rouge* plus ou moins foncée traduit l'existence du sang ou de l'hémoglobine.

Une teinte *rouge acajou*, celle de l'urobiline.

L'urine *blanchâtre, laiteuse* renferme des matières
grasses.

Sous l'influence du *goudron*, du phénol, du salol,
l'urine prend à l'air une teinte variant du vert foncé au
vert noir.

ODEUR. — L'odeur de l'urine du chien, est, comme
nous l'avons dit, celle du bouillon de viande.

L'odeur *ammoniacale* prouve que ce liquide a subi
une fermentation anormale dans la vessie.

L'odeur *de violette* est déterminée par la térében-
benthine.

DENSITÉ. — 1015 à 1030.

RÉACTION ACIDE. — Une réaction *alcaline* de l'urine
du chien, qui n'est pas soumis à un régime exclusivement végétal, indique une *affection de la vessie*, accompagnée de la fermentation ammoniacale.

COMPOSITION. — L'urine normale des carnivores contient : de l'urée, de l'acide urique et des urates, de la
créatinine, des traces d'acide hippurique, de petites
quantités de monophénols, d'indican, principes colo-
rants et des chlorures, sulfates, phosphates alcalins et
alcalino-terreux.

NOTA. — Nous renverrons le lecteur aux ouvrages

techniques, pour la recherche de tous ces principes urinaires et ne ferons que décrire la façon de reconnaître l'albumine, et le glucose qualitativement.

Recherche de l'albumine.

Coagulation par la chaleur et l'acide acétique. — Remplir un tube à essai aux deux tiers d'urine filtrée et parfaitement limpide et chauffer la moitié supérieure du liquide, jusqu'à ébullition ; puis, sans s'occuper du précipité qui a pu se former sous l'action de la chaleur, verser de l'*acide acétique* pur ou dilué, goutte à goutte, en observant ce qui se passe lorsqu'une goutte d'acide traverse la portion chauffée du liquide.

Lorsque dans ces conditions, il se forme, dans la moitié supérieure de l'urine, un précipité ou un louche persistant en présence de l'acide acétique ou ne disparaissant que par l'addition d'un grand excès de cet acide, on peut affirmer que l'urine est albumineuse.

Si au contraire aucun précipité n'apparaît ou si le précipité formé par la chaleur se dissout dès l'addition des premières gouttes d'acide (précipité de carbonates ou de phosphates alcalino-terreux), on peut être sûr que l'urine ne renferme pas d'albumine.

Recherche du glucose.

Employer la liqueur de Fehling, préparée extemporanément par le mélange à volumes égaux des deux liqueurs suivantes.

Liqueur de Fehling bleue.

Sulfate de cuivre.................. 35 grammes.
Eau distillée pour faire........... 500 cent. cubes.

Liqueur de Fehling incolore.

    Potasse........................... 125 grammes.
    Sel de Seignette.................. 175   —
    Eau distillée pour faire.......... 500 cent. cubes.

Une solution pure de glucose réduit la liqueur de Fehling avec formation d'un précipité rouge d'oxyde cuivreux. L'urine sucrée, elle, ne donne pas toujours un précipité de cette nature, ce qui est attribuable à la présence de la créatinine qui provoque l'apparition de teintes de réduction intermédiaires variant du vert au jaune.

Technique. — Faire bouillir dans deux tubes séparés la liqueur de Fehling et l'urine préalablement filtrée ; les liquides bouillant, verser avec précaution l'urine sur la liqueur de façon que cette urine surnage ; faire couler l'urine doucement le long des parois du tube fortement incliné et laisser refroidir.

Si l'urine n'est pas sucrée, la partie inférieure de la liqueur de Fehling et la partie supérieure de l'urine restent limpides et conservent leurs colorations respectivement bleue et jaune plus ou moins foncée, la zone intermédiaire présentant, de bas en haut, les couleurs : bleu vert, vert foncé, vert brun, brune, dues au mélange en proportions variables des deux liqueurs : réactif, urine.

Lorsque l'urine est sucrée, la liqueur de Fehling est réduite ; la surface de séparation des deux liquides se trouble et prend successivement les colorations : vert sale, jaune verdâtre, jaunâtre, jaune orangé, d'autant plus rapidement que la proportion de sucre contenu dans l'urine est plus considérable. Quand il y a beaucoup de sucre, la réduction est instantanée et on voit immédiatement apparaître la teinte orangée ; quand i y a très peu de sucre au contraire, cette réduction est lente et caractérisée par une teinte qui paraît verte lorsque le liquide est vu par réflexion et rouge orangé si on examine la liqueur par transparence. En même temps que les phénomènes précédents se manifestent à la limite de séparation de l'urine et du réactif, la réduction s'étend. On voit alors les colorations rouge orangé, jaune orangé, jaunâtre, jaune verdâtre, vert sale se superposer et se fondre graduellement les unes dans les autres. A la longue le précipité d'oxyde cuivreux formé par la réduction de la liqueur de Fehling par le sucre, se dépose au fond du tube sous forme d'une poudre jaune ou jaune orange.

Il est bon de savoir que chez les femelles en lactation le *lactose*, sucre réducteur de la liqueur de Fehling, s'élimine en partie par l'urine, toutes les fois qu'il y a rétention du lait dans la mamelle. Ce détail a son importance ; il permet de ne pas attribuer d'emblée une valeur sémiologique à la présence d'un sucre dans l'urine, avant d'être renseigné sur la nature exacte de ce sucre (glucose ou lactose).

CHAPITRE XXXII

Formulaire.

Onguents.

Onguent fondant de Lebas.

Onguent vésicatoire................	500	grammes.
Pommade mercurielle double.......	250	—
Savon vert........................	125	—
Huile de laurier..................	160	—
Cire jaune........................	100	—

Faites fondre la cire et ajoutez successivement les autres substances. Mêlez avec soin.

Onguent vésicatoire.

Onguent basilicum................	500	grammes.
Cantharides pulv..................	50	—
Euphorbe..........................	60	—

Incorporez les poudres au basilicum à froid dans un mortier.

Onguent basilicum.

Cire jaune........................	
Suif..............................	
Térébenthine......................	ãã 1 partie.
Poix résine.......................	
— noire...............	
Huile grasse......................	

Faites fondre les matières solides, ajoutez l'huile et agitez jusqu'à entier refroidissement.

Cérats.

Cérat simple.

Cire............... 125 gr. } faites fondre la cire dans l'huile à
Huile d'olive..... 375 gr. } une douce température, versez dans un mortier et triturez jusqu'à refroidissement complet.

Cérat saturné opiacé.

Cérat simple.................... 125 grammes.
Teinture d'opium............... } ãã 10 gouttes.
Extrait de saturne............. }

Pommades.

Pommade fondante (Rousset).

Iodure de potassium.
Bichromate de potasse.
Pommade mercurielle.

Pommade arsenicale.

Acide arsénieux...................... 1 partie.
Sulfure jaune d'arsenic pulvérisé........ 1 —
Pommade de laurier.................. 2 parties.

Pommade contre les crevasses.

Camphre.......................... 4 grammes.
Acétate de plomb. .... 2 —
Pommade mercurielle.............. 32 —

Pommade sulfuro-tannique.

Soufre........................... 8 grammes.
Acide tannique.................... 2 —
Laudanum .... 1 —
Axonge........................... 32 —

Pommade d'Helmerich.

Soufre sublimé	200	grammes.
Carbonate de potasse	100	—
Axonge	800	—

Incorporer à froid.

Frictions.

Friction calmante.

Alcool camphré	500	grammes.
Éther	10	—
Extrait de saturne	20	—
Teinture d'opium	10	—

Friction révulsive.

Alcool camphré	130	grammes.
Essence de térébenthine	40	—
Essence de lavande	80	—

Autre friction irritante résolutive (liniment ammoniacal).

Huile	100	grammes.
Ammoniaque	10	—

Poudres.

Poudre vomitive.

Émétique	0,15 centigr.	
Poudre d'ipéca	0,05 centigr.	d'une seule fois.
Hellébore blanc	0,05 centigr.	

Mêlez.

Poudre laxative.

Sulfate de soude	
Crème de tartre soluble	āā 15 grammes.

Poudre purgative cathartique.

(plus active).

Carbonate de magnésie..........	30 grammes.
Aloès...........................	1 gramme.
Jalap..........................	ãã 1 —
Rhubarbe.......................	
Calomélas......................	1 —

Poudre diurétique.

Digitale pulvérisée..............	0,50 centigr.
Scille..........................	ãã 20 grammes.
Colchique......................	
Bois de genièvre...............	20 —

A faire décoctionner dans 100 grammes d'eau.

Poudre diaphorétique (provoquant la sueur).

Fleur de soufre.................	ãã 2 grammes.
Sulfure d'antimoine.............	
Kermès minéral.................	ãã 1 gramme.
Gaïac..........................	
Carbonate d'ammoniaque........	0,50 centigr.

A administrer dans une infusion de sureau de 200 grammes.

Poudre tonique.

Quinquina......................	
Gentiane.......................	20 grammes.
Écorce de saule................	
Sulfate de protoxyde de fer......	10 —

Pour 1 litre de vin tonique.

Poudre astringente.

Alun cristallisé................	
Fleur de tan...................	ãã 10 grammes.
Cachou pulvérisé...............	
Racine de ratanhia pulvérisée....	

Administrer la décoction dans un litre d'eau, par quantité de 100 grammes.

Espèces vermifuges.

Semences sèches d'absinthe.....
Semences sèches de tanaisie.....
Fleurs de camomille romaine ...
Fleurs de semen-contra......... } ãã 5 grammes.
Fougère mâle..................
Mousse de Corse..............

Pour 1 litre d'infusion à administrer par 1/5.

Gargarismes.

Gargarisme émollient.

Racine de guimauve.......... } ãã 32 grammes.
Racine de réglisse...........
Graine de lin................   8   —
Eau.........................   1 litre 1/2.
Miel.........................   64 grammes.

Faire bouillir ces trois premières substances **dans** l'eau, filtrer et ajouter le miel.

Gargarisme astringent.

Racine ratanhia ....   10 grammes.
Poudre d'alun................   10   —
Borate de soude..............   10   —
Eau.........................   500   —
Jus de citron................   Q. S.

Gargarisme antiseptique.

Poudre de tan................   12 grammes.
Chlorate de potasse..........   4   —
Salicylate de soude..........   2   —
Acide phénique...............   2 gouttes.
Eau.........................   500 grammes.

Faire bouillir la poudre de tan, faire dissoudre les poudres, puis ajouter l'acide phénique.

Breuvages.

Breuvage stimulant.

Vin vieux...............	1 litre.	Chauffer le vin, ajou-
Cannelle en poudre........	2 grammes.	ter les autres subs-
Clous de girofle..........	2 quantités.	tances et laisser
Sommités d'absinthe...	} āā 5 grammes.	infuser, sucrer lé-
Menthe poivrée........		gèrement.

Breuvage calmant.

Camphre.....................	0,10 centigr.
Éther........................	10 gouttes.
Racine de valériane............	10 grammes.
Eau	1 litre.

Faire bouillir la valériane, laisser refroidir, puis, le camphre étant dissous dans l'éther, ajouter ces deux substances (dose 100 grammes).

Lavements.

Lavement émollient.

Son........................	100 grammes.
Graine de lin.................	20 —
Fleurs de mauve..............	20 —
Eau	1 litre.

Faire bouillir le son et la graine de lin et infuser la fleur de mauve (250 grammes par lavement).

Lavement purgatif.

Ajouter au précédent soit 4 grammes d'aloès, soit 40 à 50 grammes de sulfure de soude.

Bains.

Bains sulfureux.

Sulfure de potasse......... 30 grammes par litre.

Bains alcalins.

Carbonate de soude...... 1 kg. par 50 litres d'eau.

Nota. — On associe quelquefois le sulfure de potasse et le carbonate de soude, auxquels on adjoint la même quantité de sel marin. Alors les bains sont dosés à 40 grammes de chaque, pour 200 litres d'eau. On fait dissoudre le sulfure et le sel de cuisine, puis le carbonate de soude.

Collyres.

Collyre de Beer.

Alun calciné................. 0,01 centigramme.
Sulfate de zinc.............. 0,001 milligramme.
Borax....,.................. 0,05 centigrammes.
Eau .... 30 grammes.

Collyre calmant.

Eau de roses de Provins............ 10 grammes.
Eau de sureau.................... 20 —
Teinture d'opium................. 4 gouttes.

Collyre astringent.

Teinture de cachou................. 10 grammes.
Sulfate de zinc.................... 1 milligr.
Teinture de safran................. 10 grammes.

Quelques gouttes (2 ou 3) pour chaque œil, trois fois par jour.

Collyre au nitrate d'argent.

Eau de sureau.................... 25 grammes.
Eau de rose..................... 25   —
Nitrate d'argent................. 0,001 milligr.

Une goutte pour chaque œil, trois fois par jour.

Collyre à la belladone.

Extrait de belladone............... 1 gramme.
Eau de tilleul..................... 20 grammes.

Application plus ou moins renouvelée suivant la douleur.

Teintures.

Teinture d'aloès...... { Aloès......... 1 partie.
                       { Alcool........ 8 parties.

Teinture d'iode...... { Iode.......... 4 parties.
                      { Alcool........ 12 parties.

Teinture d'arnica.... { Arnica........ 1 partie.
                      { Alcool........ 8 parties.

Teinture de brou de noix.. { Brou frais... 500 grammes.
                           { Alcool...... 1 litre.

Laisser infuser pendant un mois, bien remuer le mélange et filtrer.

TABLE DES MATIÈRES

1727-04. — Corbeil. Imprimerie Éd. Crété.